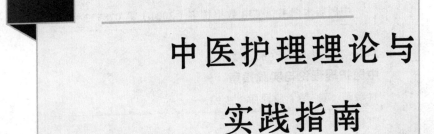

中医护理理论与实践指南

钟晓莉　黄　琴　唐颖丽　主编

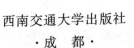

西南交通大学出版社

·成　都·

图书在版编目（ＣＩＰ）数据

中医护理理论与实践指南 / 钟晓莉，黄琴，唐颖丽
主编. 一成都：西南交通大学出版社，2021.2
　ISBN 978-7-5643-7979-7

　Ⅰ．①中… Ⅱ．①钟… ②黄… ③唐… Ⅲ．①中医学
－护理学 Ⅳ．①R248

中国版本图书馆 CIP 数据核字（2021）第 028573 号

Zhongyi Huli Lilun yu Shijian Zhinan
中医护理理论与实践指南

钟晓莉　黄　琴　唐颖丽　主编

责任编辑　　牛　君
助理编辑　　姜远平
封面设计　　严春艳

出版发行　　西南交通大学出版社
　　　　　　（四川省成都市金牛区二环路北一段 111 号
　　　　　　西南交通大学创新大厦 21 楼）
邮政编码　　610031
发行部电话　028-87600564　028-87600533
网址　　　　http://www.xnjdcbs.com
印刷　　　　成都勤德印务有限公司

成品尺寸　　170 mm×230 mm
印张　　　　17.75
字数　　　　272 千
版次　　　　2021 年 2 月第 1 版
印次　　　　2021 年 2 月第 1 次
定价　　　　88.00 元
书号　　　　ISBN 978-7-5643-7979-7

课件咨询电话：028-81435775

《中医护理理论及实践指南》

编 委 会

序 言

　　近年来国家积极扶持中医药事业，对中医护理的继承和发展提出了明确的目标和任务。中医临床护理学是中医药学的重要组成部分，是在中医理论指导下，应用整体观念的理论、辨证施护的方法和传统的护理技术，针对临床各专科常见病症进行预防、保健、康复、护理的一门学科。其独具特色的护理方法和护理内容在减轻患者的病痛、促进康复方面起到非常重要的作用。在中医临床护理实践中，强调人体与自然界及社会的整体关系，进而实施具有中医特色的整体护理。通过"望、闻、问、切"四诊手段获取病情、个体状况、心理、社会环境等信息，应用中医八纲辨证的方法加以分析、归纳，确立患者的证型及存在或潜在的健康问题，提出因时、因地、因人而异的辨证护理措施以及健康指导。

　　随着现代医学模式和人们健康观念的转变，护理工作的范畴已从单纯的疾病护理向全面的预防保健护理拓展，中医护理的整体观和辨证施护以更符合人性化护理的优势，受到医学界的肯定。随着不断深化的医药卫生体制改革，《全国护理事业发展规划（2016—2020年）》指出，相关医疗机构要全力促进中医护理行业的发展，促进中医护理相关技术的提升，充分发扬中医护理的优势。本书通过对中医护理基础理论知识、临床常见疾病护理常规、中医护理技术临床操作等方面进行阐述，融入了"整体观"和"辨证施护"的理论基础，突出了中医护理特色，对临床中医护理工作具有一定的指导及借鉴意义。

希望此书能为规范中医护理，传承和发扬中医护理理论与技能起到很好的传播作用。

全国名老中医药专家传承工作室

彭暾

前 言

随着健康观念和医学模式的转变，中医药越来越显示出其独特的优势。当前，中医药发展站在更高的历史起点上。国务院印发实施《中医药发展战略规划纲要（2016—2030年）》，将中医药发展摆在了经济社会发展全局的重要位置。中医护理学作为中医药学的重要组成部分，被赋予了更深刻的内涵和更广阔的外延。本书整理和发掘了中医护理的许多宝贵临床经验，广收博蓄，提炼精华，传播中医护理防重于治、注重养生的思想，发挥中医护理在老年病、慢性病防治和养生康复中的作用，突出中医整体观和辨证施护，加强中西医护理技术的有机结合，促进中医护理的可持续发展。编写此书的目的是为中医临床护理工作者提供一本能够自修研读、借鉴参考的专科书籍，使读者真正做到开卷有益。

全书共分三章，包括中医护理基础理论、中医护理常规、中医护理技术操作；共涉及中医常见病种23种，中医护理技术12项，涵盖了中医临床护理工作的各个环节。在筛选病种时，摒弃了面面俱到，而是精选临床常见病症，以达到浓缩精华、科学实用的目的。在编写过程中，参考阅读了大量中医教材、书籍及文献，反复进行推敲论证，力求做到科学准确，贴近临床。"工欲善其事，必先利其器",我们期盼此书能够为中医临床护理工作提供参考,成为中医护理人员可以依赖的工具书。

因编者水平所限,书中难免存在疏漏之处,敬请读者批评指正。

钟晓莉

2020.10

目 录

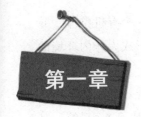

第一章

中医护理基础理论

第一节　中医护理学的基本特点

中医护理学理论体系基本特点是整体观念、恒动观念、辨证施护及防护结合。

整体观念

整体观念是对事物和现象的完整性、统一性和联系性的认识。中医学认为人体是一个有机的整体,构成人体的各个组成部分在生理上相互协调,在病理上相互影响;同时还认为人体、自然环境、社会环境之间也是一个不可分割的整体。这种内外环境的统一性和机体自身整体性的思想,称为整体观念。整体观念作为中医学的方法论和指导思想,贯穿于生理、病理、诊法、辨证、养生、治疗、护理等整个中医学理论体系之中,构成了中医学的一大特点。中医护理的整体观念主要体现在人体自身的整体性和人与自然、人与社会环境的统一性三个方面。

1. 人体是一个有机整体

人体由若干脏腑、组织和器官组成,以五脏为中心,通过经络系统把六腑、五体、五官、九窍、四肢等全身组织器官联系成一个有机整体，并通过精、气、血、津液的作用，完成人体的功能活动，形成人体内环境的统一性。

在人体结构上，按五脏配属联络关系，形成五大系统。如心配小肠，在躯体联血脉，在五官联舌，外华在面，构成心与小肠-脉-舌-面系统；其他还有肺与大肠-皮-鼻-毛系统，脾与胃-肉-口-唇系统，肝与胆-筋-目-爪系统，肾与膀胱-骨-耳-发系统，从而组成了一个完整的人体。在生理功能上，各个脏腑、组织、器官都有各自不同的功能，而在整体活动中又是分工合作的，它们之间既有相辅相成的协同作用（如心主血脉，肝藏血，脾统血），又有相反相成的制约作用（如心肾相交，水火既济），共同维系着人体生理活动的协调平衡。

在诊治、护理疾病上，可以通过五官、形体、色脉等外在变化，了解和判断内脏病变，进而作出正确的诊断。在治疗护理上，体表局部的病变，可以采取调整脏腑功能的方法，如用清心泻小肠火的方法治疗口舌糜烂。同样，脏腑的病变也可采取外治的方法，如针灸治疗脏腑疾病就是一个典型的例子。

2. 人与自然环境的统一性

人与外界环境有着物质同一性，外界环境提供了人类赖以生存的必要条件，即所谓"人与天地相应"。人类适应外界环境的变化而生存，但当外界环境的变化超过了人体的适应能力，或者由于人体的功能失常，不能适应外界环境的变化，就会发生疾病。外界环境包括自然环境和社会环境两个方面。自然环境对人体功能的影响涉及许多方面，如一年四季的气候变化，昼夜阴阳的消长，居住条件、环境和生活习惯变化等，都使人表现出规律性的适应过程。中医把人与自然看成一个整体，因此在护理疾病时，还必须考虑自然的因素，做到因时、因地制宜。

3. 人与社会环境的统一性

人生活在社会环境中，人能影响社会，社会环境的变化也会影响人体身心功能。人在适应社会环境的过程中，维持着生命的稳定、协调、平衡、有序，这体现了人与社会环境的统一性。当社会环境发生剧变而人体不能作出相应的改变和调整，就势必造成人体心理功能紊乱。一般来说，良好的社会环境、有力的社会支持、融洽的社会关系，能使人精神愉悦，勇于进取；而不利的社会环境，可使人精神抑郁，产生恐惧、紧张、焦虑、悲伤等不良情绪，从而影响身心健康，引发或加重疾病。因此，中医提倡"精神内守"，主张"护身"更要"护心"。

恒动观念

恒动，就是不停顿地运动、变化和发展。中医学理论认为，一切物质，包括整个自然界，都处于永恒而无休止的运动之中。自然界的各种现象包括生命活动、健康、疾病等都是物质运动的表现形式，因此，运动是绝对的、永恒的，摒弃一成不变、静止、僵化的观点，称之为恒动观念。

中医理论认为，"天主生物，故恒于动；人有此生，亦恒于动"。人的生、长、壮、老、已的生命活动全过程，始终体现了"动"。又如人体对食物的吸收，津液的输布与代谢，气血的循环贯注，物质与功能的相互转化等，无一不是在机体内部以及机体与外界环境之间的阴阳运动之中实现的。

中医理论不只强调以恒动观念来认识人的生理，更强调以此来把握患者的疾病过程及病理变化。从病因作用于机体到疾病的发生、发展、转归，整个疾病的病理亦处于不停的发展变化之中。如外感表寒证未及时治疗，则可入里化热，转成里热证；实证日久可转为虚证；旧病未愈又添新疾，新疾又往往引动旧病等。另一方面，疾病的病理变化多表现为一定的阶段性，发病初、中、末期都有一定规律和特点。如风温，初在肺卫，中在气分，末期多致肺胃阴伤。又如气血瘀滞、痰饮停滞等，都是机体发病、脏腑气化运动失常的结果。

中医理论更强调疾病防治的恒动观。中医学主张未病先防、既病防变的思想，就是运用运动的观点去处理健康和疾病的矛盾，以调节人体的阴阳偏盛偏衰而使之处于生理活动的动态平衡。中医学在临床治疗、护理时，更是要针对患者不断出现的新情况、新变化，随时调整处方用药以期药证相合，取得良好疗效。

辨证施护

辨证施护是中医护理工作的基本法则，是中医护理的基本特点之一。"症""证""病"是中医学中三个不同的概念。"症"即症状，是疾病的具体临床表现，如发热、咳嗽、头痛等。"证"即证候，是指在疾病发展过程中某一阶段的病理概括。证比症状能更全面、更深刻、更准确地揭示疾病的本质。"病"是对疾病发展全过程中特点与规律的概括，如感冒、中风等。一病可以有数证，而一证又可见于多病之中。辨证施护是中医护理的精髓，所谓"辨证"就是在中医基本理论指导下，将四诊（望、闻、问、切）所收集的病情资料通过分析、综合而辨清疾病的原因、性质、部位和邪正之间的关系，从而概括判断为某种性质的证；"施护"则是根据辨证的结果，确定相应的护理原则和方法。辨证是实施护理措施的前提和依据，施护是辨证的目的，辨证与施护是护理疾病过程中相互联系、不可分割的两个方面，是理论和实践相结合的体现，是指导临床中医护理工作的基本法则。

辨证施护不同于对症护理，也不同于辨病护理。对症护理是针对疾病的症状采用的一种护理方法，它只能减轻患者一时的痛苦，不能解决其根本原因。辨病护理是在确立疾病的诊断之后，根据疾病确定护理的原则。由于一种疾病的不同阶段可以出现不同的证候，而不同的疾病有时在其发展过程中，却可以出现相同的证候。因此，同一疾病由于证候不同，治疗也就不同，而不同的疾病只要出现相同的证候，就可以采用相同的治疗和护理方法，这就是中医"同病异护"和"异病同护"的意义所在。这种针对疾病发展过程中不同的本质矛盾、不同的状态，用不同的方法进行治疗、护理的思想，是辨证施护的精髓所在。

防护结合

"防护"即预防与护理。预防，是指采取一定的措施，防止疾病的发生和发展。中医学在总结劳动人民与疾病作斗争的经验中，已认识到预防疾病的重要性，强调防护结合。中医的预防医学思想，主要阐述人体应顺应自然环境，增强体质，预防疾病及病后调理，防病复发，从而延年益寿，这种"防护结合，以防为主"的思想，具有现实指导意义。防护结合包括未病先防和既病防变两个方面。

一、未病先防

未病先防就是在疾病发生之前，采取一定的预防措施，防止疾病的发生。疾病的发生，关系到正邪两个方面，正气不足是疾病发生的内在因素，邪气侵袭是发病的重要条件。因此，固护人体正气、防止病邪侵入是护理预防工作的两个重要方面。

1. 养生以固护正气

（1）顺应自然。"人与天地相应"，人类的生活与自然界息息相关，人必须根据四时气候的变化调整阴阳，"春夏养阳，秋冬养阴"，对于外界不正常的气候和有害的致病因素，要及时避开，顺从四时寒暑的变化，保持与外界环境的协调统一。

（2）调摄情志。中医学早在 2000 年前就注意到调摄精神的重要性，并作为摄生要素而提出。中医认为应尽量减少不良的精神刺激和过度的情绪变动，才能保持人体的身心健康。现今，心身医学在国际上崛起，提出了生物-心理-社会医学模式，说明精神心理因素的调摄在疾病预防和治疗中的作用，已为国际医学界所重视。

（3）起居有常。即起居作息、日常生活要有规律。这是强身健体、延年益寿的重要原则。若起居作息毫无规律、恣意妄行，会导致机体适应能力减退，抵抗力下降，发病率增加等。因此，生活起居要有规律，注重保养正气，调整机体内外阴阳平衡，增强机体抗御外邪的能力，促进疾病的预防、治疗与康复。

（4）饮食有节。饮食是人体生长发育必不可少的物质，古代有"药食同源"之说。饮食要有节制，既要养成良好的饮食习惯，又要注重饮食质与量的合理安排及饮食卫生。对未病之人进行饮食调护，可以补益身体，预防疾病；对患者进行饮食调护，则能调治疾病，促进康复。

（5）锻炼健身。锻炼身体是增强体质、预防疾病发生的一项重要措施。

中医的五禽戏、太极拳、八段锦、易筋经等多种健身方法，不仅对增强体质、预防疾病的发生有良好效果，而且对某些慢性疾病也有一定的治疗作用。

2. 防止病邪毒气侵入

（1）慎避外邪。"虚邪贼风，避之有时"，要谨慎躲避病邪的侵害，如春天防风，夏天防暑，秋天防燥，冬天防寒，这是预防疾病的重要措施。

（2）避疫毒，防疠气。在气候反常或遇传染病流行时，应做好隔离，注意环境卫生。

（3）预施药物，防止传播。我国很早以前就开始了药物预防工作，民间以雄黄、艾叶、苍术等烟熏以消毒防病，用板蓝根、大青叶预防流感、腮腺炎，用茵陈、贯众预防肝炎等，这些方法行之有效，简便易行。

二、既病防变

既病防变，是指疾病既然发生，应力求早诊断，早治疗，以防止疾病的发展与传变。

（1）早期诊治。病位较浅，病情多轻，正气未衰，病较易治。如不及时诊治，病邪就有可能步步深入，使病情加重。因此，一旦疾病发生，应早期诊断、早期治疗，护理人员要密切观察病情变化，给予恰当的护理。

（2）控制传变。疾病一般都有其一定的传变规律和途径，在实施护理过程中，要密切观察病情变化，掌握疾病的传变规律，早期诊治与护理，阻截其病传途径，先安未受邪之地。

第二节　病因病机

病因是导致人体产生疾病的原因。中医学认为，人体各脏腑组织之间，人体与外界环境之间，既是对立的又是统一的，维持着相对的动态平衡，人的脏腑、经络的生理活动正常，气血阴阳协调平衡，人体便处在健康状态，从而保持着人体正常的生理活动。当这种动态平衡因某种原因遭到破坏，又不能自行调节而恢复时，人体就会产生疾病。病机是疾病发生、发展及其转归的机制。疾病的发生、发展及转归过程极其复杂，涉及人体内外各种因素，但总的来说，取决于人体正常生理功能与各种致病因素之间的矛盾斗争。

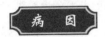

病 因

导致人体产生疾病的原因是多种多样、错综复杂的。临床把病因分为四大类：外感病因、内伤病因、病理产物及其他因素等。

一、外感病因

外感病因一般是指来自自然界的致病因素，包括六淫和疠气。外感病因侵犯人体导致的疾病称为外感病。外感病的特点为发病急、病程短，有季节性、地域性，症状相似。外感病初期具有恶寒发热、脉浮等表证的临床表现。

1. 六 淫

六淫即风、寒、暑、湿、燥、火六种外感病邪的统称。风、寒、暑、湿、燥、火指自然界六种不同的气候，在正常情况下称六气。当六气发生太过或不及、非其时而有其气、气候变化过于急骤等，在人体的正气不足、抵抗力下降时，六气才能成为致病因素，侵犯人体导致疾病发生，六气就转化为六淫。此外，由于脏腑功能失调而产生的内风、内寒、内湿、内燥、内火等，称内生五邪，当与之区别。

六淫致病具有以下共同特点：① 六淫致病，途径多为外感。外邪常常从肌表或从口鼻侵犯人体。② 六淫致病，多与季节气候相关。如春季多风病，夏季多暑病，长夏多湿病，秋季多燥病，冬季多寒病等。③ 西北高原多寒病、燥病，东南沿海多热病、湿病。高温环境容易发生温热病。④ 六淫致病，既可单独侵袭人体，还可两种以上邪气相兼同时侵犯人体。临床常见有风寒感冒、湿热泄泻、风寒湿痹等。⑤ 六淫致病，在一定的条件下可以相互转化。寒邪入里可以化热，暑湿日久可以化燥伤阴等。

2. 疠　气

疠气是一类具有强烈传染性的病邪。疠气致病多由口鼻侵入人体。也可由饮食、蚊虫叮咬、虫兽咬伤、皮肤接触等途径传染而发病。疠气致病具有发病急骤、病情危重、症状相似、传染性强、易于流行等特点。如大头瘟、疫痢、白喉、烂喉、丹痧、天花、霍乱等。

疫疠的发生与流行，多与气候、环境、饮食、预防及社会因素相关。

二、内伤病因

内伤病因一般是指来自人体内部的致病因素，病因由内而生，与外感病因相对而言。内伤病因包括七情内伤、饮食失宜、劳逸过度等。

1. 七情内伤

七情是指喜、怒、忧、思、悲、恐、惊七种正常情志的变化，是人体对客观事物的不同反应，一般不会致病。七情内伤是指喜、怒、忧、思、悲、恐、惊七种情志变化引起脏腑气机紊乱导致疾病发生。只有突然、强烈或长期持久的情志刺激，超过了人体自身调节的范围，使人体气机紊乱，气血不和，脏腑功能失常，才会导致疾病的发生，由于它是造成内伤病的主要致病因素之一，故称"七情内伤"。

人的情志活动与五脏密切相关。五脏精气是情志活动的物质基础，而情志活动对五脏精气有着重要的影响。中医还有五志之说，心志为喜，肝志为怒，脾志为思，肺志为忧，肾志为恐。七情致病的特点：七情内伤，致使气血不和，气机紊乱，相应脏腑气机升降失常，怒则气上，喜则气缓，悲则气消，恐则气下，惊则气乱，思则气结。

2. 饮食失宜

饮食是人类赖以生存和维持健康的基本条件，但饮食失宜可以导致疾病发生而成为病因。饮食失宜包括饮食不节、饮食不洁、饮食偏嗜，主要损伤脾胃。

（1）饮食不节：饮食过饥、过饱或饥饱无常。过饥，长期摄食不足，则可造成营养缺乏，气血亏虚，脏腑组织失养，功能活动衰退，全身虚弱。正气不足，抗病力弱，易致外邪入侵，也易继发其他病证。过饱，长期饮食超量，营养过剩，可发展为肥胖、消渴、胸痹等。过饱，则食滞不化，食积内停，可出现脘腹胀痛、嗳腐吞酸、呕吐泄泻、厌食纳呆等。食积停滞日久，还可以聚湿、生痰、化热，引起多种病证。饥饱无常，可导致脾胃损伤。若大病初愈，或暴食暴饮，或滋腻过度，或早进大补，可引起疾病复发。

（2）饮食不洁：由于缺乏良好的卫生习惯，进食陈腐变质，或被疫毒、寄生虫等污染的食物所造成。饮食不洁引起的病变以脾胃、小肠、大肠为主，可使胃肠功能紊乱，出现脘腹疼痛、恶心呕吐、肠鸣腹泻或下痢脓血等，甚至神志昏迷，导致死亡等；或患寄生虫病；或发生某些烈性传染病。

（3）饮食偏嗜。长期饮食偏嗜可导致人体脏腑、气血、阴阳失调，引起疾病发生。反之饮食若与病变相宜，则能辅助治疗，促进疾病的好转。

3. 劳逸过度

劳逸过度是指劳累过度或安逸过度。适度的劳动和锻炼，有助于人体气血流通，增强体质。必要的休息和放松，有助于消除疲劳，恢复体力和脑力，保持人体健康。长期的劳逸过度，都可以成为致病因素损伤人体而致发病。

三、病理产物

疾病过程中产生的某些病理产物，可引起机体出现新的病理变化，导致新的病证，因此，可以作为新的致病因素。病理产物包括痰饮、瘀血等。

1. 痰 饮

痰饮是指人体水液代谢障碍所形成的病理产物。其中质稠的为痰，清稀的为饮。

痰不仅是指咯吐出来有形可见的痰液，还包括停滞在脏腑经络等组织中而未被排出的痰液，临床上可通过其所表现的证候来确定，这种痰称为"无形之痰"。痰可随气遍布全身、无处不到，饮常聚于胃肠、胸胁等。

2. 瘀　血

瘀血是指体内血液停积而形成的病理产物，包括凝结于体内的离经之血，或血液运行不畅，停滞于经脉及脏腑内的血液。瘀血既是病理产物，又是致病因素。瘀血的形成可由多种因素引起，如跌打损伤、气滞气虚、血寒血热等。瘀血的形成还与心、肺、肝、脾的功能正常与否有关，脏腑功能正常，血液运行就正常。否则，血液运行不通畅，则可形成瘀血。瘀血一旦形成，停积体内不散，不仅失去血液的濡养作用，还会导致疾病的发生，成为致病因素。

四、其他病因

除上述外感病因、内伤病因、病理产物之外的致病因素，可以统称为其他病因，主要有外伤、诸虫、药邪、医过、先天因素等。

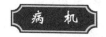

病机，是疾病发生、发展及转归的机制。尽管疾病发生的机制复杂多样，但总的来说基本机制主要包括邪正盛衰、阴阳失调、气血津液失常、内生五邪等。

一、邪正盛衰

邪正盛衰是指在疾病过程中正邪之间相互斗争中所发生的盛衰变化。发病是指疾病发生的过程，是邪气作用于机体的损害与正气抵抗损害之间的矛盾斗争过程。正气是决定发病的主导因素，邪气是发病的重要条件，正气不足是疾病发生的内在根据。正气与邪气相对而言，正气是构成人体和维持人体生理功能的精微物质，具有推动人体生长发育、调节脏腑功能活动、抵抗外邪入侵及祛除邪气、修复机体的作用。正气旺盛，气血充盈，外邪难以入侵，疾病无从发生。当人体正气虚弱，防御能力低下时，邪气乘虚而入，使人体气血紊乱，阴阳失调，则疾病发生。邪气，泛指各种致病因素。邪气入侵人体，对机体的组织器官和生理功能产生损害和障碍，可造成组织的形质损害，导致脏腑生理功能失常，消耗体内气血津液等物质，改变体质类型等。

二、阴阳失调

阴阳失调是指在各种致病因素的影响下，机体阴阳双方失去相对平衡而出现的阴阳偏盛、偏衰、互损、格拒、亡失等一系列病机变化与转归。

三、气血津液失常

气血津液失常是指气、血、津液不足，运行代谢功能异常，以及相互之间关系失调等一系列的病理变化。

1. 气的失常

气的失常是指气的亏虚以及气的运动失常而产生的病机变化。气的失常包括气虚、气滞、气逆、气陷、气闭、气脱等运动失常，又称气机失调。

气虚，是指气的不足导致气的功能低下的病机。导致气虚的原因主要有气的生成不足、气的消耗过多等。气虚可见精神不振、倦怠乏力、自汗、舌淡、脉虚等。

气滞，是指气的运动不畅的病机。形成气滞的原因主要有情志抑郁、痰饮与瘀血等邪气阻滞、脏腑功能失调等。气滞发于身体各处，出现胀满、疼痛的临床表现。

气逆，是指气上升太过或下降不及的病机。形成气逆的原因主要有情志所伤、饮食不当、外邪侵袭、痰浊内阻等。气逆最常见于肺、胃和肝，肺气上逆发为咳嗽、气喘；胃气上逆发为恶心、呕吐、嗳气、呃逆；肝气上逆发为情绪急躁易怒、头痛、眩晕、吐血、咯血等。

气陷，是指气上升不足或下降太过的病机。气陷主要是由气虚演变而来。气陷的病机变化主要有上气不足与中气下陷。脾气虚，升清乏力，水谷精微不能上输头目，可见头晕、目眩、耳鸣等；脾气虚，升举无力，内脏位置不能维系固定，可见胃下垂、肾下垂、子宫脱垂、脱肛等。

气闭，是指气机闭阻而不能外出的病机。形成气闭的原因主要有情志刺激、外邪侵扰、痰浊内阻等。气闭可见因触冒秽浊之气所致的闭厥、因情志刺激所致的气厥、因剧痛所致的痛厥、因痰阻气道所致的痰厥。气闭可见呼吸困难、面青唇紫、四肢厥逆、突然昏厥、不省人事等。

气脱，是指气不能内守而大量外失的病机。形成气脱的原因主要有正气聚伤、慢性消耗、失治误治等。气脱可见面色苍白、汗出不止、全身瘫软、二便失禁、脉微欲绝等。

2. 血的失常

血的失常是指血液的亏虚或血液运行失常而产生的一系列病理变化。血的失常包括血虚和血瘀等运行失常。

血虚，是指血液不足导致血的濡养功能减退的病机。形成血虚的原因主要有失血过多、新血不生、脾胃虚弱、营养不足、久病不愈、慢性消耗等。血虚可见面色淡白或萎黄、唇舌爪甲色淡白而无华、神疲乏力、眩晕、心悸、脉细等。

血瘀，是指血液循行不畅或停滞的病机。形成血瘀的原因主要有局部损伤、气虚、气滞、血寒、血热等。血瘀可见部位固定的刺痛、肿块、出血、面色黧黑、肌肤甲错、唇舌紫黯及舌有瘀点瘀斑、脉涩等。

3. 津液的失常

津液的失常是指津液的亏虚或津液代谢失常而产生的病理变化。

津液亏虚，是指津液不足而导致的脏腑、五体、孔窍、皮毛等失于濡养的病机。形成津液亏虚的原因主要有津液生成不足、热邪伤津、消耗过多、久病体虚、脏腑失调等。津液亏虚常可分为伤津与脱液。一般说来，伤津病程短、病情轻；脱液病程长，病情重。伤津主要是丢失水分，脱液不仅丢失水分而且丢失某些精微物质，脱液常常是从伤津演变而来的。伤津可见口渴、口干咽燥、皮肤干涩等，脱液除可见伤津的表现外，还常见形瘦骨立、大肉尽脱、毛发枯槁，或出现手足震颤、肌肉瞤动等液不养筋的症状。

津液代谢失常，是指津液的输布和排泄过程中出现障碍的病机。形成津液代谢失常的原因主要有脏腑功能失调、外邪侵入、七情内伤、饮食失宜等。津液代谢失常包括津液输布障碍和津液排泄障碍。津液输布障碍是指津液在体内某一部位发生滞留，生痰成饮。津液的排泄障碍是指津液排出功能减退，导致水液潴留而发为水肿。津液代谢失常可见口渴、咽干、尿少、水肿、痰饮、便秘或便溏等。

4. 气血津液关系失常

此是指气、血、津液之间的关系发生紊乱而导致的一系列的病理变化。

气与血的关系失常，是指气与血之间的关系发生紊乱而导致的病机。气与血的关系失常主要有气滞血瘀、气虚血瘀、气不摄血、气随血脱、气血两虚等。

气与津液的关系失常，是指气与津液之间的关系发生紊乱而导致的病机。气与津液的关系失常主要有津停气阻、气随津脱等。

血与津液的关系失常，是指血与津液之间的关系发生紊乱而导致的病机。血与津液的关系失常主要有津枯血燥、津亏血瘀等。

四、内生五邪

内生五邪是指脏腑功能失调而产生的化风、化寒、化湿、化燥、化火的病机变化。由于疾病起源于机体内部的脏腑功能失调，临床表现又与风、寒、湿、燥、火外感病邪类似，因暑无内生，故称为内生五邪。内生五邪有内风、内寒、内湿、内燥、内火。内生五邪，与外感邪气相比，具有两个特点：一是内生、外感不同。内生五邪是由于脏腑及气血津液功能失常而产生，为内伤疾病；而外感邪气是由于自然界气候变化侵害人体而发生的，为外感疾病。二是阴证、阳证不同。内生五邪发生的病机和病证，多属于里证、虚证，可归纳为阴证；而外感邪气发生的病机和病证，多属于表证、实证，可归纳为阳证。

第三节　四　诊

四诊是指望、闻、问、切四种诊察和搜集病情资料的基本方法。

人体是一个有机的整体，皮肉筋脉、形体组织官窍通过经络与脏腑相连，人体外部的征象与内脏功能关系密切，内脏病变可从神色、形态、五官、四肢、体表各方面反映出来，局部病变也可以通过经络影响所属脏腑或全身。所以，通过望、闻、问、切四诊来诊察疾病显现于五官、形体、色脉等方面的各种外在表现，就可以探求疾病的内在本质，为正确的辨证施护提供依据。

望诊，是运用视觉对人体全身和局部的一切情况及排出物等进行有目的的观察，以了解健康或疾病情况的诊察方法。

一、望　神

1. 望神的含义及意义

神，是人体生命活动的外在表现。望神是通过观察人体生命活动的综合外在表现以判断整体病情的方法。观察神的盛衰，既可判断脏腑精血的盈亏和形体的强弱，也可判断病情的轻重和预后。因此，望神对于判断疾病具有重要意义。神的表现是多方面的，望神的重点在于观察目光、神情、气色和体态。

2. 神的表现类型和临床意义

神的表现可分为有神、少神、无神、假神。

（1）有神：又称得神。主要表现为神志清楚，精神良好，两目精彩，面色荣润，表情自然，呼吸平稳，反应灵敏，动作自如等。提示脏腑精气充足，正气强盛，生命活动正常；即使有病，也是正气未伤，属于轻病，预后良好。

（2）无神：又称失神。主要表现为精神萎靡，目暗睛迷，瞳神呆滞，面色晦暗，语言断续，表情淡漠，反应迟钝，动作失灵，甚至神志昏迷，语言错乱，循衣摸床，撮空理线等。提示脏腑精气亏虚已极，正气大伤，病情严重，预后不良。

（3）少神：又称神气不足，介于得神与失神之间。主要表现为精神不振，两目乏神，面色少华，倦怠乏力，少气懒言，动作迟缓等。提示正气不足，精气轻度损伤，常见于素体虚弱之人，或病情较轻，或病后恢复期而正气尚未复原。

（4）假神：系指危重、久病患者精神突然好转的假象，是临终前的预兆，并非佳兆，临床应予特别注意。主要表现为久病重病之人，本已失神，突然神志转清，精神转佳，目光转亮，言语不休，想见亲人；或原来面色晦暗，突见面赤如妆；或不欲饮食，突然食欲增加等。这是阴阳即将离诀的危候，犹如"残灯复明""回光返照"。

二、望　色

望色，是指望面部的颜色和光泽，我国健康人的面色基本为红黄隐隐，明润含蓄。在疾病状态下的面部色泽称为"病色"。若患者面部色泽鲜明、荣润，表明病情轻浅，气血未衰；若面色晦暗、枯槁，表明病情深重，精气已伤。

1. 常　色

常色即正常面色与肤色，因种族不同而异。我国健康人面色基本上应是微黄透红，明润光泽。常色有主色与客色之分，主色指由禀赋所致、终生不变的色泽；客色指受季节气候、生活和工作环境、情绪及运动等不同因素影响所致气色的短暂性改变，非疾病所致。

2. 病　色

病色包括五色（青、黄、赤、白、黑）善恶与变化。五色善恶主要通过色泽变化反映出来，提示病情轻重与预后吉凶。其中明润光泽而含蓄为善色，表示病情较轻，预后较好；晦暗枯槁而显露为恶色，表示病情较重，预后欠佳。

（1）青色：主寒证、痛证、血瘀、惊风。青色为气血不通，经脉瘀阻的表现。面色苍白而青，多属寒邪外袭，或阴寒内盛；面色青灰，口唇青紫，伴心胸闷痛或刺痛，为心阳不振，心血瘀阻；小儿鼻柱、眉间及口唇四周青紫，常见于惊风或惊风先兆。

（2）赤色：主热证。赤色为血液充盈皮肤脉络的表现。满面通红，为外感发热或脏腑阳盛之实热证；两颧潮红娇嫩，为阴虚阳亢之虚热证。

（3）黄色：主虚证、湿证。黄色为脾虚不运，水湿内蕴的表现。面色淡黄，枯槁无泽，多为脾胃虚弱、气血不足的萎黄证；面黄而虚浮，多为脾气虚衰，湿邪内阻所致。面目一身尽黄属黄疸，黄而鲜明如橘皮色，为湿热熏蒸的阳黄；黄而晦暗如烟熏，为寒湿郁阻的阴黄。

（4）白色：主虚证、寒证、失血证。白为阳虚气血不足的表现。凡阳气虚衰，气血运行乏力；或耗气失血，经脉气血不充；或寒凝经脉，气血不能上荣，颜色皆呈白色。面色白而虚浮，多为阳气虚；面淡白而消瘦，为营血亏虚；若急性病突然面色苍白，伴冷汗淋漓，多为阳气暴脱。

（5）黑色：主肾虚、水饮、瘀血证。黑色为肾阳衰微、阴寒水盛、气血凝滞的表现。面色或周身黧黑，多为肾阳衰微；面黑而干焦，多为肾阴亏虚；色黑而肌肤甲错，为有瘀血；眼眶黑为肾虚或有水饮。

三、望形态

1. 望形体

望形体主要是观察患者形体的强弱、胖瘦及体质类型。

（1）形体强弱。骨骼粗大，胸廓宽厚，肌肉充实，皮肤润泽等，是形体强壮的表现，此类人内脏坚实，气血旺盛，虽病亦预后良好；骨骼细小，肌肉瘦削，筋弱无力，皮肤枯燥等，是形体衰弱的表现，此类人内脏脆弱，气血不足，体弱多病，预后较差。

（2）形体胖瘦。人体胖瘦宜适中，过于肥胖或过于消瘦皆非所宜。观察形体胖瘦时，应注意与精神状态、食欲食量等结合起来综合判断。

（3）体质类型。根据体质九分法标准，将体质分为平和质、气虚质、阳虚质、阴虚质、痰湿质、湿热质、血瘀质、气郁质、特禀质共九种。

2. 望姿态

望姿态是主要观察患者的动静姿态及肢体的异常动作。"阳主动，阴主静"，患者喜动，卧时仰面伸足，揭去衣被，面常向外者，多属阳证、热证、实证；患者喜静，卧时蜷缩成团，面常向里者，多属阴证、寒证、虚证。

四、望头与发

头为诸阳之会，精明之府；肾之华在发，发又为血之余。故望头、发可了解肾和气血的盛衰。

（1）小儿头形过大或过小，伴智力不全，多属先天禀赋不足或肾精亏损；小儿囟门下陷，多属虚证；囟门高突，多为实热；囟门迟闭，多为肾气不足，发育不良；无论大人、小儿头摇不能自主，多为风证或气血虚衰。

（2）发色黑、粗密、润泽者，为肾气盛而精血充足之征象。发黄、稀疏易落，或干枯不荣，为精血虚亏；突然大片脱发，称"斑秃"，多属血虚生风；青壮年头发稀疏易落，多属肾虚或血热；小儿发结如穗，多为"疳积"。

五、望五官

1. 望 目

目为肝之窍，五脏六腑之精气皆上注于目，故目的异常变化可以反映肝及其他脏腑的病变。目眦红赤，多为心火炽盛；白睛红赤，多为肺经风热；目赤肿痛，多为肝经风热；眼睑水肿如卧蚕，多为水肿；目眦淡白，为血虚；目眦赤烂，多属湿热；目窝下陷，多为津液亏耗；白睛黄染，多属黄疸；目睛斜视、直视或上视，多为肝风内动；眼睑下垂，多为脾胃虚弱，气血不足。

2. 望　耳

耳为肾之窍，如耳薄而干，多为肾精不足；耳轮甲错，为久病血瘀；耳根发冷，耳背有红脉者，多为麻疹先兆。

3. 望　鼻

鼻为肺之窍，如鼻流清涕，多为外感风寒；鼻流浊涕，多为外感风热；久流黄稠浊涕而腥臭者，为"鼻渊"；喘促、高热、鼻翼扇动，为痰热壅肺；久病鼻扇，喘促汗出如油者，为肺肾精气衰绝危候。

4. 望口唇

唇为脾之外荣，如口唇淡白，多属血虚；唇色青紫，多为寒凝血瘀；唇色深红而干，为热盛伤津；唇色鲜红，多阴虚火旺；口唇糜烂，属脾胃蕴热；口角流涎，为脾虚湿盛或胃热；口唇干裂，多为外感燥邪或邪热伤津；口角歪斜，多为中风；口噤或抽搐不止，多为肝风内动。

5. 望　齿

龈齿为骨之余，龈为胃之络。望齿龈可了解肾与胃肠病变。牙齿干燥，多为胃热伤津；齿干如枯骨，为肾阴枯涸；牙齿松动稀疏，齿根外露者，多属肾虚或虚火上炎；齿龈红肿疼痛，为胃火上炎。

6. 望咽喉

咽喉主要反映肺、胃的情况。应注意观察咽喉的色泽和形态的变化。咽喉红肿而痛，为肺胃有热，如兼有黄白脓点甚或溃烂，为肺胃热盛；咽喉嫩红，肿痛不甚，多属肾水不足，阴虚火旺；咽喉腐点成片、色呈灰白，不易拭去，重剥出血者为白喉。

六、望皮肤

皮肤居一身之表，为机体御邪之屏障，内合于肺，为气血所荣。脏腑病变，可通过经络反映于肌表皮肤。望皮肤应注意色泽形态的变化及斑疹的鉴别。

1. 色　泽

皮肤大片红肿，色赤如丹者，名"丹毒"，多为实热火毒之气所致。皮肤、面目俱黄者，多为黄疸，分阳黄、阴黄两大类。阳黄，黄色鲜明如橘子色，多因脾胃或肝胆湿热所致；阴黄，黄色晦暗如烟熏，多因脾胃为寒湿所困。皮肤青紫者，常见于中毒。

2. 润燥、斑疹、疮疡

皮肤干瘪枯槁者为津液耗伤；皮肤虚浮肿胀，按之凹陷，多属水湿泛滥；皮肤粗糙如鱼鳞，抚之涩手者，称肌肤甲错，常见于血瘀证。皮肤起疱，形似豆粒者为痘疮，常伴有外感证候，包括天花、水痘等病。

七、望排出物

排出物是人体排出的代谢废物（排泄物）和人体官窍分泌的液体（分泌物）以及排出的病理产物的总称。望排出物是观察患者排出物的形、色、质、量等变化，以诊察疾病的方法。其总规律是：凡排出物色白、清稀者，多属虚证、寒证；色黄、稠浊者，多属实证、热证。

1. 望痰涎

痰为体内水液代谢异常形成的病理产物，望痰对于诊察肺脾肾三脏的功能状态及病邪的性质具有一定的意义。

2. 望呕吐物

呕吐是胃气上逆所致。观察呕吐物的形、色、质、量的变化，有助于了解胃气上逆的病因和病性。

3. 望大便

虚寒之证大便溏薄，实热之证大便燥硬。

4. 望小便

小便清澈而长为寒，赤而短少为热。其色黄甚多见于湿热证。

八、望 舌

望舌又称舌诊，是指观察舌质和舌苔的变化以诊察疾病的方法，是中医独特的诊法之一。舌通过经络与五脏相连，因此人体脏腑、气血、津液的虚实，疾病的深浅轻重变化，都有可能客观地反映于舌象，通过舌诊可以了解脏腑的虚实和病邪的性质、轻重与变化。其中舌质的变化主要反映脏腑的虚实和气血的盛衰，而舌苔的变化主要用来判断感受外邪的深浅、轻重以及胃气的盛衰。五脏在舌面的分布一般为舌尖属心肺，舌边属肝胆，中部属脾胃，舌根属肾。根据舌的不同部位反映不同的脏腑病变在临床上具有一定的参考价值，但不能机械地看，需与其他症状和体征综合加以考虑。

正常舌象为舌体柔软，活动自如，颜色淡红、润泽，舌苔均匀、薄白而干湿适中，常简述为"淡红舌，薄白苔"。

1. 望舌的方法及注意事项

（1）伸舌姿势：被检者应自然伸舌，舌体放松，舌面要平展，舌尖略向下，尽量张口，充分暴露舌体，不可卷缩，也不能用力太过。否则会引起舌色改变或舌体干湿度变化。

（2）光线：望诊时采用充足的自然光为好，被检者面向光亮处，使光线直射口内，要避开有色门窗和周围反光较强的有色物体，以免舌苔颜色产生假象。

（3）顺序：应循舌尖、舌中、舌根、舌两边的顺序察看，先看舌质，后看舌苔。

（4）染苔：某些药物、食物可以影响舌象，出现染色假苔。如橄榄、乌梅可使舌苔染黑；枇杷、黄连可使舌苔染黄；饮水可使舌苔湿润；进食、漱口影响舌苔厚薄；刺激性食物使舌质变红等。

2. 望舌的意义

（1）判断正气盛衰：通过舌质颜色、舌形、动态的变化，判断脏腑虚实、气血的盛衰、津液的盈亏。

（2）辨别病位的深浅：舌苔的厚薄，反映病位的深浅。苔薄多主邪气在表，病轻邪浅；苔厚多为邪入脏腑，病较深重。

（3）区别病邪的性质：舌质舌苔的颜色，反映病邪的性质，舌质红、苔黄为热证，舌质淡、苔白为寒证。

（4）推断病情的进退：舌苔由薄渐厚，为病势渐增；舌苔由厚变薄，为正气渐复。舌苔从有苔到剥苔，是胃的气阴不足，正气渐衰的表现，提示病情恶化；舌苔剥落之后，复生薄白苔，乃邪去正胜，胃气渐复，提示病情好转。

3. 望舌质

（1）望舌神：主要指舌的荣枯。"荣"为荣润红活，有生气，有光彩，活动灵敏自如，谓之有神，虽病也有善候；"枯"为干枯死板，黯滞，运动失灵，谓之无神，乃是恶候。

（2）望舌色：淡白舌为虚证、寒证，多为阳气虚弱、气血不足之象；红舌为热证，为热盛气血壅滞；舌红苔黄而干，为实热证；舌红少苔，为阴虚火旺；绛舌多为邪热深入营血，阴虚火旺及瘀血；紫舌主热极、寒盛、瘀血或酒毒；青舌主阴寒证、血瘀证，为气血瘀滞之象。

（3）望舌形：舌质纹理粗糙，形色坚敛苍老者为"老"，多为实证；纹理细腻，形色浮胖娇嫩者为"嫩"，多为虚证。舌体胖大，舌色偏淡主水湿痰饮证。舌体肿大，甚则不能闭口，不能缩回者，称肿胀舌，主热郁、中毒。舌体瘦小而薄，是阴血亏虚；如色淡质嫩，为心脾两虚；如舌色红绛，多为阴虚火旺。舌面有明显裂沟，称"裂纹舌"，多为阴液亏耗之征。舌面乳头增生、肥大，高起如刺，摸之棘手，称为"芒刺舌"，多是里热炽盛，邪热内结之象。

（4）望舌态：舌体强硬，运动不灵，主热陷心包，高热伤津或风痰阻络；舌体痿软，主阴液亏损或气血俱虚；舌体颤抖，主肝风内动；舌体歪斜，多见于肝风夹痰，痰瘀阻络或阴虚风动；吐弄舌，多为心脾有热；舌体短缩，多属危重证候。

4. 望舌苔

（1）望苔质。① 厚薄：以能"见底"者为薄苔，不能"见底"者为厚苔。苔薄者，可见于正常人或疾病初起、在表、病轻或正气不足；厚苔，病邪已由表入里，病邪较盛或里有积滞。② 润燥：舌苔干湿适中为润苔；若舌面过滑，伸舌欲滴，为滑苔；舌苔干燥，扪之无津，甚则干裂，为燥苔；舌苔毫无水分，苔质粗糙，称为糙苔。舌苔润滑者说明津液内停，舌苔干燥者说明津液亏损或津液输布障碍。③ 腻腐：舌面上覆盖着一层颗粒细腻而致密的滑黏苔垢，刮之难去，称为"腻苔"，为湿浊、痰饮、食积所致；若苔质颗粒较大，疏松而厚，形如豆腐渣堆积舌面，刮之即去，称为"腐苔"，为食积、痰浊久积不化所致。④ 剥落：舌苔突然褪去，舌面光洁如镜，称为"光剥苔"，又称"镜面舌"，为胃阴枯竭、胃气大伤之征。舌苔剥落不全，称为"花剥苔"，多为胃腑气阴两伤。

（2）望苔色。① 白苔：主表证、寒证。苔薄白而润，多为风寒表证；薄白而干，多为风热表证；苔白厚而滑腻，多为痰饮、宿食内停；苔白厚干燥，多为湿热伤津而湿邪未化；苔白如积粉，多为瘟疫或内痈。② 黄苔：主里证、热证。淡黄热轻，深黄热重，焦黄热结。苔薄微黄，多为风寒化热或外感风热；苔黄而厚腻，多为胃肠湿热，痰食阻滞；苔黄而燥，为热盛伤津。③ 灰黑苔：灰苔与黑苔同类，灰苔即浅黑苔。灰黑苔主热极或寒盛，主里证。灰而滑润，为寒湿内阻或痰饮内停；灰而干燥，为热炽伤津或阴虚火旺。黑而燥裂，为热极津枯，病情危重；黑而滑润，为阳气虚衰，阴寒内盛。

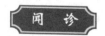

闻诊是通过听声音和嗅气味来诊断疾病的方法。听声音是指听患者的语言、呼吸、咳嗽、呕吐、呃逆等各种声响；嗅气味是指嗅患者体内发出的各种气味及排出物和病室的气味。

一、听声音

1. 语　声

（1）语音：语音高亢有力、多言者，属实证、热证；低微无力、少言者，多属虚证、寒证。新病声哑者，为"暴哑"，多为外邪袭肺，肺气不宣，属实证；久病声哑，多为内伤，肺肾阴虚，津液不能上承声门所致，属虚证。久病重病，突然声音嘶哑，是脏气将绝之危象。

（2）语言：语言异常主要是心神的病变。若神志不清，胡言乱语，声高有力，称为"谵语"，多属热扰心神的实证；神志不清，语言重复，时断时续，声音低弱，称为"郑声"，属心气大伤、精神散乱的虚证。若言语粗鲁，狂妄叫骂或登高而歌为狂言，常见于"狂证"，是痰火扰心所致；言语错乱，神志恍惚，喜怒无常，多为"癫证"。自言自语，见人便止，称为"独语"；语言错乱，语后自知，称为"错语"；独语和错语多属心气不足，心神失养之虚证，亦可见于气郁痰阻，蒙蔽心神之实证。

2. 呼 吸

外感邪气有余，呼吸气粗而快，属实证、热证。内伤正气不足，呼吸气微而慢，属虚证、寒证。气粗为实，气微为虚。① 喘：呼吸困难，短促急迫，甚或张口抬肩，难以平卧者，为肺失宣肃，肺气上逆所致。② 哮：呼吸急促而喉间有痰鸣声，常反复发作。多因内有素痰伏肺，复感外邪引动而发。喘与哮引动而发。喘与哮常同时发生，故常合称为"哮喘"。③ 少气：呼吸微弱，短而声低。少气主诸虚劳损，身体虚弱。④ 短气：呼吸气急而短，不足以息，似喘而不抬肩，喉中无痰鸣音。短气有虚实之分。

3. 咳 嗽

咳声重浊，多属实证；咳声低微，息短气怯，多属虚证。咳痰不爽、痰稠色黄，多为肺热；咳有痰声、痰多易出，多为寒痰或湿痰咳嗽；干咳无痰，多为燥咳。咳嗽阵发，连声不绝，咳而气急，终止时常有鸡鸣样回声者，称为"顿咳"，多见于小儿。咳声如犬吠，伴声音嘶哑，吸气困难，见于白喉。

4. 呕吐、呃逆与嗳气

呕吐是胃失和降、胃气上逆的表现。有声有物者为呕、无声有物者为吐，有声无物者为干呕。如呕吐徐缓，声音微弱者，多属寒证、虚证；呕吐急剧，声音洪亮者，为实热呕吐。热证见喷射状呕吐，多为热扰神明，病情重。

呃逆与嗳气均因胃气上逆而成。呃逆俗称"打呃"，嗳气俗称"打饱嗝"。呃声频作，连续有力，高亢而短，多属实热；呃声低沉而长，气弱无力、良久一作，多属虚寒；久病出现呃逆、声低无力，多为胃气衰败。嗳气有酸腐气味，为宿食内停；嗳气频频声响，发作与情志变化有关，多为肝胃不和；嗳气声低断续，伴食欲不振，多为胃虚气逆；嗳气频作连续，兼脘腹冷痛，多为寒邪客胃。

二、嗅气味

口气臭秽，多属胃热或有龋齿、牙疳、口疮；口气酸馊，是食积肠胃；口气腐臭，多为牙疳或内痈。患者的分泌物及排泄物凡气味酸腐臭秽者，多属实证、热证；略带腥味者多属虚证、寒证。如大便酸腐臭秽或兼脓血者，多为宿食或肠胃积热；小便臊臭混浊者，为湿热下注；咳吐脓血腥臭者，为肺痈。病室内闻及尿臊味，多见于水肿病晚期；烂苹果味多见于消渴病患者，均属危重证候。

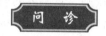

问诊是指通过询问患者或陪诊者，了解疾病的发生、发展、诊疗经过和目前自觉症状等以诊察疾病的方法。问诊是了解病情、诊察疾病的重要方法，其目的在于充分收集其他三诊无法获得的病情资料。如患者的自觉症状、既往病史、生活习惯、饮食嗜好等，只有通过问诊才能获得。这些资料都是分析病情、判断病机、辨别证候的必备依据。此外，通过问诊还可了解患者的思想动态及与疾病有关的其他情况，有助于制订全面的护理计划，进行整体护理。

问诊内容主要包括：① 问寒热；② 问汗；③ 问痛；④ 问饮食口味；⑤ 问二便；⑥ 问睡眠；⑦ 问经带；⑧ 问小儿。

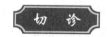

切诊是医护人员对患者体表进行触、摸、按压，从而获得辨证资料的一种诊察方法。切诊分脉诊和按诊两个部分。

一、脉 诊

1. 脉诊的部位和方法

临床常用的脉诊部位是寸口，即切取腕部桡动脉浅表都位。寸口脉分为寸、关、尺三部，掌后高骨（桡骨茎突）的部位为"关"，关前为"寸"，关后为"尺"。左寸候心，左关候肝胆，左尺候肾；右寸候肺，右关候脾胃，右尺候命门。诊脉时要求内外环境安静，可先让患者休息片刻，使呼吸调匀，气血平静。然后嘱其端坐或仰卧，手臂与心脏同一水平，掌心向上平放，并在腕关节背垫上脉枕。医护人员先用中指定关部，再用食指定寸部，无名指定尺部。轻轻按在皮肤上为"浮取"；用不轻不重指力按至肌肉为"中取"；用重指力按至筋骨间为"沉取"。寸、关、尺三部每部都有浮、中、沉三候，故称"三部九候"。

2. 正常脉象

正常脉象又称为平脉，表现为三部有脉，一息四至或五至（每分钟 60～80 次），不浮不沉，不大不小，从容和缓，柔和有力，节律一致。平脉常随年龄、性别、气候、饮食、劳动、情绪等不同因素影响而有差异及相应的生理变化。

二、按 诊

1. 按肌表

凡身热患者，按其皮肤，初按热甚，久按热反转轻者，为表热证；久按热更甚，热自内向外蒸发者，为里热证；皮肤凉，多为阳虚；皮肤干燥，为津液不足；肌肤肿胀，按之有凹陷，松手不能即起者为水肿；松手即起者为气肿。疮疡按之肿硬不热多为阴证；肿处灼热，多为阳证；按之坚而不热，尚未成脓；边硬顶软，患处灼热，重按跳痛更甚者，多为有脓。

2. 按手足

患者手足俱冷，多为阳虚寒盛；手足俱热，为阳热炽盛；手心热，多为内伤；手背热，多为外感；两足皆凉，多为阴寒内盛；两足心热，多为阴虚。

3. 按脘腹

腹痛喜按，按之痛减者多为虚证；腹痛拒按者多为实证；腹满叩之如鼓，小便自利者为气胀；小便不利，推之辘辘有声，为水臌；腹内有肿块，按之坚而不移，痛有定处者，为癥为积，多为瘀血所致；肿块时聚时散，按之无形，痛无定处者，为瘕为聚，多因气滞所致。

4. 按腧穴

按腧穴是指通过对腧穴的按压，了解穴位的变化和反应，以验证疾病所属脏腑的诊察方法。病变时腧穴处可触及结节或条索状物，有压痛或敏感反应。如肠痈时上巨虚穴有压痛；胆病时胆俞穴上有条索状物；胃病时胃俞和足三里穴有压痛等。

第四节　辨　证

辨证，是中医学认识和诊断疾病的方法。中医学的辨证方法主要有八纲辨证、脏腑辨证、气血津液辨证、卫气营血辨证、三焦辨证、六经辨证、经络辨证和病因辨证等，其中八纲辨证是各种辨证的总纲。脏腑辨证主要应用于内科杂病，卫气营血辨证、六经辨证、三焦辨证主要用于外感病。本节重点讲解八纲辨证。

八纲辨证

八纲，即阴、阳、表、里、寒、热、虚、实。运用八纲对四诊所收集的资料进行综合分析，从而初步获得关于病变的部位、性质以及邪正盛衰等方面的情况，称为八纲辨证。任何一种疾病，从大体病位来说，总不外乎表证和里证；从基本性质来说，可区分为寒证和热证；从邪正斗争的关系来说，可概括为实证和虚证；从病证的总类别来说，都可归属于阴证和阳证。

一、表里辨证

表里是辨别病位内外深浅的一对纲领。表和里是相对的概念，从部位上看，身体的皮毛、肌腠、经络相对在外，而脏腑、骨髓相对在内。因此，任何疾病的辨证，都可分辨病位的表里，而对于外感病来说，其意义尤为重要。

1. 表　证

表证是外感六淫之邪，从皮毛、口鼻侵入机体所致病位浅在肌肤的证候。表证多具有起病急、病程短、病位浅的特点。多见于外感疾病的初期阶段。

（1）证候表现：以发热、恶寒或恶风，舌苔薄白，脉浮为主，常兼有头身痛、鼻塞流涕、咳嗽等症状。

（2）证候分析：邪气从皮毛、口鼻侵入，阻遏卫气的正常宣发、温煦功能，肺失宣肃，故见恶风、鼻塞流涕、头痛、咳嗽等症；邪未入里，舌象尚无明显变化，出现薄白苔；外邪袭表，正气奋起抗邪，脉气鼓动于外，故脉浮。

2. 里　证

里证泛指疾病深入于脏腑、气血、骨髓所表现的证候。里证与表证相对而言，其概念非常笼统，范围非常广泛，可以说凡不是表证（及半表半里证）的特定证候，一般都属于里证的范畴，即所谓"非表即里"。里证多见外感病的中、后期阶段，或见于内伤杂病之中，具有病位较深、病情较重、病程较长的基本特征。

（1）证候表现。里证病因复杂，病位广泛，临床表现复杂多样，一般很难用几个症状全面概括。但其基本特征是没有新起恶寒发热，以脏腑症状为主要表现。

（2）证候分析。里证的形成原因有以下几种情况：外邪袭表，表证不解，病邪传里，形成里证；外邪直接侵犯脏腑、气血、骨髓而成，即所谓"直中"为病；情志内伤、饮食劳倦等因素，直接损伤脏腑气血，脏腑气血功能紊乱或年老精气自衰而致。

3. 表证与里证的鉴别要点

鉴别表证和里证，主要是审察病证的寒热、舌象、脉象等变化。一般说来，外感病中，恶寒发热同时并见者，属表证；但寒不热或但热不寒者，属里证。表证多有头身疼痛及肺系的症状，脏腑症状不明显，而里证以脏腑症状为主要表现。表证舌苔少变化，里证舌苔多有变化。表证多见浮脉，里证多见沉脉或其他多种脉象。此外，辨别表证和里证还应结合起病的缓急、病情的轻重、变化的快慢及病程的长短等。

4. 表证与里证的关系

（1）表里同病：表证和里证同时在一个患者身上出现的，称为表里同病。如患者既有恶寒发热、头身疼痛等表证，又有腹胀、便秘、小便黄等里证，此即为表里同病。表里同病，一般多见于表证未解，邪已入里，或病邪同时侵犯表里，亦有旧病未愈，复感外邪所致。

（2）表里转化：表证和里证之间相互转化是有条件的，主要取决于正邪相争的状况。当机体抵抗力下降，或邪气过盛，或护理不当，或失治误治等因素，皆能导致表证转化为里证。如外感表邪不解，病情发展，出现高热不退、咳喘痰黄稠或带血，说明病邪由表入里，留阻于肺，成痰热壅肺的里热实证，表证转化为里证；若经及时治疗，患者热势逐渐减退，咳喘渐平，则表示里邪外透、疾病向愈。

二、寒热辨证

寒热是辨别疾病性质的两个纲领。寒证与热证反映机体阴阳的偏盛与偏衰，性质相反。阴盛或阳虚表现为寒证，阳盛或阴虚表现为热证。

1. 寒 证

寒证是感受寒邪，或阳虚阴盛、导致机体功能活动抑制或衰减所表现的以冷、凉为主的一类证候。寒证包括表寒、里寒、虚寒、实寒等证。

（1）证候表现：恶寒或畏寒喜暖，口淡不渴，面色苍白，肢冷蜷卧，小便清长，大便稀溏，舌淡苔白而润滑、脉迟或紧等。

（2）证候分析：多由外感寒邪，或因内伤久病而耗伤阳气，或过服生冷寒凉，阴寒偏盛所致。

2. 热 证

热证是感受热邪，或阳盛阴伤，导致机体的功能活动亢进所表现出的以温、热为主的一类证候。

（1）证候表现：发热喜凉，口渴喜冷饮，面红目赤，烦躁不宁，痰涕黄稠，大便秘结，小便短赤，舌红苔黄而干，脉数等。

（2）证候分析：多由外感热邪，或素体阳盛，或寒邪入里化热，或情志内伤，郁而化火，或过食辛辣，蓄积为热，而使体内阳热过盛，或房室劳伤，劫夺阴精，阴虚阳亢所致。

3. 寒证与热证的鉴别要点

辨别寒证与热证，不能孤立地根据某一症状作出判断，应对疾病的全部表现综合观察，才能得出正确的结论。临床多从患者的面色、寒热喜恶、四肢冷暖、口渴与否、二便情况、舌象、脉象等的变化，进行辨别。

4. 寒证与热证的关系

寒证与热证虽然有着阴阳盛衰的本质区别，但又互相联系，它们既可以在患者身上同时出现，表现为寒热错杂的证候，并且在一定条件下又可互相转化。在疾病的危重阶段，还可出现假象。

（1）寒热错杂：寒证和热证同时并存，此称之为寒热错杂。临床上所见上热下寒、表寒里热、表热里寒等皆属此类。

（2）寒热转化：临床上先出现寒证，后出现热证，当热证出现，其寒证消失，此谓寒证转化为热证。若临床中先见热证，后见寒证，而当寒证出现时，其热证消失，此即为热证转化为寒证。寒热转化是病情进一步发展的表现。

（3）寒热真假：在疾病过程中，一般情况下，疾病的本质与其所反映的现象是一致的，即热证见热象，寒证见寒象。但在疾病的危重阶段，有时会出现真热假寒、真寒假热的证候，即热证见寒象、寒证见热象。因其临床症状与疾病的本质不一致，故需要细心辨别。① 真热假寒：又称"阳盛格阴"，由于内热过盛，深伏于里，阳气被郁而不能外达四肢，就会出现格阴于外的一些假寒的现象。② 真寒假热：又称"阴盛格阳"，由于阴寒内盛，阳气虚弱已极，阳不制阴，虚阳浮越于外，使阴阳不相顺接而致。

三、虚实辨证

虚实是用以概括和辨别邪正盛衰的一对纲领，主要反映疾病过程中人体正气和致病邪气的盛衰变化及力量对比。实证主要取决于邪气盛方面，而虚证则主要取决于正气虚方面，即"邪气盛则实，精气夺则虚"。辨别疾病属虚属实，是治疗护理时确定扶正或祛邪的主要依据。

1. 虚　证

虚证是指人体的正气不足，脏腑功能衰退所表现的证候，多见于素体虚弱，后天失调，或久病、重病之后。因气血阴阳虚损的不同，故而临床上又有气虚、血虚、阴虚、阳虚的区别。

（1）证候表现。① 血虚证表现：面色苍白或萎黄无华，唇色淡白，头晕眼花，心烦失眠，手足麻木，妇人月经量少、愆期或经闭，舌质淡，脉细无力。② 气虚证表现：面色无华，少气懒言，语声低微、疲倦乏力、自汗、动则诸症加重，舌淡、脉虚弱。③ 阴虚证表现：午后潮热，盗汗，颧红，咽干，手足心热，小便短黄，舌红少苔、脉细数。④ 阳虚证表现：形寒肢冷，面色白，神疲乏力，自汗，口淡不渴、小便清长，大便稀溏，舌淡苔白、脉弱。

（2）证候分析。虚证形成的原因有先天不足和后天失调两个方面，但以后天失调为主，如饮食失调、后天之本不固；七情劳倦、内伤脏腑气血；房事过度，耗伤肾脏元真之气；或久病失治误治、损伤正气等，均可成为虚证。

2. 实　证

实证是指邪气过盛、脏腑功能亢盛所表现出来的证候。

（1）证候表现：发热，形体壮实，声高气粗，精神烦躁，胸胁脘腹胀满，疼痛拒按，大便秘结或热痢下重、小便短赤，舌苔厚腻，脉实有力等。

（2）证候分析。实证的成因有两个方面：一是风寒暑湿燥火、疫疠以及虫毒等邪气侵入人体的初期和中期、邪气壅盛而正气未虚，邪正斗争剧烈，形成实证；二是由于脏腑功能失调，以致痰、饮、水、湿、瘀血、食积、虫积、脓等有形病理产物停留于体内而成。

3. 虚证与实证的鉴别要点

虚证和实证主要从患者的形体盛衰、精神状态的好坏、声音气息的强弱、痛处的喜按与拒按，以及舌象、脉象的变化上相鉴别。

4. 虚证与实证的关系

疾病的变化是一个复杂的过程，常由于体质、治疗、护理等因素的影响，使虚证和实证之间发生虚实夹杂、虚实转化等相关变化。

（1）虚实夹杂：在患者身上虚证和实证同时出现，此谓虚实夹杂。虚实夹杂的证候，有的是以实证为主，而夹有虚证；有的以虚证为主，而夹有实证；亦有虚实证并见、并重者。

（2）虚实转化：在疾病发展过程中，由于邪正相争，故在一定条件下，虚证和实证还可以相互转化。实证转化为虚证，多因实证失治或误治，或邪气过盛伤及正气而成，出现低热、无力、面色苍白、脉细无力等虚证表现。虚证转化为实证，在临床比较少见，临证中多见的是先为虚证，而后转化为虚实夹杂证。

四、阴阳辨证

阴阳是概括病证类别的一对纲领，大之可以概括整个病情，小之可以用于对所出现症状的分析。阴阳又是八纲的总纲，它可以概括其他三对纲领，即表、热、实属阳，里、寒、虚属阴。因此可以说，尽管病证千变万化，但总括起来又不外乎阴证和阳证两大类。

1. 阴　证

凡见抑制、沉静、衰退、晦暗等表现的里证、寒证、虚证，以及症状表现于内的、向下的、不易发现的，或病邪性质为阴邪致病、病情变化较慢等，均属阴证范畴。

（1）证候表现。不同的疾病，表现出的阴证证候不尽相同，各有侧重。其特征性表现主要有：面色苍白或黯淡，精神萎靡，身重蜷卧，畏冷肢凉，倦怠无力，语声低怯，纳差，口淡不渴，小便清长或短少，大便溏泄气腥，舌淡胖嫩，脉沉迟、微弱、细。

（2）证候分析。精神萎靡，声低乏力，是气虚的表现；畏冷肢凉，口淡不渴，小便清长，大便溏泄气腥，是里寒的症状；舌淡胖嫩，脉沉迟、微弱、细均为虚寒之象。

2. 阳　证

凡见兴奋、躁动、亢进、明亮等表现的表证、热证、实证，以及症状表现于外的、向上的、容易发现的，或病邪性质为阳邪致病、病情变化较快等，均属阳证范畴。

（1）证候表现。不同的疾病，表现出的阳证证候不尽相同，各有侧重。其特征性表现主要有：面色赤，恶寒发热，肌肤灼热，烦躁不安，语声高亢，呼吸气粗，喘促痰鸣，口干渴饮，小便短赤涩痛，大便秘结奇臭，舌红绛，苔黄黑生芒刺，脉浮数、洪大、滑实。

（2）证候分析。恶寒发热并见是表证特征；面红，肌肤灼热，烦躁不安，口干渴饮，小便短赤涩痛，为热证表现；语声高亢，呼吸气粗，喘促痰鸣，大便秘结，为实证症状；舌红绛，苔黄黑生芒刺，脉浮数、洪大、滑实，均为高热之象。

3. 亡阴证

亡阴证是指阴液大量耗损而欲竭所表现的危重证候。

（1）证候表现：汗出而黏，呼吸短促，身热，手足温，烦躁不安，渴喜冷饮，面色潮红，舌红而干，脉细数无力。

（2）证候分析：亡阴是在久病阴液亏虚的基础上进一步发展而成的，或因高热伤阴、大汗不止、剧烈吐泻、大量出血、严重烧伤而使阴液暴伤。

4. 亡阳证

亡阳证是指体内阳气极度衰微而欲脱所表现的危重证候。

（1）证候表现：大汗淋漓，面色苍白，精神淡漠，身畏寒，手足厥逆，气息微弱，口不渴或渴喜热饮，舌淡，脉微欲绝。

（2）证候分析：亡阳一般是在阳气虚衰的基础上进一步恶化而成；也可因阴寒之邪极盛而致阳气暴伤；或因大汗、剧烈呕泻、大出血等致阳随阴脱；或因中毒、严重外伤、瘀痰阻塞心窍而使阳气暴脱。

第五节　辨证施护的原则与方法

辨证与施护是疾病护理过程中相互联系、不可分割的两个方面，是理论和实践相结合的体现。辨证是实施护理措施的前提和依据，施护是辨证的目的，是指导临床各科开展中医病证护理的基本法则。

辨证施护的原则

辨证施护的原则是中医学中的"治则"在护理学中的延伸，它是指导临床辨证施护的法则。其内容包括护病求本，调整阴阳，扶正祛邪，同病异护、异病同护及因时、因地、因人制宜等。

一、护病求本

疾病在发展过程中会表现出许多症状，但症状只是疾病的表象而非本质，只有在中医理论指导下，综合分析所收集的资料，才能透过现象看本质，找出疾病的根本原因，从而确立相应的治疗及护理措施。护病求本是指治疗与护理都必须抓住疾病的本质，并针对疾病的本质进行施护，这是辨证施护的根本原则。

1. 正治与正护法

正治与正护法又称逆治与逆护法，是指在疾病的本质和现象相一致情况下，逆其证候性质而治疗护理的一种常用法则。如临床上常用的"寒者热之""热者寒之""虚则补之""实则泻之"等均为正护法。适用于疾病的征象与本质相一致的病证。

（1）寒者热之：寒性病证表现寒象，用温热性质的药物和方法来治护，如表寒证运用辛温解表的方法，里寒证运用辛热温里散寒的方法等。

（2）热者寒之：热性病证表现热象，用寒凉性质的药物和方法来治护。如表热证运用辛凉解表的方药，里热证运用苦寒攻里的方药等。

（3）虚则补之：虚损病证表现虚弱的征象，用补益性的药物和方法来治护。如阳气虚用温补阳气的方药，阴液亏少用滋阴养血的方药等。

（4）实则泻之：邪实病证表现实证的征象，用攻泻实的药物和方法来治护，如火热毒盛内炽用清热解毒泻火的方药，阳明实、积滞内结证用通泻热的方药，瘀血疼痛证用活血化瘀的方药等。

2. 反治与反护法

反治与反护法又称从治与从护法，是指疾病的征象与本质不相一致甚至相反情况下的治护方法，即顺从疾病的现象而治护的方法。常用的有"热因热用""寒因寒用""塞因塞用""通因通用"等。

（1）热因热用：即用热性药物、温热方法治疗护理具有假热症状的病证，适用于真寒假热证。如内脏虚寒、阴邪太盛者出现阳气上浮，反见面红的假热症状时，应用温热治疗护理方法护其真寒假热证。

（2）寒因寒用：即用寒性药物、寒凉方法治疗护理具有假寒症状的病证，适用于真热假寒证。如四肢厥冷、脉沉等，似属寒证；但其身寒而不喜加衣被，脉沉而有力，并可见口渴喜冷饮、咽干口臭、小便短赤、大便燥结等热象。故在治疗护理过程中，用寒凉护理法护其真热假寒证。

（3）塞因塞用：即用补益药物和方法治疗护理因虚而闭塞不通的真虚假实证。如脾胃虚弱、中气不足、脾阳不运引起腹胀便秘时，用补中益气、运脾阳、以补开塞的治护措施，使脾气健运，即为塞因塞用。

（4）通因通用：即用通利的药物和方法治疗护理具有实热通泄症状的真实假虚证如热痛、里急后重、泻下不畅等病证，治疗护理采用消导泻下法，这就是以通治通的通因通用法。

反治和反护法是指顺着疾病的假象来进行治疗护理。就其本质而言，实际上还是正治与正护法。因此，用药治疗护理真热假寒证，虽然它的假象是寒，但本质是热，因此在服药时要注意。

3. 标本缓急

标和本是一个相对的概念，它主要说明病变过程中矛盾的主次关系。标是指现象，本是指本质；本是事物的主要矛盾，标是事物的次要矛盾。从疾病本身来分，病因是本，症状是标。治疗护理的原则一般是先护治本，后护治标，即所谓"治病必求其本"；但在病情发生变化，标病转为矛盾的主要方面时就有急则护治其标、缓则护治其本、标本同护治的不同。掌握基本的标和本，就能分清护治的主与次。

（1）急则护治其标：当标病甚急，成为疾病的主要矛盾，如不及时解决就要危及生命，或影响本疾病的预后时，必须采取紧急措施先护治其标。如大出血患者，无论何种出血，均应采取急措施先止血，补充血容量，对症处理，待血止后再护治其本。急则护治其标是在应急情况下的权宜之计，为护治其本创造有利条件，最终是为了更好地护治其本。

（2）缓则护治其本：因标产生于本，本解决了，标亦自然随之而愈。对于慢性病或急性病恢复期患者，如肺咳嗽、热病伤阴等证，虽见有其证，如咳嗽等，亦应针对其肺肾阴虚之本加以治疗护理。

（3）标本同护治：当标本同时俱急时，则标本兼顾，采用标本同护治法。如素体气虚又患外感，护治宜益气解表，益气为之本，解表是护标。疾病的标本关系在一定条件下可以互相转化。临证时须掌握标本转化规律，根据病情变化灵活应用各种护治方法。

二、调整阴阳

疾病的发生，其本质是由于机体阴阳的相对平衡遭到破坏，造成体内阴阳偏盛偏衰的结果。因此，在治疗和护理疾病时，调整阴阳，补偏救弊，恢复阴阳的相对平衡，促进阴平阳秘是治疗和护理的根本法则之一。

1. 损其偏盛

损其有余是针对阴或阳的一方过盛有余的病证，采用"损其有余"的治疗护理方法。如阳热盛的实热证，用"热者寒之"的方法，以清泻其阳热；阴寒内盛的实寒证用"寒者热之"的方法，以温热散其阴寒。

2. 补其偏衰

补其偏衰是针对阴或阳一方虚损不足的病证，采用"补其偏衰"的治疗护理方法。如对阴虚、阳虚、阴阳两虚的病证，分别采用滋阴、补阳、阴阳双补的方法以补其不足，如阴虚的患者常表现为虚热证，则应给予滋阴制阳的治疗护理方法。在阴阳偏盛偏衰的疾病过程中，一方的偏盛偏衰，亦可导致另一方的相对有余或不足，因此在损其有余、补其不足的同时，还要兼顾另一方面，以免造成新的失衡。

三、扶正祛邪

疾病的演变过程，是正气与邪气双方互相斗争的过程。邪正斗争的胜负决定疾病的转归和预后，邪胜于正则病进，正胜于邪则病愈。通过扶正祛邪，可以改变邪正双方的力量对比，使有利于向疾病痊愈方向转化，这是治疗护理中的一个重要法则。

1. 扶　正

扶正是使用扶助正气的药物或其他疗法以增强体质，提高机体抗邪能力，达到战胜疾病、恢复健康的目的。这种"扶正以祛邪"的原则适用于正虚为主的病证，临床上可根据患者正虚的具体内容，运用具有益气、养血、滋阴、助阳等作用的治疗和护理方法。

2. 祛　邪

祛邪是使用攻泻、祛邪的药物或其他疗法以祛除病邪，达到邪去正复的目的。这种"祛邪以扶正"的原则适用于邪实为主的病证，临床上可根据患者邪实的具体内容，运用具有发下、攻下、清热、温寒、消导等作用的治疗和护理方法。

3. 扶正与祛邪的关系

扶正与祛邪的方法虽然不同，但二者相互为用，相辅相成。扶正可使正气加强，有助于机体抗病和祛除病邪；祛邪能够除邪的危害和干扰，使邪去正安，有利于正气的保存和恢复。

四、同病异护与异病同护

同病异护与异病同护是辨证施护的重要原则，是指导护理实践的重要法则。

1. 同病异护

同病异护是指同一种疾病，由于病情的发展和病机的变化，以及邪正消长的差异，机体的反应性不同，所表现的证候不同，治疗护理上应根据其具体情况运用不同的方法进行治疗和护理。如同为感冒有风热、风寒、暑热、气虚等不同，治护方法也各有不同。

2. 异病同护

异病同护是指不同的疾病，在其病情发展过程中，会出现相同的病机变化成同一性质的证候，可以采用相同的治疗护理方法。如久痢脱肛、子宫下垂、胃下垂等是不同的疾病，证候均表现为中气下陷，则可用升提中气的护治法则。

五、三因制宜

疾病的发生，发展与转归受多方面因素的影响，如时令气候、地理环境、情志、饮食等都对疾病的发生和发展有一定的影响，特别是人的体质因素对疾病的影响更大。因此，在治疗和护理疾病时，应充分考虑这些因素，区别不同情况，做到因时、因地、因人而异，制订适宜的治疗和护理措施。

1. 因时制宜

因时制宜是指根据不同季节和气候特点来选用不同的治疗和护理方

法。四时气候的变化对人体的生理功能、病理变化均产生一定的影响，如春夏季节，气候由温渐热，阳气升发，人体腠理疏松开泄，即使患外感风寒，也不宜过用辛温发散药物，以免开泄太过，耗伤气阴；而秋冬季节，气候由凉变寒，阴盛阳衰，人体腠理致密，阳气内敛，此时若非大热之证，当慎用寒凉药物治护，以防伤阳。

2. 因地制宜

因地制宜是指根据地理环境的特点制订相适宜的治疗和护理方法。不同地区，由于地势高低、气候条件及生活习惯各异，人的生理活动和病变特点也不尽相同，治疗和护理方法应根据当地环境及生活习惯而有所变化。如西北地高气寒，病多燥寒，治护宜辛润，寒凉药物与方法必须慎用；东南地低气温多雨，病多温热或湿热，治护宜清化，而温热及助湿药物与方法必须慎用。

3. 因人制宜

因人制宜是指根据患者的个体情况，如年龄性别、体质、生活习惯等不同进行治疗和护理。不同年龄的生理状况和气血盈亏不同，老年人生机减退，气血亏虚，属残阳，患病多虚，治护宜偏于补益；小儿生机旺盛，但气血未充，脏娇嫩属稚阳，易寒易热，易虚易实，病情变化较快，故治护忌峻攻、大补，用药量宜轻；妇女有经、带、胎产等情况，治疗和护理时应根据具体情况加以考虑。又如人的体质有强弱与寒热之偏，阳盛或阴虚之体慎用温热药物及方法，阳虚或阴盛之体慎用寒凉伤阳药物及方法。因时、因地和因人制宜三者密不可分，相互联系，充分体现了中医的整体观和辨证观在实践运用中的灵活性和原则性，只有在全面分析病证的基础上，才能有效地实施辨证施护。

辨证施护的方法

辨证与施护是护理过程中相互联系、不可分割的两个方面，是理论和实践相结合的体现，是指导临床各科开展中医病证护理的基本法则。

1. 收集辨证资料

通过望、闻、问、切四诊方法收集患者健康与疾病的相关资料，分析判断病情，为提出护理问题、进行辨证施护提供依据。资料信息应包括患者的病史、症状、体征、医技辅助检查等，还应了解患者的生活习惯、饮食起居、情志状态、家庭状况、社会环境以及患者对疾病的认识等。总之，应正确运用望、闻、问、切的方法，收集可靠的资料，四诊合参进行辨证分析，为辨明疾病的证型打下基础。

2. 分析判断病证

临床上因病因病机不同，患者的病情复杂多变，表现形式也有个体差异，护理人员应通过四诊所得的健康与疾病的相关资料，运用八纲辨证、脏腑辨证等方法进行分析，辨清患者的病因、病位、病性，明确判断疾病的证型，找出患者现存的和潜在的健康问题，为制订护理计划提供依据。

3. 制订护理计划

根据四诊所获得的临床病证资料，在辨证分析的基础上，应用中医护理的知识和技能，按照主次顺序归纳出需要通过护理手段来减轻或解决的患者身心健康问题，并遵循辨证施护原则订出要达到的预期目标和详细的护理措施，为解决患者的健康问题明确方向。

4. 实施护理措施

按照"急则护标，缓则护本，标本同护"的护理原则，根据不同的证型实施相应的护理措施，并注意观察护理的效果以及病证转归情况，及时调整护理计划，在辨证施护原则指导下，因人、因时采取有效的护理措施，护理措施既要切实可行，又要真正体现以患者的健康为中心。

5. 客观评价记录

护理记录是患者在住院期间，护理人员对患者实施护理措施进行护理全过程的记录，具有真实性、动态性，亦是评价患者的健康问题是否好转或解决的依据。在实施护理计划的过程中应及时观察患者病情转归，通过各种反馈信息对护理效果进行评价，并及时、客观、准确地做好记录。

6. 进行健康教育

健康宣教是护理工作的重要内容之一。宣教必须遵循因人、因时、因地制宜的原则，在生活起居、情志调节、饮食调理、用药指导、运动保健等方面，根据患者的个体情况开展教育，指导患者学会自我调养、自我保健，提高自我康复和保健的能力，从而提高健康教育的针对性和有效性。

综上所述，中医临床护理应以中医学理论为指导，根据护病求本、扶正祛邪、同病异护和异病同护、三因制宜的原则，观察患者疾病的动态变化，及时采取或调整护理措施。

第六节　起居护理

生活起居护理是指患者在患病期间，护士对患者个体在生活起居护理方面予以专业的指导，并精心照料的过程。其目的是保养患者的正气，调整机体内外阴阳的平衡，增强机体抗御外邪的能力，促进疾病的治疗和康复。

起居有常

在起居护理中，人体要顺应四时的变化，春保肝，夏保心，秋保肺，冬保肾，遵循"春夏养阳，秋冬养阴""虚邪贼风，避之有时"的原则。

1. 顺应四时，平衡阴阳

中医学认为，人与自然界是一个有机的整体。《黄帝内经》指出："人以天地之气生，四时之法成""人与天地相应"。在护理工作中，应根据四时阴阳变化和自然界的规律，指导患者生活起居。自然界有春、夏、秋、冬四季变化，春夏属阳，秋冬属阴，其气候规律一般为春温、夏热、长夏湿、秋燥、冬寒。人体的生理活动也随着季节的变化而改变，以适应自然规律，保持机体内外环境的协调统一，祛病延年。若不顺应其变化，则可导致疾病的发生或加重。

春季阳气生发，但气候变化较大，应"夜卧早起，广步于庭"，适度运动，使春气之升发有序，阳气之增长有路，符合"春夏养阳"的要求。在衣着方面，应遵循"春捂秋冻"的原则，随时注意增减衣被，注意保暖，做到"虚邪贼风，避之有时"。此外春季应心情舒畅，心胸开阔，情绪乐观，顺应肝气的疏泄条达，做到使体内阳气得以疏发，保持与外界环境的协调和谐。春季阳气升发，饮食上应多吃辛甘发散之品，以顺应肝之疏泄，如葱、大枣、花生等，不宜多吃酸味食物，以免影响阳气的升发和肝气的疏泄。

夏季气候炎热，人体阳气易于向外发泄，应"夜卧早起，无厌于日"，适当午休，以避炎热，消除疲劳。在衣着方面，应选用麻纱、丝绸等易散热、透汗、舒适、凉爽的面料。汗出后及时沐浴更衣，以免受凉。居室宜阴凉、通风，但避免直接吹风，空调温度不宜过低，保持空气新鲜。夏季应多食清心泻火、清热解暑之品，如苦瓜、菊花茶、绿豆汤、赤豆汤、酸梅汤等，切忌因贪凉而暴食冷饮、冰水、生冷瓜果等，以免寒凉太过伤及脾胃。忌食肥腻、辛辣、燥热等品，以免助阳化火，酿生湿热，影响脾胃的消化功能。

秋季为"阳消阴长"的过渡阶段，气候冷热多变，稍不留意便易感受外邪，旧病也易复发。秋天应"早卧早起，与鸡俱兴"。在衣着方面，应遵循"春捂秋冻"的原则，有意识地让人体逐渐适应向寒冷季节转换的环境变化。秋季总的气候特点是干燥，燥邪伤人，易伤肺气，耗人阴津，可多吃新鲜蔬菜瓜果，如梨、苹果、甘蔗、荸荠等，以润肺生津。

冬季气候寒冷，阴气盛极，阳气潜伏，宜"早卧晚起，必待日光"。早睡以养人体阳气，晚起以护人体阴精。在衣着方面，要随气候变化及时增减衣服。冬天是一年四季中营养物质最易蓄积的时期，可在医生指导下适当进补。日常生活中应心平气和，情绪安静、愉快，避免情志过激，最忌恐惧、惊吓和烦躁，以免影响阳气潜藏。

2. 睡眠充足，适当锻炼

睡眠是人体的一种生理需要，是维持生命的重要手段。睡眠是最理想、最完整的休息，入寐心静神定，形体和精神都得到充分休息，促使身体各组织的自我修复，能最有效地消除疲劳，调节情绪，充养精神，增强正气。睡眠不足，易耗伤正气。患者应有充足的休息和睡眠时间，要督促患者养成按时就寝、按时起床的作息规律。重病患者则应卧床休息，但要避免昼息夜作，阴阳颠倒。在病情允许的情况下，凡能下床活动的患者每天都应保持适度的活动与锻炼。适度的活动能使气血流畅，筋骨坚实，提神爽志，增强抵御外邪的能力，有利于机体功能的恢复，尤其对脑力劳动者，适度的运动更能促进疾病的康复。

3. 慎避外邪，形神共养

患病之人正气虚弱，易于感受六淫和疫疠之气等外邪。在生活起居护理中应遵循"虚邪贼风、避之有时"的原则，指导患者根据四时气候的变化及时添减衣物；在反常气候或遇到传染病流行时，要注意避之有时，或采取其他方式提高机体抗病能力，避免外邪的侵袭。在生活起居护理中，既要注意形的保养，更要注重神的调摄。形是神的物质基础，神是形的外在表现，二者密切相关，相辅相成。所谓养形，是指通过适当的休息和活动，提供良好的营养和环境条件，对人的五脏六腑、气血津液、四肢百骸、五官九窍等形体进行摄养和护理；所谓养神，是指应用各种方式调节患者的情志活动，使其达到情绪稳定、心平气和的精神状态，以利于疾病的康复。

古人认为劳和逸必须"中和"，有常有节，不偏不过。劳逸结合应遵循"动静结合""形劳而不倦"的原则，过度疲倦会损害人体，过度安逸亦可致病。只有动静结合，劳逸适度，才能活动筋骨，通畅气血，强健体魄，增强毅力，保持生命活力的旺盛。

1. 避免过劳

孙思邈在《备急千金要方》中指出："养性之道，常欲小劳，但莫大疲及强所不能堪耳。"劳动是健康的源泉，是人生不可缺少的一个方面，经常合理的体力劳动和脑力劳动可使机体精气充沛而神旺，经络通畅，气血调和，肢节滑利，增强体质，提高抗病能力，但劳动必须适度。中医学认为，过度劳累常常是疾病发生的重要原因之一。应注意避免久视，避免久立，避免久行，避免神劳。

2. 避免过逸

过逸是指过度的空闲，包括体力劳动和脑力劳动两个方面。中医学认为"逸则气滞"。一旦形体过度安逸，肌肉筋骨活动过少，容易使人气血迟滞而不得流畅，脾胃消化功能减退，引起食欲减退、身体软弱无力、抵抗力下降。同时筋骨肌肉日久不用，必然会"用进废退"，肢体痿弱无力或肥胖臃肿，动则气喘、心悸。因此，在日常生活中要避免久卧，避免久坐。

环境适宜

整洁安静的居室环境有利于疾病的康复，反之，也能影响患者的身心健康。故医护人员要尽力给患者创造舒适的环境条件。在日常护理工作中注意居室安排恰当，根据患者的病证性质安置合适的医疗环境；居室通风整洁；居室温湿适宜，室温保持在 18～20 ℃ 为宜；居室光线适度。

第七节　饮食护理

饮食是维持人体生命活动的物质基础，合理的饮食是人体五脏六腑、四肢百骸得以濡养的源泉，饮食不当可使人体正气虚弱，抵抗力下降，导致多种疾病的发生。《黄帝内经》曰："谷盛气盛，谷虚气虚，此其常也。反此者，病。"饮食护理是在中医基础理论指导下，根据患者病情需要，给予适宜的饮食，预防或治疗疾病的一种方法。

饮食护理的基本原则

1. 饮食有节，适时定量

饮食要适时、定量，不可过饥过饱，更不能暴饮暴食。过饥造成机体营养来源不足，影响健康。过饱会加重胃肠功能负担，影响消化和吸收。食无定时，或忍饥不食，会扰乱胃肠消化的正常规律，使脾胃功能失调，消化能力减弱，影响营养的吸收和输送。

2. 合理膳食，不可偏嗜

食物有四气五味，各有归经，若饮食偏嗜则可导致人体脏腑阴阳失调而发生多种疾病。如过食肥甘厚味可助湿生痰、化热，或生疮疡等症；过食生冷会损伤脾胃之阳气，致寒湿内生，发生腹痛、泄泻等脾胃寒证；偏食辛辣，可使胃肠积热，在上则口腔破溃，牙龈出血，在下则大便干燥或有痔核。因此，患者的饮食应清淡，多样化，粗细相宜，寒热相适，质量兼顾，素荤搭配，比例适当，营养全面。忌肥甘厚味，嗜食偏好。

3. 重视脾胃，注意卫生

在饮食护理中，要重视脾胃功能的调理，不能片面追求营养摄入，强进荤腥油腻之品，以免加重脾胃负担，导致病邪滞留，加重病势。还应注意食物宜新鲜，忌生冷、不洁的食物，进食环境要整洁宁静，指导患者饭前要洗手、饭后应漱口，不能食后即睡，饭后要避免立即做剧烈运动，养成良好的饮食卫生习惯。

4. 辨证施食，相因相宜

在饮食护理中应根据病因、病位、病性及患者的年龄、体质、气候及地域等诸因素，结合食物的性味归经选择食物，遵循"寒者热之，热者寒之，虚则补之，实则泻之"的调护原则，注意不同疾病的饮食宜忌，做到因证、因时、因地和因人施食。

食物的性味和功效

一、食物的性味

1. 四 性

四性是指食物具有的寒、热、温、凉四种属性，习称"四气"。加上不寒不热的平性又可称为"五性"。如寒性和凉性的食物，具有清热、泻火甚至解毒的作用；热性和温性的食物，具有温里、祛寒、助阳的作用。食物的属性一般可以通过其功效来反映。平性食物作用比较缓和，无明显偏性。

（1）寒性食物：性味苦寒、甘寒，具有滋阴、清热、泻火、凉血或解毒的功效，可用于热证。常见寒性食物有绿豆、苦瓜、冬瓜、茄子、西瓜、香蕉、白菜、海带、葫芦、莴笋、荸荠、柠檬、黑鱼、芦荟等。寒性食物易损伤阳气，故阳气不足、脾胃虚弱者应慎用。

（2）热性食物：性味甘温、辛热，具有温中祛寒、益火通阳的功效，适用于寒证，如脾胃虚寒、腹痛、泄泻等症。常见热性食物有辣椒、胡椒、桂皮、高良姜、白酒等。热性食物多辛香燥烈，容易助火伤津，热病、阴虚火旺者应忌用。

（3）温性食物：性味甘温，具有温中、散寒、通阳、补气的功效，适用于阳气虚弱的虚寒证或实寒证较轻者。常见温性食物有羊肉、鸡肉、牛肉、鲢鱼、鳙鱼、蚕蛹、扁豆、葱白、生姜、大蒜、韭菜、桂圆肉、荔枝、橘子、南瓜、红糖、咖啡等。这类食物比热性食物平和，但仍有一定的助火、伤津、耗液的功效，热证、阴虚火旺者应慎用或忌用。

（4）凉性食物：性味甘凉，具有清热、养阴的功效，适用于热性病证的初期、疮疡、痢疾等。常见凉性食物有小麦、大麦、鸭蛋、豆腐、莲子、黄瓜、梨、菠菜、薏苡仁、绿茶等。凉性食物比寒性食物平和，但久用亦损伤阳气，阳虚、脾气虚损者应慎用。

（5）平性食物：性味甘平，这类食物的性味较平和，为日常生活的基本饮食，可以根据患者的具体情况灵活选用。常见平性食物有玉米、红薯、胡萝卜、牛奶、猪肉、鸽肉、蚕豆、赤小豆、鲫鱼、鲤鱼、山药、莲肉、香菇、黑木耳等。

2.五　味

食物的"五味"，是指食物具有辛、甘（淡）、酸、苦、咸五种味道，其中还包括淡味和涩味。食物的五味不同，具有的药效作用也不相同。《素问·藏气法时论》中指出："辛、酸、甘、苦、咸，各有所利，或散，或收，或缓，或急，或坚，或软，四时五藏，病随五味所宜也。"食物性味不同，对五脏的功效也不一样。《素问》中记载："五味所入：酸入肝，辛入肺，苦入心，咸入肾，甘入脾，是谓五入"，说明酸、辛、苦、咸、甘五味分别对五脏产生特定的联系和亲和功效。

（1）辛味：具有能散能行的特点，即具有行气、行血、散风寒、散风热的作用。如萝卜、洋葱行气，黑木耳行血，生姜散风寒。

（2）甘味：具有能补能缓的特点，即补虚和中、缓急止痛的作用。如糯米、红枣可治疗脾胃虚寒的胃痛。

（3）苦味：具有能泄能燥的特点，即泻热、清热、通泄、燥湿的作用，如苦瓜具有清热、明目、解毒的功效。

（4）酸味：具有能收能涩的特点，即收敛固涩的作用。如乌梅涩肠止泻。

（5）咸味：具有能下能软的特点，即软坚、散结，泻下的作用。用于治疗热结、痰核、瘰疬等病证，如海带软坚。

（6）淡味：具有渗利水湿的功效，如薏苡仁、冬瓜利水渗湿。

二、食物的功效

食物的功效是对食物的预防、治疗和保健等作用与疗效的直接概括，是食物治疗疾病的主要依据。食物的功效是由它自身固有偏性（性能）如"性""味""归经""升降浮沉"等特性决定的。护理患者时可有针对性地选用具有不同功效的食物来祛除病邪。

食物的分类

一般习惯将食物分成五大类：一是谷类及薯类，包括米、面、杂粮等；

二是动物类，包括肉、禽、鱼、蛋、奶及奶制品等；三是豆类及其制品，包括大豆及其他干豆类；四是蔬菜水果类，包括鲜豆、根茎、叶菜、茄果等；五是纯能量类，包括动植物油、淀粉、食用糖、酒类等。此外，食物也可按形态与加工方式分为米饭、粥食、汤羹、菜肴、饮料、酒剂、散剂、蜜饯、糖果、膏类等；或按食物功效分为补益正气（具有营养保健作用）和祛除邪气（具有治疗作用）两大类。本书按食物的功效分类介绍部分常用食物。

一、具有营养保健作用的食物

1. 润肤养颜类

黄精、甲鱼、枸杞子、薏苡仁、肉皮等。

2. 延年益寿类

人参、黄芪、白术、山药、鳖、鱼、瘦肉、苹果、贝类、芝麻、花生、蜂王浆、茶等。

3. 美发乌发类

何首乌、当归、熟地、黑芝麻、黑豆、核桃肉、葵花籽、大麦、葛根、海藻、动物肝肾等。

4. 强身健体类

小麦、糯米、排骨、瘦肉等。

5. 增加免疫力类

冬虫夏草、山楂、大蒜、芦荟、生姜、香菇、蜂胶、薏苡仁等。

6. 增强记忆力类

蛋黄、芝麻、核桃、黄花菜、蘑菇、大豆、牛奶、鱼、卷心菜、木耳等。

二、具有治疗作用的食物

1. 辛温解表类

生姜、大蒜、胡椒等。

2. 辛凉解表类

杨桃、薄荷等。

3. 化痰类

海藻、海带、紫菜、萝卜等。

4. 止咳平喘类

白果、杏仁、冬瓜仁、橘、梨、萝卜等。

5. 清热解毒类

西瓜、冬瓜、黄瓜、苦瓜、绿豆、扁豆、乌梅等。

6. 利水类

西瓜皮、冬瓜皮、绿豆、赤豆、玉米须、葫芦、鲤鱼、黑鱼等。

7. 祛风湿类

薏苡仁、鳝鱼、樱桃、乌梢蛇[①]等。

8. 润肠通便类

核桃仁、芝麻、松子、香蕉、蜂蜜等。

9. 行气类

佛手、玫瑰花等。

10. 止血类

花生内衣、黄花菜、木耳、莲蓬、藕等。

11. 活血类

山楂、茄子、酒、醋等。

12. 安神类

莲子、酸枣、百合、荔枝、龙眼、山药、鹌鹑、牡蛎肉等。

---

① 本书所载某些药材涉及某些濒危或保护植物，仅用于对中医药知识的学习，对于任何形式的野生动植物的使用均需遵守国家的相关法律法规。—编者注

13. 涩肠止泻类

大蒜、马齿苋可用于热性泄泻；焦山楂、焦麦芽、焦谷芽、炒陈皮等用于脾伤食泻；薏苡仁、莲子、炒山药用于脾虚泄泻。

14. 驱虫类

槟榔、榧子、乌梅、南瓜子、椰子、胡萝卜等。

15. 降脂、降压类

荞麦、燕麦、小米、玉米、冬瓜、丝瓜、菠菜、西红柿、油菜、苋菜、海藻、紫菜、山楂、黑木耳、香菇、大蒜、洋葱、茶叶、荷叶、莲心、芹菜、荸荠、海蜇、蜂蜜、豆类等。

16. 生奶类

鲫鱼、猪蹄、鱼头、生南瓜子等。

17. 降糖止渴类

玉米、猪胰、鳝鱼、泥鳅、鲜贝、甲鱼、绿豆、丝瓜、冬瓜、苦瓜、南瓜、山药、豌豆、茭白、乌梅、马齿苋、新鲜绿叶蔬菜等。

18. 消炎类

大蒜、菠菜根、马齿苋、冬瓜子、油菜、山慈菇等。

19. 防抗癌类

玉米、白薯、番木瓜、动物血、薏苡仁、葡萄、山楂、无花果、猕猴桃、黄瓜、芦笋、萝卜、番茄、大蒜、百合、银耳、黑木耳、海参、海带、扇贝、牡蛎、牛奶、粥油等。

三、常用药膳食品

1. 药膳概述

药膳是在中医学、烹饪学和营养学理论的指导下，严格按药膳配方，将中药与某些具有药用价值的食物相配伍，采用我国独特的饮食烹调技术制作而成的具有一定色、香、味、形、效的美味食品。

2. 药膳的分类

根据药膳食品的形态、制作方法、作用的不同，分为以下几类。

（1）按药膳的食品形态分类：流体类（包括汁类、饮类、汤类、酒类、羹类）、半流体类（包括膏类、粥类、糊类、粉散类）、固体类（包括饭食类、糖果类）。

（2）按制作方法分类：炖类、焖类、煨类、蒸类、煮类、熬类、炒类、熘类、卤类、烧类、炸类。

（3）按药膳的功用分类：养生保健延寿类、美容美发类、祛邪治病类、疾病康复类等。

饮食宜忌

饮食宜忌，俗称忌口、食忌。临床上许多疾病难愈或愈而复发，往往与不注意饮食宜忌有关。《金匮要略》指出："所食之味，有与病相宜，有与身为害，若得宜则益体，害则成疾。"因此，饮食调护中强调饮食宜忌是十分必要的。

（一）疾病饮食宜忌

病证的饮食宜忌是根据病证的寒热虚实、阴阳偏盛，结合食物的四气、五味、升降浮沉及归经等特性来确定的。食物的性味、功效等应与疾病的属性相适应，否则会影响治疗结果。如热证患者忌辛辣、醇酒、炙烤等热性食物；阳虚者忌寒凉，宜温补类食物，阴虚者忌温热，宜淡润类食物。另外，中医学将能引起旧疾复发，新病加重的食物称为"发物"。如腥、膻、辛辣等食物，为风热证、痰热证、斑疹疮疡患者所忌。

常见病证的饮食宜忌：

（1）阳虚病证。阳虚证多元阳不足，宜食用性味甘温的温补之品。忌食生冷或寒凉饮食，以免进一步损伤阳气。阳虚证往往消化功能欠佳，补充营养应循序渐进，忌暴饮暴食。常用补阳食物有羊肉、鹿肉、花椒、虾、牛鞭、黄鳝、韭菜、冬虫夏草、蛤蚧、胡桃仁等。常用温补食物有鸡肉、猪肚、带鱼、海参、粳米、糯米、高粱、洋葱、大蒜、生姜、酒、饴糖、刀豆、扁豆、香菜、大枣、杨梅、杏子、栗子、樱桃、龙眼等。

（2）阴虚病证。阴虚证多真阴不足，宜滋阴与清热兼顾，选用填精、养血、滋阴的食物，兼顾理气健脾。忌油腻厚味、辛辣食物，以防燥热损伤阴液。常用补阴食物有猪肉、鸭蛋、鸭肉、龟甲胶、鳖甲胶、小麦、番茄、银耳、木耳、芝麻、桑葚、苹果、百合、玉竹、枸杞、酸枣仁、豆浆等。性平或偏凉的食物有小米、大麦、鲤鱼、螃蟹、鳗鱼、田螺、梨、柿子、香蕉、甜菜、椰子、甘蔗、西瓜、丝瓜、冬瓜、苦瓜、菠菜、芹菜、茄子、竹笋等。

（3）气虚病证。气虚证多与肺、脾、心、肾虚损有关，食疗应以分别补其脏虚为原则，因"气之根在肾"，补气时可酌情加枸杞子、桑葚、蜂蜜等益肾填精之品。补气类食品易致气机壅滞，影响食欲，可配伍少许行气之品如陈皮、砂仁等，忌寒湿、油腻、厚味食物。常用补气食物有鸡肉、猪肚、鹅肉、鹌鹑、牛肉、兔肉、鲈鱼、青鱼、泥鳅、粳米、扁豆、甘蓝、山药、无花果、马铃薯、大枣、栗子、冰糖等。

（4）血虚病证。宜多食含铁食物，选择优质蛋白，摄入适量维生素，禁食油腻厚味及油炸香燥之物。常用补血食物有乌骨鸡、鸭血、动物肝脏、猪心、猪蹄、鲍鱼、驴肉、阿胶、菠菜、淡菜、荔枝、龙眼肉、花生、红糖等。

（5）胃病证。脾胃病证包括胃肠痛、呕吐、泄泻、便秘等，系脾胃运化失常所致。日常饮食应以清淡、细软、易消化、富有营养的食物为主。宜进蔬菜、瘦肉、鸡蛋、鱼类等，忌生冷、煎炸、硬固、刺激性食品，忌土豆、黄豆、白薯等易胀气食物。脾胃寒凉宜食温性食品；胃热者忌辛辣；胃酸过多，应避免食用刺激胃液分泌的食物，如浓茶、咖啡、巧克力、辣椒等；胃酸缺乏，可于饭后食少许醋或山楂片；消化道出血者应进无渣流质，如牛奶、米汤；腹泻者以少油半流质或软饭为宜，忌食生冷瓜果等寒凉滑润食物；呕吐剧者应暂禁食，好转后再进流质或半流质饮食，逐渐恢复软食、普食，切忌饱食。

（6）肝胆病证。黄疸、腹胀等病证常与肝的疏泄功能失常有关。饮食宜清淡、营养丰富，多食蛋、奶、鱼、瘦肉及豆制品，忌食油腻生冷、辛辣食物。急性期以素食为宜，多食新鲜水果。肝硬化腹水者应予低盐或无盐饮食，肝性脑病（肝昏迷）患者应控制动物蛋白的食入量。

（7）肺脏病证。饮食宜清淡，多食水果，供给多种维生素、无机盐，以利于机体代谢功能的修复，补充咳嗽或发热所消耗的能量，忌食辛辣、油腻、甜黏类食物，禁烟酒及海腥发物。咳嗽痰黄可选枇杷、梨等清热化痰之品；痰白清稀者避免食用生冷瓜果；痰中带血宜食藕片、藕汁等以清热止血；久病肺阴虚者可选食百合、银耳、甲鱼等滋阴补肺之品；哮喘患者常与过敏有关，应禁食发物类。

（8）心脏病证。饮食宜清淡、低盐，多食富含维生素 B、维生素 C 及豆制品类食物。食盐应控制在每日 6 g 之内。烹饪用油应以植物油为主，如玉米油、菜籽油。忌高脂类食物，如猪油、动物内脏，忌食烟酒、浓茶、咖啡及辛辣刺激之品。

（9）肾脏病证。以水肿、消渴、淋浊、遗精等为主症。饮食宜清淡，富于营养，可多食动物性补养类食物。水肿者应低盐或无盐饮食，可食用冬瓜、赤小豆以利尿消肿。肾虚者可选用牛羊肉及蛋类，肾衰患者应补而有节，主要节制米、豆类食品，宜食优质低蛋白、高维生素、高热量食物，适当限制钠、钾的摄入，食用鱼肉时以蒸煮、做汤为宜。

（10）外感病证。与外感风邪有关，以发热为主，如感冒、中暑、痢疾等。宜清淡饮食，如面条、米粥、新鲜蔬菜、水果等，忌食腥腻、酸涩之品，如肥肉、鱼虾、食醋等，以防外邪内陷入里，变生他证。

（11）疮疡皮肤病。宜清淡饮食，多食蔬菜水果，忌虾、蟹、猪头肉等荤发物。

（二）服药饮食宜忌

服药期间有些食物对所服之药有不良的影响，应忌服。

1. 一般忌食

服药期间，忌食生冷、黏腻、肉、酒、酪、腥臭等不易消化及有特殊刺激性的食物。

2. 特殊忌口

某些药物有特殊忌口，如人参忌萝卜、茶叶，土茯苓忌茶，半夏忌羊肉、羊血、饴糖，厚朴忌豆类，牡丹皮忌蒜、芫荽等。

（三）食物搭配宜忌

1. 有些食物搭配有利健康

根据中医五行学说，有些食物相宜，可以搭配一起进食，如"当归生姜羊肉汤"中，温补气血的羊肉与补血止痛的当归和温中散寒的姜配伍，可增强补虚散寒止痛之功，同时还可以去掉羊肉的腥膻味；薏粥中添加红枣，可防止薏苡仁清热利湿过偏之性。

2. 有些食物搭配削弱食疗效果

某些食物搭配不当会削弱食疗效果，要尽量避免。如吃羊肉之类温补气血的食物，不应同时吃绿豆、鲜萝卜、西瓜等，否则会减弱前者的温补作用。

饮食宜忌不是绝对的，要针对具体病情具体分析，还要注意个体差异，有些饮食经调制或配制后是可以改变其性质而改变其宜忌的，应灵活掌握。

第八节　情志护理

中医学认为，人有七情变化，即喜、怒、忧、思、悲、恐、惊。七情是人体对外界客观事物和现象所作出的不同情志反应。七情在正常情况下不致病，但如果情志过极超出常度，就会引起脏腑气血功能紊乱，导致疾病的发生。

情志与健康的关系

七情不仅可以引起多种疾病的发生，而且对疾病的发展有着重要影响。

不同的情志可影响不同的脏腑功能，从而产生不同的疾病。不同的疾病也会有不同的情志改变，并可影响疾病的转归和预后。

（一）情志正常，脏气调和

正常的情志活动是体内脏腑、气血、阴阳调和的反映，同时又能反作用于人体。正常的情志活动，能够调畅脏气，助正抗邪，增强人体抗病能力，预防疾病的发生，对维护人体的健康起着积极的促进作用。

（二）情志异常，内伤脏腑

1. 直接伤及内脏

由于生理上情志与五脏有着密切的关系，因此，七情过极往往直接损伤相应的内脏。一般认为，喜、惊伤心，怒伤肝，思伤脾，悲、忧伤肺，恐伤肾。从临床上看，七情致病以心、肝、脾三脏为多见，因为心主血而藏神，肝藏血而主疏泄，脾主运化，为气血生化之源。其中心在七情发病中起主导作用，心为五脏六腑之大主，精神之所舍，七情发生之处，故七情太过首先伤及心神，然后影响到其他脏腑，从而引起疾病。

2. 影响脏腑气机

七情致病伤及内脏，主要是导致脏腑气机紊乱，升降出入运动失常，脏腑功能活动失调。

（1）怒则气上：过度愤怒可使肝气上冲，血随气逆，并走于上。临床可见头痛头晕、面红目赤，或呕血，甚则晕厥猝倒。

（2）喜则气缓：过度喜乐使心气涣散，神气不能收持，出现精神不能集中，甚则喜笑不休、失神狂乱等症状。

（3）悲（忧）则气消：过度悲忧可耗伤肺气。临床常见精神萎靡、意志消沉、胸闷乏力、少气懒言等症。

（4）恐则气下：过度恐惧可使肾气不固，气泄于下。临床可见下肢酸软无力、二便失禁、滑精等症。

（5）惊则气乱：突然受惊可导致心气紊乱，气血失和，心神失常。临床可见心悸、失眠多梦、小儿夜啼，甚则精神失常等症。

（6）思则气结：思虑过度可导致脾气郁结，运化失常，出现纳呆、脘腹胀满、便溏泄泻等症。

3. 影响病情变化

在疾病过程中，情志的异常变化往影响病情的发展与变化。患者因自身脏腑气血功能失调，容易产生不良心境，引起情志的异常波动；而较大的情志波动，反过来又能加剧脏腑气血功能失调，促使疾病加重，甚至导致病情迅速恶化。

影响情志变化的因素

情志变化常受多种因素的影响，归纳起来有以下几方面。

1. 社会因素

社会因素可以影响人的心理，人的心理变化又能影响健康。

2. 环境因素

在自然环境中，某些非特异性刺激因素作用于人体，可使情绪发生相应变化。

3. 病理因素

情志异常可引起脏腑功能失常，而机体脏腑气血病变，也会引起情志的异常变化。

4. 个体因素

人的体质有强弱之异，性格有刚柔之别，年龄有长幼之殊，性别有男女之分。因此对同样的情志刺激，会有不同的情绪变化。

情志护理的原则

情志护理是指以中医学理论为指导，以良好的护患关系为桥梁，应用科学的护理方法，改善和消除患者的不良情绪状态，从而达到预防和治疗疾病的一种方法。情志护理应根据患者个体情况，以促进患者的身心康复为目的，采取积极的护理措施，避免因情志而诱发或加重病情。

1. 诚挚体贴，全面照顾

由于角色、环境的改变，患者的情志状态和行为不同于常人，常常产生焦虑、紧张、悲观、抑郁等情绪。护士应运用多学科的知识帮助患者树立战胜疾病的信心，以和蔼、诚恳的态度，同情、关怀的心情，协助其适应新的社会角色。

2. 因人施护，有的放矢

患者由于家庭、职业、年龄、经济条件、知识经验、生活阅历、性格、所患疾病及病程长短的不同，其心理状态也不同。因此，在情志护理过程中，应特别强调根据患者的遗传禀赋、性别、年龄、自然条件、社会环境、精神因素等特点因人施护。

3. 乐观豁达，怡情养性

修身养性，保持心情舒畅，能使机体神安气顺，心清形静，气血调和，脏腑功能平衡协调，从而有益于健康。护士应向患者说明保持情绪稳定的重要性，积极向患者宣传心理养生知识，调动患者的积极性。

4. 避免刺激，稳定情绪

人患病后，机体适应噪声的能力减弱。安静的环境则能使患者心情愉快，身体舒适，睡眠充足，饮食增加，有利于疾病的康复。因此护士在工作中应注意"四轻"（走路轻、说话轻、操作轻、关门轻），对探视者视患者病情，提醒其保持情绪稳定，言语平和，避免给患者带来各种不良刺激。

情志护理的方法

情志护理的方法有多种，可根据患者的具体病情选择合适的方法，以取得较好的效果。

1. 说理开导

护士应针对患者不同的症结，以说理开导的方法，有的放矢，动之以情，晓之以理，喻之以例，明之以法，尽快消除不良情志对人体的损害，帮助患者从各种不正常的心态中解脱出来，促进患者康复。

2. 顺情从欲

顺情从欲是指顺从患者的意志、情绪，满足患者身心需要的一种治疗方法，适用于当某种个人欲望未能得到满足，遂致内怀深忧而生的情志病变。

3. 移情解惑

移情指排遣情思，使思想焦点转移他处。解惑是通过一定的方法解除患者对事物的误解和疑惑，从而尽快恢复健康。

4. 发泄解郁

发泄解郁，发泄即宣泄；郁即郁结，主要指忧郁、悲伤等使人不愉快的消极情绪。发泄解郁法是指通过发泄、哭诉等方式将郁、悲伤等不良情绪宣泄出来，达到释情开怀、摆脱苦恼、身心舒畅、恢复心理平衡的目的。

5. 以情胜情

此法又称情志制约法，是指有意识地采用一种情志抑制另一种情志，达到淡化，甚至消除不良情志，以保持良好的精神状态的一种情志护理方法。

6. 暗示法

暗示法指医护人员运用语言、情绪、行为、举止等给患者以暗示，从而使患者解除精神负担，相信疾病可以治愈，增强战胜疾病信心的治疗及护理方法。

7. 药食法

选用适当的方药或食物，可调整五脏虚实，聪明益智，养心安神，疏肝理气，以达到调节情志活动的目的。

预防七情致病的方法

以中医形神理论和藏象五志论为基础，喜、怒、忧、思、悲、恐、惊七情概括了复杂情感过程的基本状态，是情绪、情感等心理活动的外在表现。要预防七情致病，就必须保持心情舒畅，精神乐观，避免七情过极。做到清静养神、情志舒畅、修身养性、平和七情。

第九节　用药护理

药物治疗是中医治疗疾病最常用的一种手段，医护人员必须掌握给药的途径和方法，使其更好地发挥药物疗效，提高治疗效果。

给药护理

（一）中药汤剂煎煮法

汤剂是目前中药临床常用的剂型，正确煎煮方法是确保疗效的关键。历代医家均非常重视汤剂的煎煮方法。为了保证中药的用药效果，医护人员应指导患者及其家属掌握汤剂的正确煎煮方法。

1. 煎药器具

煎药器具以带盖的砂锅、瓷罐为佳。此外，可用瓷类、不锈钢、瓦罐、玻璃器皿。煎药忌用铁、铜、铝等金属器具。

2. 药物浸泡

煎药前药物宜用冷水浸泡，有利于药物有效成分的析出。一般以浸泡半小时到 1 小时为宜，浸泡时间不宜过长，以免变质。煎药前不可用水洗药。

3. 煎药用水

煎药用水多用饮用水，以洁净澄清、无异味、含矿物质及杂质少为原则。忌用开水煎药。煎药加水要适量，第一煎加水超过药面 3 ~ 5 cm 为宜，第二加水超过药面 2 ~ 3 cm 为宜。也可以每克药加水 10 mL 计算水量，第一煎加全部水量的 70%，第二煎加全部水量的 30%，水应一次加足，不宜中途加水，更不能把药煎干后加水重煎。

4. 煎煮火候

火候以先武火后文火为原则，即在煎药开始用武火，至水沸后用小火保持微沸状态。解表类、清热类及芳香类药物不宜久煎，以防药性挥发。滋补类药物宜文火久煎，以使有效成分充分溶出。

5. 煎药时间

通常药物的煎药时间见表 1-9-1。

表 1-9-1　通常药物的煎药时间表

	第 一 煎	第 二 煎
一般药物	20 ~ 30 min	15 ~ 20 min
解表药物	10 ~ 15 min	约 10 min
滋补药物	30 ~ 60 min	约 30 min
有毒药物	60 ~ 90 min	约 60 min

6. 特殊煎法

有些中药因成分与质地的特殊性，为保证药物的效果，煎煮方法和煎煮时间也有特殊要求。

（1）先煎。先煎的目的是增加药物的溶解度，降低药物毒性，充分发挥疗效。质地坚硬、有效成分不易煎出的矿石类、贝壳类及角、骨、甲类药物等应先前 30 min 左右，再与其他药物同煎。如矿石类药物有生石膏、寒水石、磁石、赭石、海浮石、紫石英等；贝壳类药物有海蛤壳、牡蛎、珍珠母等；角、骨、甲类药物有水牛角、龟甲、鳖甲、穿山甲、龙骨、鹿角等。有毒的药物至少先煎 30 min 以上才能够达到减毒或去毒的目的，如乌头、附子等。芦根、竹茹、糯稻根须、玉米须等，应先将此类药加水煎煮，去渣后，再用此水煎其他药物，称为"煎汤代水"。

（2）后下。后下药物在其他药物煎煮结束前的 5~10 min 放入为宜。后下的目的是避免有些药物的有效成分在煎煮时间较长时挥发或被破坏。如芳香气薄、有效成分不耐高温的药物薄荷、木香、沉香、藿香、佩兰等。

（3）包煎。包煎药物应将药物装进纱布袋内再与其他药物同煎。需包煎的药物有：含淀粉、黏液质多，易糊化焦化的药物如蒲黄、海金沙等；易成糊的药物，如葶苈子、车前子、紫苏子等；质地较轻较细，煎煮时容易飘浮在液面上的药物，如旋覆花、辛夷花等；含绒毛的药物易刺激咽喉引起咳嗽、恶心、呕吐，如枇杷叶等。

（4）另炖：也称另煎。另炖的目的是避免贵重药物的有效成分被其他药渣吸附而造成浪费，需单独服煎服，如人参、西洋参、鹿茸、燕窝等药物。

（5）烊化：胶质、黏性大和易溶的药物应单独烊化后再与其他药汁兑服，或单独服用，如阿胶、龟甲胶、鹿角胶等药物。

（6）冲服：一些贵重的药物或挥发性强不宜水煎的药物，需要先将药物研成粉末，再用开水或煎好的药液冲服。如珍珠粉、琥珀粉、三七粉等贵重的药物。

（7）泡服：某些挥发性较强、易出味的药物不宜煎煮，泡服即可。如番泻叶、胖大海、菊花等药物。

（8）兑服：一些液体药物在服用时可以与其他药物的煎汁兑入服用。如竹沥、姜汁、鲜藕汁等药。

此外，有些医院使用煎药机器煎药，把中药和水装入煎药机器里自动加热煎药，煎好的药汁直接进入包装机被灌注到专用的塑料袋内，密封好后发给患者服用。

7. 煎煮次数

一般汤剂经水煎两次，70%~80%的有效成分已析出，所以临床一般采用两煎法。

（二）中药给药规则

1. 中药的给药途径

传统的中药给药途径主要是内服和外用两种，如口服的有汤剂、散剂、膏剂、丸剂等；外用的有膏剂、熏剂、栓剂、药条、酊剂等。另外，近年来又增加了注射剂、胶囊剂、气雾剂、膜剂等新剂型。

2. 中药的给药时间

给药时间应与人体内部活动的节律相一致。即阳药用于阳长时，阴药用于阴长时，升药用于生时，降药用于降时。应根据不同的治疗目的和药物的作用及脏腑的四时特点，选择符合生命节律的给药时间，提高药物的治疗效果。

补阳升散的药物，一般应于阳旺气升时服用；补阴沉降的药物，一般应于阴旺气降时服用。根据这一规律，将传统的给药时间划分为两个时区，即清晨至午前，阳旺气升时，服用扶阳益气、温中散寒、行气活血、消肿散结等药物；午后至子夜前，气降阴旺时，服用滋阴补血、收敛固涩、重镇安神、定惊息风、清热解毒等药物。中药的给药时间规则要点如下：

（1）驱虫药、攻下药、峻下逐水药宜清空腹服用；

（2）消导药、对胃有刺激的药饭后服用；

（3）滋补药、健胃药、制酸药宜饭前服；

（4）安神药、润肠通便药宜睡前服用；

（5）平喘药、截疟药应在发作前 2 h 服用；

（6）口含药应不拘时间多次频服；

（7）止泻药应及时给予、按时再服、泻止即停；

（8）涩精止遗药应早、晚各服一次；

（9）调经药要根据证候，于经前和经期服用不同药物。一般经前宜疏肝理气，经期宜理气活血止痛；

（10）急性病、热性病应及时、多次给药，可 2 h 一次，必要时采用频服法，使药力持续。

3. 中药给药方法

一般丸、片、胶囊、滴丸等可用白开水送服，祛寒药可用姜汤送服，祛风湿药可用黄酒送服，以助药力。膏、散、丹、细丸及某些贵重细料药物，不必煎煮，可用白开水或汤药冲服或含服。番泻叶、胖大海等容易出味的药，可用沸水浸泡后代茶饮。呕吐患者在服药前可先服少量姜汁，亦可先嚼少许生姜片或陈皮，防止呕吐，汤药亦应浓煎，少量多次服用。婴幼儿、危重患者，可将药调化后喂服。对于神志不清、昏迷、破伤风、张口困难、口腔疾病患者不能口服给药可用鼻饲法给药。作用峻烈或有毒性的药物，宜先服少量，逐渐增加，有效则止，慎勿过量。

4. 中药服药温度

分为温服、热服和凉服。将煎好的汤剂放温后服用，或将中成药用温开水或温的酒、药汁等液体送服的方法称为温服。一般中药多采用温服。温服可保护脾胃之阳气，亦可减轻某些药物的不良反应。如汤剂放凉后应先加热煮沸，再放温服用，不应只加热到温热不凉就服用。将煎好的汤剂趁热服下或将中成药用热开水送服的方法称为热服，一般理气、活血、化瘀、解表、补益剂均应热服，以提高临床疗效。将煎好的汤剂放凉后服用或将中成药用凉开水送服的方法称为凉服，一般止血、收敛、清热、解毒、祛暑剂均应凉服。

5. 中药服药剂量

中药汤剂一般每日 1 剂，分 2~3 次服用，间隔 4~6 h 为宜；小儿可适当增加次数；病缓者可每日早、晚各服一次；病急者可每隔 4 h 服一次，使药力持续，以利顿控病势。呕吐患者少量多次服；咽喉肿痛者频频含服；发汗、泻下、催吐服药剂量不必拘泥，中病即止。中成药根据剂型及要求给予相应剂量。小儿根据要求和年龄酌情减量。

（三）中药外用法与护理

1. 外用黑膏药的用法与护理

外用黑膏药，古称薄贴，又称硬膏。外用黑膏药是按处方将药物浸入植物油中煎熬去渣，加入黄丹再煎，凝结后将熬成的药膏摊在布上或纸上而成。

（1）适用范围：具有消肿止痛、活血通络、软坚散结、拔毒透痈、祛腐生新、祛风胜湿等作用。用于外科病症初起、已成、溃后各个阶段。

（2）操作及护理方法：使用前先将膏药四角剪去，清洁局部皮肤，将膏药放在热源上烘烤加温，使药膏软化后再敷贴患处。加温时应注意不宜过热，以免烫伤皮肤。膏药敷贴后，应加以适当固定。使用后应注意观察皮肤反应，如局部出现丘疹、水泡、红肿或瘙痒异常，应立即取下膏药。除去膏药后，局部可用松节油擦拭干净。

2. 外用药膏的用法与护理

外用药膏，为药粉与饴糖、蜂蜜、植物油、鲜药汁、酒、醋、凡士林、水等赋形剂调和而成的原糊状软膏，敷于肌肤，通过皮肤吸收后，可达到行气活血、疏通经络、祛邪外出等目的。

（1）适用范围：具有消炎止痛、舒筋活血、接骨续筋、温通经络、清热解毒、拔毒生肌的功效。用于痈肿疮疡和跌打损伤各期的淤血、肿胀、疼痛、骨折等。

（2）操作及护理方法：先清洁局部皮肤，将药膏涂在大小适宜、折叠为4~6层的桑皮纸或纱布上，敷于患处后包扎，关节部位采用"8"字形或螺旋形包扎。一般2~3天换药一次。

3. 熏洗疗法与护理

熏洗疗法，是将药物煎汤或用开水冲泡后，趁热进行全身或局部的浸泡、淋洗、熏蒸、湿敷。通过药物加热后的热力、药力的局部刺激，药物通过皮肤的吸收和蒸汽渗透的作用，达到温通经络，活血消肿，祛风除湿，杀虫止痒等目的。

（1）适用范围：具有疏通经络、消肿止痛、活血化瘀，祛风除湿、杀虫止痒等作用。可用于跌打损伤、肢体关节疼痛和活动不利，以及各类皮肤疾患等，坐浴可用于妇科和肛肠科疾患。

（2）操作及护理方法：按医嘱正确配制好药液，药液温度一般以40~

50 °C 为宜，洗浴时要防止烫伤，洗浴时间每次 30～40 min，如有必要，可先熏后洗。患者坐浴和全身洗浴时，应注意观察病情，如发现异常，应随时停止洗浴。妇女月经期间不宜坐浴。除此之外，还可以用熏法进行室内外空气消毒、灭蚊虫和某些皮肤病疾患的治疗。

4. 熨敷疗法与护理

熨敷疗法，是用药物、药液直接加温或煎汤敷于局部特定部位或穴位上，利用温热和药物的作用，以达到行气活血、散寒止痛、祛瘀消肿的目的。熨法有药熨法、盐熨法、醋熨法、坎离砂熨法和水熨法等。

（1）适用范围：具有温通经络、散寒止痛、活血祛瘀等功用。可用于虚寒性脘腹痛、跌打损伤、寒湿痹痛、癃闭、泄泻、腹水等。

（2）操作及护理方法：按医嘱备好熨敷所需用品，如准备好热水袋、热熨袋或将药物加热装入袋中等。温度要适宜，一般不可超过 70 °C。将热熨袋放置于需热熨部位，时间为 30～60 min，温度不足时可加温复用。熨敷期间注意随时听取患者对热感的反应，观察局部情况，以免烫伤皮肤，必要时可随时停止热敷。阳热实证患者不宜使用熨敷法。

5. 掺药疗法与护理

掺药疗法，是将药物制成极细粉末掺布于膏药或油膏上或直接撒布于病变部位。

（1）适用范围：具有祛腐生新、清热止痛、生肌收口、促进创面愈合的作用。用于疮疡面、皮肤溃烂或湿疹、口腔黏膜炎症或溃疡等。

（2）操作及护理方法：消毒创面后，将药粉均匀撒布于创面上，用消毒纱布或油纱布覆盖，一般 1～2 天换药一次。祛腐拔毒药末，有时会刺激创面，引起疼痛，应告知患者，以便取得合作

6. 吹药疗法与护理

吹药疗法，是将药物制成精细粉末，利用喷药管，将药粉喷撒于病灶的一种外治法。

（1）适用范围：主要用于掺药法难于达到的部位，如咽喉、口腔、耳、鼻等处的炎症、溃疡等。

（2）操作及护理方法：准备好药末和喷药管。吹口腔、咽喉时，嘱患者洗漱口腔后，端坐靠背椅上，头向后仰，张口屏气，查清部位，用压舌板压住舌根，手持吹药器，将适量药物均匀吹入患处。吹药完毕后，令患者闭口，半小时内不要饮水进食，一般每日可吹2～4次，向咽喉部吹药时，气流压力不能过大过猛，以防药末直接吹入气管引起呛咳。小儿禁用玻璃管作为吹药工具，以防咬碎损伤口腔。吹耳、鼻时，先拭净鼻腔和耳道，观察好病变部位，用吹药器将药末吹至患处。

7. 鲜药捣敷法与护理

鲜药捣敷法是将某些具有药用作用的新鲜植物药洗净、捣碎，直接敷于患处，利用植物药浆汁中的有效成分达到清热解毒、消肿止痛、收敛止血等目的。

（1）适用范围：一切外科阳证，如红肿热痛、创伤表面浅表出血、皮肤瘙痒、虫蛇咬伤等。常用的鲜药有蒲公英、紫花地丁、马齿苋、仙人掌、重楼（七叶一枝花）、野菊花叶等。

（2）操作及护理方法：将鲜药放入容器内捣碎或用手揉烂，直接敷于患处，如条件允许应给予固定包扎。使用时应注意洗净药物，清洁局部皮肤，防止感染。

中医用药"八法"及护理

中医治法包括治疗大法和具体治法。治疗大法在临床用药中具有普遍性和指导性，属于共性，如中医用药"八法"；具体治法在临床用药中具有具体性和针对性，属于个性，如辛温解表法、滋补肝肾法等。"八法"通常是指汗法、吐法、下法、和法、温法、清法、消法、补法。这八种方法临床上可以单独使用，也可以配合使用。在运用"八法"时，护理方法十分重要。

（一）汗法及护理

汗法，又称解表法，是通过开泄腠理、调畅营卫、宣发肺气等作用，使在表的外感六淫之邪随汗出而解的一种治法。汗法主要适用于治疗外感六淫之邪的表证。此外，疮疡初期、麻疹将透未透、头面部及上肢水肿等，也可用汗法。由于病性有寒热之分，体质有强弱不同，所以汗法又分为辛温解表和辛凉解表两大类型，以及汗法与补法等其他治疗方法的结合。其护理要点如下：

（1）服药时宜热服，服药后，卧床加盖衣被休息，并饮热稀粥或热饮，以助药力发汗。

（2）发汗应以遍身微汗为宜，即汗出邪去为度。如果汗出不彻，则病邪不解；汗出太过，则耗气伤津，甚至阳随汗泄而呈亡阳之变。

（3）发汗要因时、因人、因地而宜。暑天炎热，发汗宜轻；冬令严寒，发汗宜重；体虚者，发汗宜缓；体实者，发汗宜峻。汗出过多时，应及时用干毛巾或热毛巾擦干，注意避风寒。

（4）饮食宜清淡易消化，忌酸性和生冷食物。

（5）服用解表发汗药的同时应禁用或慎用解热镇痛的西药，如复方阿司匹林等，以防汗出过多而伤阴。

（6）如果患者出现大汗不止，易致伤阴耗阳，应及时报告医师采取相应措施。

（7）凡淋家、疮家、亡血家及剧烈吐下之后均禁用汗法。

（二）吐法与护理

吐法，又称催吐法，是通过涌吐，使停留在咽喉、胸膈、胃脘等部位的痰涎、宿食或毒物等从口中吐出的一种治法。吐法适用于病位居上、病势急暴、内蓄实邪等证，如中风痰壅，宿食壅阻胃脘，毒物尚在胃中等。此外，痰涎壅盛的癫狂等，也可用吐法。吐法易伤胃气，体虚气弱、妇人新产、孕妇等禁用或慎用吐法。其护理要点如下：

（1）药物采取二次分服，服第一次已吐者，需与医生联系，决定是否继续服第二次。

（2）服药后不吐者，可用压舌板、小勺、手指等刺激咽喉部，助其呕吐。卧床患者应将其头偏向一侧，避免呕吐物误入呼吸道。

（3）呕吐不止者，根据吐药的种类可分别用下列方法处理：服巴豆吐泻不止者，可用冷稀粥解之；服藜芦呕吐不止者，可用葱白汤解之；若是误服其他有毒物而呕吐不止者，可用甘草、贯众、绿豆煎汤解之。

（4）严重呕吐者，应观察患者脉象、血压、神志以及呕吐物的色、量、质等，并做记录。必要时与医生联系，按医嘱给予静脉输液，调节水电解质、酸碱平衡。

（5）对幼儿、年老体弱者、心脏病患者、高血压患者及孕妇应慎用或忌用吐法。

（6）呕吐后不要立即进食，稍后可进清淡、易消化的素食。忌食生冷、肥甘厚味或黏腻之品。

（三）下法与护理

下法，又称泻下法，是通过荡涤肠胃，通利大便，泻出肠胃中积滞、积水、瘀血，使停留在肠胃的宿食、燥屎、冷积、瘀血、结痰、停水等从下窍而出的一种治法。下法适用于邪在肠胃而燥屎内结，或热结旁流及停痰留饮、瘀血积水等邪正俱实证。由于病性有寒热虚实之分，病邪有兼夹，所以下法有寒下、温下、润下、逐下、攻补兼施的区别，运用下法时必须辨证准确，用药精当。其护理要点如下：

（1）运用下法时，严格区分寒热虚实，分清标本缓急，防止滥用误用药物。如表里无实热者及孕妇要忌服寒下药，服药期间不能同时服用辛燥、滋补药。

（2）妇女经期、孕期及脾胃虚弱者等禁用或慎用下法。

（3）使用下法，应中病即止，不可久服。

（4）润下药宜饭前空腹时服用。

（5）服药后有轻微腹痛是正常现象，待通便后腹痛自然会消失。

（6）服药后要注意观察病情及生命体征变化，观察排泄物性质、量、次数等变化。若因泻下太过出现虚脱，应及时报告医生，配合抢救。

（7）服药期间，饮食宜清淡，易消化，应忌硬固、油腻、辛辣食物及饮酒等。多吃水果和蔬菜。

（四）和法与护理

和法，又称和解法，是运用具有疏泄与和解作用的药物，使在半表半里的邪气得以解除，使失和的脏腑、阴阳、表里得以恢复协调的一种治法。和法适用于邪犯少阳、肝脾不和、寒热错杂、表里同病等证。其护理要点如下：

（1）服用和解少阳的药物期间，应忌食萝卜。

（2）服用调和肝脾药物期间，应加强情志护理，使患者心情舒畅。

（3）用药期间，饮食宜清淡，忌食油腻及辛辣之品。

（4）病邪在表、未入少阳，或邪已入里的实证及虚寒证等，应忌用或慎用和法。

（五）温法与护理

温法，又称祛寒法、温阳法，是运用具有温热散寒作用的药物，通过温里祛寒以治疗里寒证的一种治法。温法适用于寒邪直中脏腑、寒饮内停、阳气衰微等证。由于里寒证的形成和发展过程中，往往阳虚与寒邪并存，所以温法又常与补法配合运用。其护理要点如下：

（1）使用温法时，要因人、因时、因地制宜。如素体火旺或阴虚失血者，用药剂量宜轻，且中病即止；若酷暑之季或南方温热之域，用药宜轻；若严寒冬季或素体阳虚者，用药剂量可适当增加。

（2）服用温中祛寒药治疗久病体虚者，由于药力缓，见效时间长，应嘱咐患者要坚持服药。

（3）服用温经散寒药应注意保暖，切忌受凉。

（4）服用回阳救逆药治疗阳气衰微、阴寒内盛或昏迷的患者时，可通过鼻饲给药，同时密切观察病情变化。

（5）服药中若出现咽喉疼痛、舌红、咽干等，为虚火上炎，应及时停药。

（6）服药期间，注意保暖，宜进温热饮食，忌食生冷寒凉、厚腻之品。

（六）清法与护理

清法，又称清热法，是运用具有清热、泻火、解毒、凉血等作用的药物，以清除里热之邪的一种治法。清法适用于里热证、火证、热毒证、血热证以及虚热证等里热病证。热证容易伤津耗气，使用清法时常配伍生津、益气之品。真寒假热、虚阳上越等证，脾胃虚者、孕妇等禁用或慎用清法。其护理要点如下：

（1）服药期间，应注意观察病情变化，热邪清除后应及时停药，以免久服损伤脾胃。

（2）服药宜温服或凉服。

（3）服药后应注意休息，调畅情志，以助药力。

（4）服药期间，饮食宜清淡，忌食黏厚味。注意多饮水。

（七）消法与护理

消法，又称消导法，是运用具有消散或破消作用的药物，通过消食导滞、行气活血、化痰利水以及驱虫的方法，使气、血、痰、食、水、虫等所结成的有形邪实得以消散的一种治法。消法适用于饮食停滞、气滞血瘀、水湿内停、痰饮不化等证。年老体弱者、脾胃虚弱者、孕妇等禁用或慎用消法。其护理要点如下：

（1）服药期间，注意观察大便次数、性状等。如出现泻下如注或伤津脱液等表现，应立刻停药，并报告医生及时救治。

（2）服用消食剂时不可与补益药、收敛药同服，以免降低药效。

（3）服药期间，饮食宜清淡，忌过饱。

（八）补法与护理

补法，又称补益法，是运用具有补养作用的药物，恢复人体正气的一种治法。补法适用于各种虚证。补法的具体内容很多，一般有补气、补血、补阴、补阳等。运用补法要防止"闭门留寇""虚不受补"及滥用补药等。其护理要点如下：

（1）服药期间，应注意观察血红蛋白、体重等情况变化。

（2）补益药宜饭前空腹服用。如遇外感，应停服补益药。

（3）补益药见效缓慢，用药时间长，应坚持服药。

（4）服药期间，饮食宜选用与补益药相适宜的药膳，忌食辛辣、油腻、生冷之品。

（5）服药期间应忌食萝卜和纤维素多的食物，以减缓排泄，增加吸收。

（6）真实假虚证、脾胃虚弱者等禁用或慎用补法。

以上中医用药"八法"是根据八纲辨证及药物的主要作用归纳总结出来的，随着医疗实践的发展，除吐法极少使用外，实际上临床使用已超出"八法"，内容十分丰富。

第十节　病情观察

中医护理学认为，人是一个有机的整体，局部的病变可以影响全身，而内脏的病变也可从五官、四肢、体表等各方面反映出来。病情观察是指医护人员在临床工作中运用四诊的方法收集患者的病情资料，通过辨证的方法分析归纳，了解疾病的病因、病机、病性和病位，对病情作出判断的过程。病情观察是护士的基本职责，也是护理工作的一项重要内容，它贯穿于整个护理过程，及时、准确地观察病情可为诊断、治疗、护理疾病和预防并发症提供依据。

病情观察的目的和要求

（一）病情观察的目的

为制订护理计划提供依据；判断疾病的转归及预后；及早发现危重证候和并发症；了解治疗效果和用药反应。

（二）病情观察的要求

观察内容重点明确；观察方法科学有效；结果记录客观真实。

病情观察的方法和内容

（一）病情观察的方法

运用四诊方法观察病情，望、闻、问、切是中医收集病情资料的基本方法；运用辨证方法分析病情，通过四诊所获得的病情资料，运用各种辨证的方法进行分析，进一步判断与确定疾病的性质、部位等，为辨证施护及制订护理措施提供依据。

（二）病情观察的内容

1. 一般状况

包括神色形态、头面、五官、四肢、皮肤、体温、脉搏、血压、呼吸、睡眠、饮食、排泄物、体重、大小便、妇女经带等。

2. 主要症状与体征

全面、详细地了解主要症状与体征出现的时间、部位、性质、诱发因素及伴随症状等。对症状体征的观察和描述要准确、客观，并注意动态观察。

3. 舌　象

观察舌象能迅速客观地反映正气的盛衰、辨别病邪的深浅、区分病邪的性质、推断病情的进展，是判断疾病转归和预后的重要依据。

4. 脉　象

脉象能反映全身脏腑功能、气血、阴阳的生理病理信息，可为辨证施护提供重要依据。

5. 各种排泄物

观察大小便、呕吐物、痰液、汗液、经带等排泄物的性状、量、色、次数的情况。

6. 药物效果与反应

药物治疗是临床最常用的治疗方法，应注意观察其疗效、副作用及毒性反应。

7. 情志变化

各种异常的情绪改变可直接损伤脏腑而致病或加重原有病情，反之，各种疾病也会引起相应的情绪变化，因此护士应充分了解患者的精神状态及情绪变化。

第十一节　病后调护

病后调护即指大病初愈，虽症状好转，病趋痊愈，但真元大虚，气血未复，精神倦怠，余邪未清，脏腑功能尚未完全恢复者的调养和护理。若调护不当，病邪在体内复燃，脏腑功能出现失常，则疾病复发。在这个时期，应注意合理的调养和护理，以使病邪彻底清除，脏腑功能完全恢复。因此，在病证后期适当加强锻炼，做好四时气象护理，合理调配饮食，注意调畅情志，有益于疾病的康复。

一、防止因风邪复病

新病初愈，真元尚虚，气血未复，卫外防御功能低下，常易感受六淫之邪的侵袭而引起疾病的复发。因此做好四时气象护理，防止"虚邪贼风"的侵袭有着十分重要的意义，应注意以下两方面。

1. 慎避风邪

"虚邪之风"是指四时五行相克方向吹来的风，如春行西风，夏行北风，秋行东风，冬行南风，这样的气候会出现应暖而凉，应热而冷，应冷而暖的反常气候。"贼风"常指从狭小的空隙而穿出的风，如穿堂风、屋檐风、门窗隙风等，这种风常是不知不觉偷偷而来，最易致病。患者一旦感受风邪，轻则腰膝酸痛，重则口眼歪斜或中风。因此，应随时为患者增减衣被，防止在气候不及或太过时发生意外。同时，注意病室内切忌有穿堂风，对床位在门旁或靠窗的患者，应用屏风或窗帘遮挡，切不可贪一时凉爽舒适而打开窗门或靠近窗户睡觉，或虽不开窗但袒胸露腹而睡，以防虚邪贼风的侵袭而致疾病复发。

2. 扶正护卫

卫气源于脾胃运化的水谷精微，散于体表，又依赖于肺气之宣发，易受六淫之邪而使疾病复发。因此，应预防再发感染，特别是呼吸道疾病流行季节，要嘱患者避免到其他病室。

二、防止因食复病

脾胃为仓廪之本，是补充气血营养的来源。新病初愈，脾胃虚弱，不可强食、纵食、暴食，如因饮食不节，可造成因食而复发疾病。病后饮食调护应注意以下两点。

1. 合理调配

由于病后初愈者具有阴阳平衡不稳及正虚邪恋的特点，在饮食调节调补时，应防止偏补太过或因补滞邪，因此，基本的饮食要求有：饮食宜清淡、易消化，且宜少餐。饮食应卫生。应辨证施养，如寒病者，偏于温养，但不宜过燥；热病者，宜清养，应防其过寒。

2. 注意忌口

对于病后初愈之人，由于病邪余焰未熄，所以凡有助于伤正的饮食，皆应忌口。如热病者，忌食温燥辛辣之品，瘾疹者忌食鱼虾海鲜等。

防止因劳复病

劳复，又称病后劳复，是指大病初愈，因精神刺激或形体劳倦及房事不节等引起疾病的复发。应注意以下三点：

1. 防精神疲劳

应及时消除急躁、焦虑等各种不良情志的影响，让患者安心养病。

2. 防形体劳倦

病后初愈之人，应量力而施，进行必要的形体活动，使气血流畅，有助于彻底康复。如散步、打太极拳等，但应以"小劳不倦"为原则。

3. 防房事复病

大病初愈，应分别对患者及配偶强调在身体完全康复之前宜静养，不犯房劳，以免病情反复。

防止因情复病

情志所伤，可直接影响相应的脏腑，使气血阴阳失调，脏腑功能紊乱，在病证后期应注意调畅患者的情志，以免因情复病。应注意以下两点：心情要舒畅；避免情志异常波动，使患者避免五志过极，以免因五志变化对各脏腑造成不同影响，使脏腑失调，加重病情。

第十二节　中医养生保健

古人称养生为摄生、道生等。养，即保、培养、调、补养、护之意；生，即生命、生存、生长之意。养生即保养人的生命。保健，即保护健康，在中医范畴内与养生的含义基本相同。概言之，中医养生保健是人类为了自身更好的生存与发展，根据生命过程的客观规律，有意识地通过各种手段和方法进行养护身心的活动。养生保健活动穿于人类生、长、壮、老、已的全过程。

中医养生保健的特点

1. 整体动态

中医养生保健理论植根于中医基础理论，作为中医护理基本特点的整体观念和辨证施护，在中医养生保健中则深化为整体动态的特征。从整体出发，中医养生保健以"天人相应""形神合一"的整体观念为其学术核心，用阴阳五行学说、经络学说、藏象学说结合生命发展规律来阐述人体生老病死、防病治病及延年益寿的内在规律；把精、气、神称为人之"三宝"，是养生保健的根本所在。从动态出发，中医养生保健以"权衡以平""审因施养"为最根本的养生法则，一切养生理论与方法均遵从这一原则。

2. 和谐适度

无论在理论上还是在方法上，中医养生保健都强调和谐适度、不偏不倚。养生保健贯穿于衣、食、住、行、坐、卧各个方面，寓养生于日常生活之中。人与人之间、人与社会之间及人与自然之间的和谐是养生实践必须遵循的原则。只有各方面的和谐适度，才能保证体内阴阳平衡、气血调和，以达健康长寿。

3. 综合实用

人类的生命活动是非常复杂的活动，影响人体健康的因素在不断变化，人体的功能状态也在不断变化。因此，健康长寿不是靠一朝一夕、一功一法的调摄就能实现的，而是应根据人体的实际状态，有针对性的多种调养方法综合地进行调摄。历代养生家都主张养生要因人、因时、因地制宜，综合辨证施养。

4. 适用广泛

养生不只是老年人的事，而是与每个人相伴终生。生命自孕育于母体之始，直至耄耋之年，每个年龄阶段都有与之相适应的养生内容。人在未病之时、患病之际、病愈之后，都有养生的必要。不同体质、不同性别、不同地区的人也都有各自适宜的养生方法。

中医养生保健的基本原则

1. 正气为本

所谓"正气"，泛指人体一切正常功能活动和抗病康复能力。中医养生保健非常重视人体的正气，提出了"正气为本"的养生原则。强调以正气为中心，发挥人自身的主观能动性，通过主动地对神的调摄，保养正气，增强生命活力，提高适应自然界变化的能力，从而达到强身健体、防病抗老、美容延寿等养生目的。

2. 天人相应

"天人相应"强调养生应积极主动顺应自然，维系和协调内外关系，从而达到养生的目的。在自然界的变化中，存在着以四时、朔望、昼夜为标志的年、月、日等周期性节律变化，并由此产生了气候变化和物候变化所呈现的生、长、化、收、藏规律等。

3. 形神合一

形与神是对立又统一的哲学概念。"形"在人体即脏腑、经络、精、气、血、五官九窍等形体和组织。"神"在人体即情志、意识、思维等心理活动现象，以及生命活动的全部外在表现。中医养生保健强调形神共养的养生法则，认为只有做到"形与神俱"才能保持生命的健康长寿。

4. 动静结合

动与静是自然界物质运动的两种形式，有动才有静，动中包含着静，静中蕴伏着动。传统养生保健理论认为养生保健需要将运动和静养有机结合起来，才能达到形神共养。"动"包括劳动和运动。形体的动静状态与精气神的生理功能状态有着密切关系。静而乏动则易导致精气郁滞、气血凝结，久即患病损寿。适当运动可促进气血畅达，提高抗御病邪的能力。中医养生保健主张"动以养形"，并创造了许多行之有效的动形养生的方法，如八段锦、五禽戏、太极拳等。"静"是相对"动"而言，包括精神上的清静和形体上的相对安静状态。

5. 审因施养

审因施养是指养生要有针对性，应根据实际情况，具体问题，具体分析，找出适合个体的保健方法。审因施养的养生法则强调从三因制宜着手，包括因时制宜、因地制宜和因人制宜。

6. 综合调养

综合调养就是根据实际情况综合运用多种养生方法，有重点而且全面地进行养生保健活动。人体是一个统一的有机体，养生保健应树立整体观念，关注生命活动的各个环节、综合调养。其内容主要有顺四时、慎起居、调饮食、戒色欲、调情志、动形体，以及针灸、推拿、药物养生等方面内容。避风寒就是顺四时以养生，机体内外功能协调；节劳逸就是指慎起居、防劳伤以养生，使脏腑协调；戒色欲、正思虑、薄滋味等是指对精、气、神的保养；动形体、针灸、推拿，是调节脏腑、经络、气血，以使脏腑协调，经络通畅、气血周流；药物养生则是以药物为辅助作用，强壮身体、益寿延年。从以上各方面对机体进行全面调养，使机体内外协调，适应外界变化，增强抗病能力，避免出现失调、偏颇，达到人与自然、体内脏腑气血阴阳的平衡统一。

7. 预防为主

古代医家很早就认识到"治未病"的重要性，这种预防为主、防微杜渐的思想受到历代医家，特别是养生家的推崇，成为中医养生保健的一条重要原则。预防为主的原则包括未病先防、既病防变和瘥后防复。其中最主要的是未病先防，要善于防微杜渐，体察已经出现的或将可能出现的健康不利因素，提前采取相应的养生保健措施，防患于未然。

常用养生保健方法

中医养生保健方法众多，包括四时养生、精神养生、药物养生、运动养生、经络养生、饮食养生和起居养生等。此处重点介绍四时养生、精神养生和经络养生。

一、四时养生

自然界四时气候的变化对人体的生活和健康产生多方面的影响。一年四时的春温、夏热、秋凉、冬寒都有一定的限度，不能太过，亦不能不及，人体顺应这种变化则健康无病；当气候出现反常变化，或人体不能随季节更替作相应的调整时，则会产生不适，甚至导致疾病的发生。

（一）春季养生

春季为一年四季之首，是阳气生发之时，于五脏应于肝，也是肝条达之时。所以，春季养生在起居、情志、饮食、运动锻炼诸方面，都必须着眼于"生"字，以顺应春天阳气生发、万物萌发的特点。

1. 起居调养

春季养生在保证基本睡眠的情况下，尽可能晚睡早起，衣着宽松，披散头发，舒缓身体，在庭间漫步，使春季初生的阳气得以升发。民间历来有"春捂秋冻"之说，此时不宜过早脱去棉衣，特别是年老体弱者，减脱冬装尤应审慎，不可骤减；被褥也不宜立刻换薄，以适应春季的气候特点。

2. 饮食调养

肝旺于春，与春阳升发之气相应，喜条达疏泄；春季宜食辛甘发散之品，不宜食酸收之味。但也不宜多进大辛大热之物，如人参、附子、高度白酒等，以免助热生火。另外，春天气候渐暖，人体代谢加强，各器官负荷增加，中医认为"春以胃气为本"，因此春季饮食应注意改善和促进消化吸收功能，多吃富含蛋白质的食物，有利于健脾和胃，补中益气，保证营养品能被顺利充分地吸收，以满足春季人体代谢增加的需求。

3. 运动锻炼

春天适量的运动有助于人体阳气的生发，改善新陈代谢，调和气血，增强血液循环。可结合自身条件，选择合适的运动方式，如打球、慢跑、打太极拳、踏青等。同时注意锻炼时间与锻炼卫生，如用鼻呼吸，可避免咽干咽痛等。春季气候温暖，多数人出现"春困"现象，这是由于季节性变化而导致的一种生理现象。改善这种情况的方法，一是要保证充足的睡眠，二是要多参加户外锻炼活动，改善血液循环。

（二）夏季养生

夏季烈日炎炎，雨水充沛，万物竞长，日新月异。阳极阴生，万物成实。夏季养生应着眼于"长"字。

1. 起居调养

夏季宜晚些入睡，早些起床，以顺应自然界阳盛阴衰的变化。"暑易伤气"，安排劳动或体育锻炼时，要避开烈日炽热之时，并注意加强防护。午饭后需安排午睡，一则避炎热之势，二则可缓解疲劳。夏日不宜夜晚露宿；有空调的房间，也不宜室内外温差过大；纳凉时不宜在房檐下、过道里，且应远门窗之缝隙；可在树荫下、水亭中、凉台上纳凉，但不宜时间过长。夏日天热多汗，应勤洗勤换衣衫，久穿湿衣或穿刚晒过的衣服都会使人得病。

2. 饮食调养

夏季饮食以清淡、少油腻、易消化为原则，宜多食西瓜、绿豆、赤小豆、苦瓜等清心泻火消暑之物；可适当用些冷饮，补充水分，帮助体内散发热量，清热解暑。但切忌贪凉饮冷或过食生冷瓜果等，使脾胃功能受到影响，甚至酿生疾病。老年人、小儿体质较弱，对于过热过冷刺激反应较大，更不可过贪冷饮之类。夏季是胃肠疾病多发、高发的时期，故应讲究饮食卫生，谨防"病从口入"。对于剩饭剩菜要回锅加热，经常使用的炊具、餐具、茶具等要及时消毒，妥善保管。

3. 运动调养

夏天运动锻炼，最好在清晨或傍晚较凉爽时进行，场地宜选择公园、河水边、庭院等处，锻炼项目以散步、慢跑、打太极拳、练气功、做广播操为宜，有条件者到高山森林、海滨等地区疗养，夏天不宜做过分剧烈的运动。出汗过多时，可适当饮用盐开水或绿豆汤，切不可大量饮用凉开水；不宜立即用冷水冲头、淋浴。

（三）秋季养生

秋季气候由热转寒，是阳气渐收，阴气渐长，由阳盛转变为阴盛的关键时期，是万物成熟收获的季节，人体阴阳的代谢也开始向阳消阴长过渡。因此，秋季养生，凡精神情志、饮食起居、运动锻炼，皆以养"收"为原则。

1. 起居养生

秋季起居作息宜早卧早起，早卧以顺应阳气之收，早起使肺气得以舒展，且防收之太过。初秋，暑热未尽，凉风时至，衣服做到酌情增减，不宜添衣太快，否则不利于锻炼机体对气候转冷的适应，容易受凉感冒。深秋时节，应及时增加衣服，体弱的老人和儿童，尤应注意。

2. 饮食调养

秋季应尽量少食葱、姜等辛味之品，适当多食一些酸味果蔬。秋时肺金当令，肺金太旺则克肝木。秋燥易伤津液，故饮食应以滋阴润肺为佳，可适当食用如芝麻、糯米、粳米、蜂蜜、枇杷、菠萝、乳品等柔润食物，以益胃生津，有益于健康。

3. 运动调养

秋季是开展各种运动锻炼的好时期。可根据机体的具体情况选择不同的锻炼项目，如爬山、练八段锦、散步、练五禽戏等。随着天气渐冷，可适当增加运动量，到严冬来临时体质会有明显的改善。注意衣物的灵活增减，并及时补充水分及水溶性维生素。运动前喝些温开水，平时饮用菜汤、牛奶、果汁，可保持黏膜正常分泌，使呼吸道湿润，皮肤润泽。

（四）冬季养生

冬天是一年中气候最寒冷的季节。人体的阴阳消长代谢也处于相对缓慢的水平，成形胜于化气。故冬季养生应眼于"藏"字。

1. 起居调养

冬季应早睡晚起，日出而作，保证充足的睡眠。防寒保暖方面也必须根据"无扰乎阳"的养藏原则，做到恰如其分。衣着过少过薄，室温过低，则既耗阳气，又易感冒；反之，衣着过多过厚，室温过高，则腠理开泄，阳气不得潜藏，寒邪亦易于入侵。此外，冬季节制房事，养藏保精，对于预防春季温病，具有重要意义。

2. 饮食调养

冬季饮食既不宜生冷，也不宜燥热，最宜食用滋阴潜阳、热量较高的膳食。为避免维生素缺乏，应摄取新鲜蔬菜。冬季阳气衰微，腠理闭塞，出汗少，应减少食盐摄入量，以减轻肾脏的负担，增加苦味可坚肾养心。具体地说，冬季宜食热食，如谷类、羊肉、鳖、龟、木耳等，以保护阳气。因冬季重于养"藏"，故此时进补是最好的时机。

3. 运动调养

冬日虽寒，仍要持之以恒进行自身锻炼，但应避免在大风、大寒、大雪、雾露中锻炼。有逆温现象的早晨，在室外进行锻炼不如室内为佳。

二、精神养生

精神情志是在脏腑气血的基础上产生的人体生理活动的表现之一。正常的精神情志活动可促进人体的健康，而精神情志失调，则直接影响人体脏腑气血功能，削弱或破坏人体的生理活动，有损于人体的健康。因此，中医养生保健非常重视精神的调摄。精神养生是指在中医养生保健基本原则指导下，通过主导的修德怡神、调摄情志、调气安神等方法，保护和增强人的精神心理健康，通过节制、移情、疏泄、开导、暗示等措施及时排解不良情绪，恢复心理平衡，达到形神高度统一、尽终天年的养生方法。

（一）修德怡神

以德养生，强调德性修养是养生长寿的基石和要旨。通过德性修养，达到清静怡神以保形体的养生效果。修德怡神的方法众多，常用的包括思想清净、少思寡欲、精神乐观、意志坚强。

（二）调志摄神

情志是人们对外界客观事物的正常反应。中医学认为情志是由五脏之气化生的。若情志失调，则容易损伤脏腑气血，影响人体的健康。历代养生家非常重视情志与人体健康的关系，主张调志摄神，以祛病延年。

1. 和喜怒

喜是乐观的外在表现之一，对人体的生理功能具有促进作用。但喜也要适度，不宜太过。怒是历代养生家最忌的一种情绪，它是情志致病的魁首，对人体健康的危害较大。因此，欲养生延年，戒怒是十分重要的。古人提出了两条基本原则，一是以"理"制情，使七情不致过激；二是以"耐"养性，即要有豁达的胸怀，高尚的涵养，遇事要忍耐而不使伤身。

2. 去悲忧

悲忧，即忧郁、悲伤，是对人体健康有害的一种情志，悲忧不仅损神，而且伤气，对人体是十分有害的。

3. 节思虑

思虑是心神的功能之一，人不可无思，但过则有害。思虑发于心，主于脾，过度思虑，则心神过耗而不复，脾气留中而不行，常使人出现头昏、心慌、失眠、多梦等症状。

4. 防惊恐

遇到事情易惊恐亦是一种对人体十分有害的情志因素。惊恐往往导致心神失守，肾气不固，而易出现心慌、失眠、二便失禁，甚至神志失常等方面的病症。

（三）四气调神

人的脏腑活动必须与外在的环境协调统一，才能保持阴阳平衡。精神意识作为人体内在脏腑活动的主宰，同样要顺应自然界四时气候的变化，使精神情志适应自然界生、长、收、藏的规律，达到养生防病的目的。

1. 春季养神

春与肝相应。春季养神，既要力戒暴躁，更忌情怀忧郁，要做到心胸开阔，乐观愉快。在春光明媚的春天应该踏青寻柳、登山赏花、临溪戏水等，使自己的精神情志与春季的大自然相适应，充满勃勃生气。

2. 夏季养神

夏与心相应。夏季要神清气和，快乐欢畅，胸怀宽阔，精神饱满，对外界事物要有浓厚兴趣，培养乐观外向的性格，以利于气机的通泄。

3. 秋季养神

秋内应于肺。秋季养生首先要培养乐观情绪，保持神志安宁；收敛神气，以适应秋天容平之气。我国古代民间有重阳节（阴历九月九日）登高赏景的习俗，也是养收之一法，登高远眺，可使人心旷神怡，一切忧郁、惆怅等不良情绪顿然消散，是调节精神的良剂。

4. 冬季养神

冬与肾相应。为保证冬令阳气伏藏的正常生理不受干扰，首先要求精神安静。欲求精神安静，必须控制情志活动。

三、经络养生

经络是古人在长期生活保健和医疗实践中逐渐发现并形成的理论，是经脉与络脉的总称，是周身气血运行的通道。经络养生法，就是运用针刺艾灸、按摩等方法，刺激经络穴位，激发精气，达到运行气血、旺盛代谢、通利经络、增进人体健康等目的的一种养生方法。利用经络养生的方法有多种，效果也不同，一般人可根据自身病证的需要选择。

（一）针灸养生

这是通过经络治病最直接的办法，通过刺激体表穴位，疏通经气，调节人体脏腑的气血功能。针灸比较专业，需要专业医生的帮助才能施行。

1. 针刺常用的穴位

现代研究证明，针刺某些强壮穴位可以提高机体自身的新陈代谢和抗病能力，促进机体康复。常用的穴位如下。

（1）足三里：在小腿外侧，犊鼻下 3 寸，犊鼻与解溪连线上。为全身性强壮要穴，可以健脾胃，助消化，益气增力，提高机体免疫功能和抗病能力。

（2）关元：位于脐下 3 寸。为保健要穴，有强壮作用。

（3）气海：在下腹部，脐中下 1.5 寸，前正中线上。常针或灸此穴，有强壮作用。

（4）三阴交：在小腿内侧，内踝尖上 3 寸，胫骨内侧缘后际。该穴对增强腹腔诸脏器，特别是生殖系统的功能有重要的作用。

（5）曲池：屈肘成直角，当肘横纹外端与肱骨外上踝连线的中点。此穴能调节血压、防止老人视力衰退。

2. 艾灸养生常用的穴位

（1）神阙：在脐中央，为任脉要穴。具有补阳益气、温肾健脾的作用。

（2）膏肓：位于第四胸椎棘突下旁开 3 寸，常灸该穴有强壮作用。

（3）中脘：位于脐上 4 寸。为强壮要穴，具有健脾益胃、培补后天的作用。

（4）涌泉：在屈足蜷趾时足心最凹陷处。该穴具有补肾壮阳、养心安神作用。

（5）其他：如足三里、关元、气海等都能调整和提高人体免疫功能，增强机体的抗病能力。

（二）按摩养生

通过各种手法刺激体表经络或腧穴，以疏通经络，调畅气血，调整脏腑，达到防病治病、促进病体康复的目的。按摩养生常用的部位如下：

1. 揉太阳

用两手中指端，按两侧太阳穴旋转揉动，先顺时针转，后逆时针转，各 10～15 次。有清神醒脑作用，可防治头痛头晕、眼花、视力下降。

2. 揉丹田

将双手搓热后，用右手示指、中指和无名指在脐下 3 寸处旋转按摩。可补益肝肾，填精补髓，祛病延寿。

3. 摩中脘

双手搓热，重叠放在中脘穴位，顺时针方向按摩，然后再以同样手法逆时针方向按摩。能改善消化系统，调整胃肠道功能。

4. 擦涌泉

两手搓热，再用左手掌擦右涌泉穴，右手掌擦左足涌泉穴，以感觉发热为度。有温肾健脑、调肝健脾、安眠、改善血液循环、健步功效，也可防治失眠心悸、头晕耳鸣等。

传统运动养生保健

生、长、壮、老、已是人类生命的自然规律，健康与长寿是人类普遍的愿望，我们的祖先很早就认识到了人类的生命活动具有流动的特征，因而积极运动养生。历代医学家、养生家在不断的实践过程中，不但创造了很多具有养生保健功效的运动方法，而且也积累了丰富的传统运动养生保健的理论与方法，逐步形成了自己独特的理论体系，成为中国传统养生保健学的重要成分。

一、传统运动养生保健的概念

传统运动养生保健是指运用传统的导引、吐纳、武术等体育运动方式进行锻炼，通过活动筋骨关节、呼吸锻炼、意念控制、调节气息、宁心安神来疏通经络、行气活血，达到增强体质、防病治病、益寿延年的作用。传统运动养生具有体育和医疗的双重属性，旨在发挥人的主观能动性，通过自身的锻炼，有意识地自我控制心理、生理活动，取得颐养身心、增强体质、预防疾病、延年益寿的效果。

二、传统运动养生保健的特点和功能

中国传统运动养生方法种类繁多，内容丰富，广而言之，中国传统的呼吸吐纳、导引、摔跤、杂耍、马球等运动，都具有养生和强身健体的作用。传统运动养生保健具有整体观念、防治结合、形神具备、简单易练等特点。传统运动养生保健具有培补元气、平衡阴阳、疏通经络、调理气血等功能。

三、传统运动养生保健的方法

传统运动养生保健法是通过呼吸吐纳、身心松弛、意念集中等有节律的动作来达到健身祛病、延年益寿目的的锻炼方法。因其动作简单，易学易练，深受人们喜爱。比较有代表性的有八段锦、五禽戏、太极拳等。本书将重点介绍八段锦。

八段锦为中医学中导引按跷中绚丽多彩之瑰宝。古人把这套动作比喻为"锦"，意为动作舒展，如锦缎般柔和优美，又因其由八段动作组成，故名为"八段锦"。它起源于北宋，距今已有 800 多年的历史，是作用较好的一套健身操。全套动作精炼，运动量适度，简单易学，适合各类人群练习，尤其是老年人和慢性病患者。

1. 作　用

八段锦可以柔筋健骨、通经活络，具有行气活血、调和阴阳、协调脏腑之功能。长期坚持练习可增强体质，防病保健，对人体有较好的养生保健作用。八段锦的每一段都有锻炼的重点，而综合起来，则是五官、头颈、躯干、四肢、腰、腹等全身部位都进行了锻炼，同时对相应的内脏及气血、经络都能起到保健调理作用。例如"两手托天理三焦"法可吐故纳新，有助于三焦气机运化，对全身脏腑亦有调节作用，能消除疲劳、滑利关节（尤其是对上肢和腰背），起到通经脉、调气血、养脏腑的效果。"背后七颠百病消"法可疏通背部经脉，调整脏腑功能，有保津益气、补肾强筋骨的作用。"攒拳怒目增气力"法可激发经气，加强血运，增强肌力。"两手攀足固肾腰"法可增强腰部及下腹部的力量，亦有强体增智、醒脑宁神的作用。中医理论认为肾为先天之本，肾气旺盛则人精力充沛、思路开阔、动作强劲有力。现代研究也已证实，这套功法能改善神经体液调节功能和加强血液循环，对腹腔脏器有柔和的按摩作用，对神经系统、心血管系统、消化系统、呼吸系统及运动器官都有良好的调节作用。

2. 动作要领

练习八段锦应精神安定，意守丹田，头似顶悬，闭口，舌抵上腭，双目平视，全身放松，呼吸自然。

（1）呼吸均匀：练习八段锦时呼吸要自然、平稳，做到呼吸深、长、匀、静。同时呼吸、意念与每个动作的要领相配合，利用意识引导练功。

（2）意守丹田：八段锦的运动要求"用意念引导动作"。意动形随、神形兼备，动作不僵不拘。保持心情愉悦，神安心定，意识与动作配合融会一体，促进真气在体内的运行，以达强身健体的功效。

（3）刚柔相济：练习八段锦时要求全身肌肉、神经均放松而不松懈，身体重心平稳，虚实分明，轻飘徐缓。练习时始终注意松紧结合，动静相兼，松力时要轻松自如、舒展大方，用力时要均匀有力。

八段锦包括八段连贯的动作，具体内容如下：两手托天理三焦；左右开弓似射雕；调理脾胃臂单举；五劳七伤往后瞧；摇头摆尾去心火；两手攀足固肾腰；攒拳怒目增力气；背后七颠百病消。

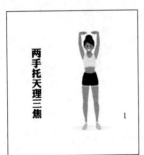
两手托天理三焦
1

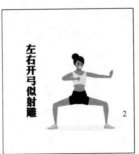
左右开弓似射雕
2

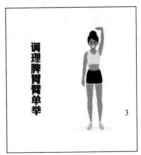
调理脾胃臂单举
3

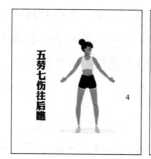

五劳七伤往后瞧 4

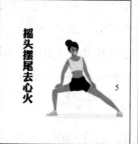

摇头摆尾去心火 5

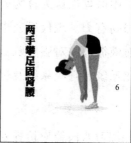

两手攀足固肾腰 6

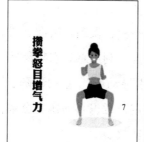

攒拳怒目增气力 7

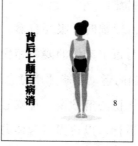

背后七颠百病消 8

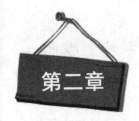

第二章

中医护理常规

第一节 感 冒

概念定义

感冒是因感受触冒风邪所致，以鼻塞、流涕、打喷嚏、咳嗽、头痛、恶寒、发热、全身不适为临床特征的常见外感病证。本病一年四季均可发生，但以冬春季节多见。病情有轻重之分，轻者多为感受当令之气，一般5～7日可愈，称为伤风、冒风或冒寒；重者是感受非时之邪，一般难以自愈，称为重伤风。如感受时行疫毒，具有较强的传染性，在一个时期内广泛流行，以感冒临床表现为特征者，称为时行感冒。体质虚弱之人，易受外邪致感冒反复发作，称为体虚感冒，又称虚体感冒或虚人感冒。凡普通感冒（伤风）、流行性感冒（时行感冒）及上呼吸道感染等，以鼻塞、流涕、打喷嚏、咳嗽、头痛、恶寒、发热、全身不适为主要表现者，均属本病证的讨论范围，可参考本节辨证施护。

病因病机

感冒之病因主要是感受外邪，正气虚弱。

1. 感受外邪

外感六淫之邪，以风邪为主，兼夹他邪，或非时之邪，或时行疫毒，从口鼻、皮毛而入，导致肺卫不和而发病。

2. 正气虚弱

外邪侵袭人体，能引起发病，关键在于正气的强弱，但同时与感邪的轻重也有一定关系。

常见症候要点

1. 风寒束表

症状：恶寒重，发热轻，无鼻塞，时流清涕，头痛，肢节酸痛，咽痒咳嗽，痰稀薄色白，口不渴或渴喜热饮，舌质淡润，苔薄白，脉浮或脉浮紧。

2. 风热犯表

症状：发热重，恶寒轻，微恶风，汗出不畅，鼻塞，流黄浊涕，面赤目胀，头胀痛，咳嗽，痰黏、色黄，咽燥，口渴欲饮或咽喉红肿疼痛，舌苔薄白微黄，边尖红，脉浮数。

3. 暑湿伤表

症状：身热，微恶风，肢体困重或疼痛，头昏重、胀痛，咳嗽、痰黏，鼻流浊涕，伴胸闷脘痞，心烦，少汗，口渴不多饮，或口中黏腻泛恶，小便短赤，便溏，舌苔薄黄而腻，脉濡数。

4. 体虚感冒

1）气虚感冒

症状：经常感冒，反复不愈。恶寒较甚，发热，无汗，咳嗽，咳痰无力，身体倦怠，舌苔淡白，脉浮无力。

2）阴虚感冒

症状：身热，微恶风寒，少汗，五心烦热，头昏，口干，干咳少痰，舌红少苔，脉细数。

主要护理问题

1. 恶寒、发热　与邪犯肺卫，卫表不和有关。
2. 鼻塞、流涕　与邪犯肺卫，肺气失宣有关。
3. 头身疼痛　与邪扰清空，闭阻脉络有关。
4. 潜在并发症：心悸　与邪扰心神，心神不宁有关。

护理措施

1. 病情观察

（1）观察患者恶寒、发热、汗出、头身疼痛、舌苔及脉象情况，以辨别感冒的证候。

（2）定时测量体温，做好记录。

（3）观察患者鼻塞、流涕的情况。如鼻涕由稀变稠，由白变黄，为寒郁化热的表现。

（4）观察心律、心率、脉象等变化。若患者出现心悸、胸闷等症状，应及时报告医生，以防发生邪热逆传心包等变证。

（5）辨证观察：体虚感冒者注意观察发病次数、病程、诱因、体质特征等。

2. 生活起居护理

（1）保持病室的空气新鲜流通，环境安静，光线柔和，炎热天气室温宜保持在 20 ~ 24 ℃。

（2）注意休息，减少外出，避免劳累，根据气候变化及时增减衣被，以免复感外邪，体虚者尤应注意。

（3）保持床单元清洁干燥，汗出较多或汗出热退时，宜用温水毛巾或干毛巾擦身后更换衣被，避免直接当风，防止受凉复感。

（4）保持口腔清洁，可用淡盐水漱口，每日 2 次。

（5）高热者，温水擦浴，擦拭腋窝、腘窝、腹股沟等大动脉循行处散热。不可用冷敷、冰敷，以防毛孔闭塞，汗不能出。降温30分钟后观察体温变化，防止因体温骤降而发生虚脱，年老体弱者尤为注意。

（6）指导患者掌握擤鼻涕的正确方法。擤鼻涕时，应按住一侧鼻孔，轻轻擤出，不可同时按住两侧鼻孔及用力过猛，防止发生耳咽部、鼻窦部的并发症。难以擤出时，可将鼻腔分泌物倒吸至喉部由口吐出。

（7）辨证起居：风寒束表、气虚感冒者，病室宜偏温，注意防寒保暖；风热犯表、阴虚感冒者，病室宜偏凉爽，忌直接吹风；暑湿伤表者，避免湿热环境；时行感冒者，应注意呼吸道隔离，室内每日消毒 1~2 次，出现心慌、胸闷等症时，遵医嘱吸氧，氧流量 4~6 L/min。

3. 饮食护理

以清淡、富营养、易消化为原则。宜食高热量流质、半流质或软食，如鱼汤、肉末、菜粥、蒸鸡蛋等，忌滋腻、生冷、刺激之品，如肥肉、糕点、冷饮、烟酒、茶等。鼓励患者多饮水。

辨证施食：

（1）风寒束表者，饮食宜热，以辛温散寒之品为宜，可适当食用葱、姜、蒜、胡椒等，可饮生姜红糖茶，或生姜葱白饮（取生姜 3~5 片、连须葱白 3~7 个、红糖适量，煎汤），或食防风粥（取防风 10~15 g，葱白 2 根，生姜 3 片，粳米 50~100 g，采用提汁法煮粥），趁热服用，盖被取汗，日服数次；

（2）风热犯表者，饮食稍偏凉，以清热生津之品为宜，如蔬菜、瓜果、清凉饮料等，可饮桑叶菊花茶、薄荷茶，或竹叶粥，忌辛辣炙煿之品，口渴较甚者，可用鲜芦根煎汤代茶频饮；

（3）暑湿伤表者，以祛暑化湿之品为宜，如用藿香、佩兰煎水代茶频饮，或西瓜汁、银花茶、乌梅绿豆汤、芦根荷叶粥等，忌肥甘厚味之品；

（4）气虚感冒者，饮食重在扶正，以益气健脾之品为宜，如山药、黄芪、党参、白扁豆等，可食山药粥、黄芪大枣粥、人参大枣茶等；阴虚感冒者，以滋阴、清热、解表之品为宜，如玉竹、银耳、百合、葱白、薄荷等，忌燥热伤阴之品。

4. 用药护理

（1）汤药宜武火快煎，以防有效成分散失。

（2）服药后应注意观察患者汗出及体温的变化，以遍身微汗、热退、脉静、身凉为佳，中病即止，不必尽剂，以防过汗伤阴；忌服收涩生冷之品，以免有碍解表发汗。

（3）辨证施药：风寒束表、气虚感冒者，汤药宜趁热服下，多饮热水或热稀粥以助药力，服后可稍加衣被取汗；风热犯表者，汤药宜温服；阴虚感冒者，汤药宜浓煎，少量频服，早晚温服。

5. 情志护理

可采用运动移情法，鼓励患者适当参加锻炼，如打太极拳、散步、打羽毛球等，以增强体质。体虚感冒者，病情反复，应多予安慰和鼓励，采用说理开导法，多和患者沟通，讲解本病诱因、情志与健康的关系，使其保持情绪稳定，积极配合治疗和护理。可采用五行音乐疗法，气虚感冒者，可指导其选择《晚霞钟鼓》《江河水》等商调乐曲，或《春江花月夜》《月儿高》等宫调乐曲，以补益肺气；阴虚感冒者则可选择《秋风清露》等商调曲目，或《二泉映月》《汉宫秋月》等羽调乐曲，以滋养肺肾之阴。

6. 对症处理

（1）恶寒：① 可采用拔罐法。先在背部督脉膀胱经闪火法拔罐，再走罐，每经均上下往返推罐 3 ~ 5 次，最后在大椎、风门、肺俞、脾俞穴，留罐 10 min 后起罐。恶寒甚者，可加大椎、肺俞、风门刺络拔罐。② 艾灸：独取大椎穴，温和灸，每次 20 min，每日 1 ~ 2 次；或取风门、肺俞穴，隔姜灸，每穴灸 2 壮，每日 1 ~ 2 次。③ 刮痧：在背部督脉（大椎至命门穴）、膀胱经（风门至肾俞穴），由上而下刮拭，刮至出痧为度，点刮大椎、肺俞、列缺、膻中穴。

（2）发热：参考风温病证。

（3）鼻塞：① 穴位按摩。双手指推搓面部，取迎香、印堂、素髎穴，用手指逆时针方向按揉 50 下，每日 3 ~ 5 次。体虚感冒者，加推背部足太阳膀胱经，足三里穴按揉 50 下，每日 1 ~ 2 次。② 艾灸：取风池、百会、印堂穴，温和灸，每穴 10 min，每日 1～2 次。③ 湿敷法：用热毛巾敷鼻额部，或薄荷、苏叶各 10 g 煎汤，毛巾浸药热敷鼻额部，均热敷 10 min。④ 穴位敷贴：将鼻炎康片 4 片研碎，食醋调成膏状，每晚睡前贴敷涌泉穴，每晚 1 次，次日晨起除去。

（4）其他。体虚感冒者：① 穴位敷贴：取大椎、肺俞、天突、膻中、中府、肾俞等穴，行三伏贴和三九贴。② 艾灸：取足三里、悬钟穴，春夏季节进行瘢痕灸，每穴灸 1 壮，每年灸 1～2 次；或独取外关穴，麦粒灸，灸至皮肤潮红，轻 1 度烧伤为度，最后一壮保留艾灰，创可贴外敷灸处。③ 耳穴贴：取肾、肺内分泌穴，每日按压 10～15 次，每次 3～5 min。④ 穴位按摩：取百会、劳宫、涌泉、神阙、足三里穴，气虚者加气海穴，阴虚者加照海、太溪穴，以玉屏风膏按揉各穴，每穴 2 min，每日早晚膏摩 1 次。

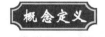

（1）冬春之季尤其注意防寒保暖，盛夏不可贪凉露宿，避免淋雨。根据气候的变化及时增减衣被。锻炼身体，增强体质，以御外邪。平时经常参加户外体育运动。易感冒者，坚持每天按摩迎香穴，可用贯众、板蓝根、生甘草煎服以防病。疫毒盛行时，尽量少去人口密集的公共场所，防止交叉感染。

（2）感冒期间应适当休息，尽快恢复体力，慎起居，适寒温，节饮食。遵医嘱用药。

（3）恢复期注意加强营养，以扶助正气，防复感。

第二节　咳　嗽

概念定义

咳嗽是指因外感或内伤而导致的肺失宣降，肺气上逆作声，或咳吐痰液的一种病证。有声无痰为咳，有痰无声为嗽，有痰有声为咳嗽，一般多为痰、声并见，难以截然分开，故统称咳嗽。咳嗽既是肺系多种疾病的一个症状，又是独立的病证。

凡急慢性支气管炎、急慢性咽炎、支气管扩张、肺炎等，以咳嗽为主要表现者，或其他疾病如肺脓肿、肺结核等兼见咳嗽者，均属本病证的讨论范围，可参考本节辨证施护。

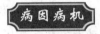

咳嗽之病因有外感六淫和内邪干肺两大类。

1. 外感六淫

气候突变，人体卫外功能减退或调摄失宜，六淫外邪及烟尘秽浊之气由口鼻或皮毛乘虚而入，侵袭肺卫，致肺失宣降，气道不利，肺气上逆而做咳。六淫皆能令人咳，但风为六淫之首，他邪多与风邪相合侵袭人体，故临床多有风寒、风热、风燥等不同证型的咳嗽。

2. 内邪干肺

内伤咳嗽总由脏腑功能失调，内邪干肺所致。包括肺脏自病和他脏及肺。

（1）肺脏自病：肺系多种疾病迁延不愈，肺脏虚弱，阴伤气耗，肺主气功能失调、肃降无权，肺气上逆发为咳嗽；或肺气亏虚，气不化津，津聚成痰，肺失宣降，气逆而咳嗽；或肺阴不足，肺失满润，甚则阴虚火旺，虚火灼津成痰，痰阻气道、肺气失于肃降而上逆做咳。

（2）他脏及肺：情志、饮食、禀赋等因素均可导致脏腑功能失调，内邪干肺，肺失宣降，肺气上逆发为咳嗽。

① 情志失调：肝气郁结，气郁化火，气火循经，上逆犯肺，肺失宣降而致咳，又称为"木火刑金"。

② 饮食不节：如过食生冷、辛辣刺激、肥甘厚味、嗜好烟酒等，伤及脾胃，脾失健运，无以输布水谷精微，酿湿生痰，痰湿阻气，肺气上逆，发为痰湿咳嗽；痰湿郁久化热，痰热壅肺，则可发为痰热咳嗽。

常见症候要点

1. 外感咳嗽

1）风寒袭肺

症状：咳嗽声重有力，咽痒气急，咳痰稀薄色白，常伴鼻塞，流清涕，头痛，肢体酸楚，或见恶寒发热，无汗等表证，舌苔薄白，脉浮或浮紧。

2）风热犯肺

症状：咳嗽频剧，声重气粗或咳声嘶哑，喉燥咽痛，痰黏色白或黄稠，咯吐不爽，常伴鼻流黄涕，口微渴，头痛汗出，肢楚，或有发热、恶风等表证，舌质红，苔薄黄，脉浮数或浮滑。

3）风燥伤肺

症状：干咳，连声作呛，无痰，或痰少而黏难咳，或痰中夹有血丝，伴咽干喉痒，唇鼻干燥，口干，初起或伴鼻塞，头痛，身热等症，舌质干红而少津，苔薄白或薄黄，脉浮数。

2. 内伤咳嗽

1）痰湿蕴肺

症状：咳嗽反复发作，咳声重浊，痰多易咳，黏腻或稠厚成块或稀薄，色白或带灰色，晨间或食后咳痰甚，进肥甘食物加重，因痰而嗽，痰出咳平，伴胸闷，脘痞，呕恶，纳差，腹胀，乏力，大便时溏，舌苔白腻，脉濡滑。

2）痰热郁肺

症状：咳嗽气粗，或喉中有痰声，痰多质黏或稠黄，咯吐不爽，或有热腥味，或咯血痰，伴胸胁胀满，咳时引痛，面赤，或有身热，口干而黏欲饮，舌质红，苔薄黄腻，脉滑数。

3）肝火犯肺

症状：气逆咳嗽阵作，咳时面红目赤，烦热咽干，咳引胸痛，可随情绪波动增减，常感痰滞咽喉，量少质黏难咳，或痰如絮条，口干口苦，胸胁胀痛，舌红或舌边红，苔薄黄少津，脉弦数。

4）肺阴亏耗

症状：干咳，咳声短促，痰少黏白，或痰中夹血丝，或声音逐渐嘶哑，伴口干咽燥，或午后潮热，颧红，手足心热，夜寐盗汗，神疲乏力，日渐消瘦，舌红少苔，脉细数。

主要护理问题

1. 咳嗽　与邪气犯肺、肺失宣肃、肺气上逆有关。
2. 咳痰　与外感时邪、脏腑失调、痰浊内生有关。
3. 潜在的并发症：咯血。

辨证施护

1. 病情观察

（1）观察咳嗽的时间、节律、性质、声音以及加重因素。

（2）观察并记录痰液的色、质、量、味及咳痰情况等。正确留取痰标本并及时送检，取清晨漱口后，咳出的第一口痰为宜。

（3）观察体温、呼吸等生命体征变化，若出现高热不退、呼吸困难、咳痰腥臭、咯血或脓血相间，或出现胸闷喘憋、胸胁引痛、头晕头痛、尿量减少，或出现体温骤降、四肢不温、心慌、悸动不安、汗出、嗜睡等情况，应立即汇报医生，配合抢救。

2. 生活起居护理

（1）保持病室洁净、空气新鲜，定时开窗通风，温度 18～22 ℃，相对湿度 50%～60%，并根据病情辨证调节。避免烟尘、花粉、异味刺激，禁止吸烟。

（2）根据气候变化适当增减衣服，忌直接当风，防复感。盗汗者，应及时擦干汗液，更换湿衣被。及时清理痰液。

（3）注意休息，避免劳累。在病情许可的情况下，适当进行散步、练呼吸操、打太极拳等锻炼。

（4）鼓励患者有效咳痰，先漱口或饮少量水湿润咽部，深吸一口气，屏气 1~2 s，再用力咳嗽，将深部的痰咯出；可进行胸部叩击，在肺野进行，从肺下叶开始，避开乳房、心脏、骨突处，叩击力度以患者不感到疼痛为宜，手法以发出空而深的拍击音为度，每次 15~20 min，叩击时可用单层薄布保护，避开纽扣或拉链，防止皮肤发红或破损；可进行体位引流，指导患者取合适体位，使病变部位处于高位，引流支气管开口向下，间歇作深呼吸后用力将痰咳出，同时轻拍两侧背部，于饭前进行，每日 1~3 次，每次约 15 min，引流后清洁口腔分泌物。痰黏难咯时，协助患者取半卧位，定时翻身，或用空心掌自下而上、由外向内轻叩患者背部；严重咳痰不畅，有窒息危险时，予以吸痰或气管切开；病重痰多者宜侧卧，定时更换体位；年老体弱排痰无力者，若痰液已在咽部，可用吸引器引出。

（5）辨证起居：风燥伤肺者，干咳剧烈时，协助患者取坐位或半卧位，舌尖抵上腭，或少量饮水润喉，以减轻咳嗽；痰热郁肺者，应注意加强口腔护理。

3. 饮食护理

饮食以清淡、易消化、富营养为原则。忌肥甘厚味、辛辣刺激、粗糙之品，戒烟酒。多食新鲜果蔬。鼓励患者多饮水。

辨证施食：

（1）风寒袭肺者，饮温热，以宣肺散寒之品为宜，如葱白、生姜、紫苏叶等，可服杏仁粥、杏仁奶以止咳，忌收涩之品；

（2）风热犯肺者，以清热化痰止咳之品为宜，如白萝卜、梨、枇杷、甘蔗、荸荠、川贝、竹沥水等，干咳作呛、痰少质黏难咯者，可食川贝蒸梨或以金银花、枇杷叶适量，泡水代茶，以润肺化痰止咳；

（3）风燥伤肺者，以疏风润燥之品为宜，如紫苏叶、桑叶、淡豆豉、银耳、梨、黄瓜、番茄、油菜等，可频饮甘蔗汁、酸梅汤、五汁饮（白萝卜汁、鸭梨汁、生姜汁、炼乳、蜂蜜，调匀）等；

（4）痰湿蕴肺者，以健脾化湿之品为宜，如赤小豆、薏苡仁、白扁豆、山药等，忌助湿生痰之品，可常以莱菔汁、陈皮水代茶饮，以理气化痰；

（5）痰热郁肺者，以清热化痰之品为宜，如丝瓜、冬瓜、梨、荸荠、海蜇等，可多食苹果汁、鲜芦根水、竹沥水、枇杷叶粥、海带汤、雪梨羹汤等；

（6）肝火犯肺者，以清肝泻火之品为宜，如芹菜、白菊花等，可服绿豆汁、绿豆百合粥、鲜藕汁、雪梨汁、麦冬炖梨饮等凉润之品；

（7）肺阴亏耗者，以滋阴润肺止咳之品为宜，如银耳、百合、麦冬、甲鱼等，可食雪梨汁、枇杷汁、甘蔗汁、百合莲子粥、天门冬粥等，忌燥热之品，恢复期宜食鸡汤、猪肉、牛奶等以助正气。

4. 用药护理

（1）祛痰止咳口服药宜空腹服，服药后不要立即饮水，并观察咳嗽、咳痰情况。

（2）咳嗽剧烈时可即刻给药，如杏苏止咳露、止咳合剂等。

（3）多数祛痰药对黏膜有刺激性，有消化道溃疡者慎用。

（4）若痰中带血，可遵医嘱给予三七粉或白及粉冲服，或用白茅根、藕节水、鲜芦根煎汤送服，以凉血止血。

（5）辨证施药：风寒袭肺者，汤药不宜久煎，宜温服，服药后略加衣被，使微微汗出。热退后更衣，忌汗出当风；风热犯肺者，汤药宜温服。药后观察汗出和体温情况，以微汗、热退脉静、身凉为佳；风燥伤肺者，桑杏汤宜偏凉服，杏苏散宜偏温服，服后卧床休息片刻；痰热郁肺者，汤药宜偏凉服，可用鲜芦根、竹茹煎水代茶，以清热化痰；肺阴亏耗者，汤药宜少量多次频服。

5. 情志护理

病程较长者，予以安慰和鼓励，消除思想顾虑，增强康复信心，可采用五音疗法，选择《喜洋洋》《花好月圆》《紫竹调》等徵调乐曲。肝火犯肺者，应劝慰患者忌怒，保持心情舒畅，避免情绪激动，可采用五音疗法，选择《阳春白雪》《小胡笳》《双声恨》等商调乐曲，或《碧叶烟云》等角调乐曲。

6. 咳嗽咳痰对症处理

（1）拔罐：取肺俞、天突、膻中、中府等穴。风寒袭肺者，加风门、大杼穴；风热犯肺者，加大椎穴；痰湿蕴肺者，加脾俞、丰隆穴；肺阴亏耗者，加照海、太溪穴，先闪罐，再留罐 5 ~ 10 min，每日 1 次。

（2）穴位按摩：先按揉肩颈部和背部，再顺时针方向指揉肺俞、风门、大杼、天突、膻中、中府、脾俞、丰隆等穴，再指揉胸部，每日 1 次，每次半小时。咳喘重者加定喘穴。

（3）穴位贴敷：取肺俞、天突、膻中、大椎、膏肓、丰隆、脾俞等穴，药物主要包括白芥子、苏子、莱菔子、贝母、款冬、桑白皮、白前、沉香、甘草等，于三伏天的初伏、中伏、末伏第 1 天或第 2 天贴敷，每次贴敷 4 ~ 6 h，共贴敷 3 次。

（4）艾灸：风寒袭肺、痰湿蕴肺者，可进行督灸，自大椎至腰俞穴；或取肺俞、大椎、天突、膻中、风门、丰隆穴，温和灸或雷火灸；或取大椎、肺俞、风门穴，隔姜灸。

（5）刮痧：自大椎至至阳穴刮拭督脉，自大杼至肺俞穴刮拭两侧膀胱经，自天突至膻中穴刮拭任脉，点刮中府、尺泽、列缺、合谷穴，以出痧为度。

（6）中药热熨：用苏子、白芥子、香附、芫英各 30 g，细辛 10 g，食盐 30 g，食醋少许，在脊柱及其两旁或啰音密集处来回推熨，开始可隔衣而熨，待布袋温度下降可直接贴背部，每日 2 次。

健康教育

（1）平时注意气候变化，防寒保暖，防外感。

（2）发病期间，保持室内洁净、空气新鲜。注意口腔清洁，被褥轻软，衣服宽大合身。饮食有节，富营养，忌辛辣香燥肥甘之品，戒烟限酒。

（3）缓解期加强锻炼，如散步、练呼吸操、打太极拳、游泳等。对于虚寒体质、慢性支气管炎等患者，提倡冬病夏治与扶正固本。

第三节 喘 证

概念定义

喘证是以呼吸困难，甚至张口抬肩，鼻翼煽动，不能平卧为主要临床表现的病证。喘即气喘、喘息，轻者表现为呼吸困难，不能平卧；重者稍动则喘息不已，甚则张口抬肩，鼻翼煽动；严重者可持续不解，发生喘脱危象，表现为喘促持续不解，烦躁不安，面青唇紫，肢冷，汗出如珠，脉浮大无根。

凡喘息型支气管炎、肺部感染，肺炎、肺气肿，肺源性心脏病、心源性哮喘、肺结核、硅肺以及癔症等，以呼吸困难为主要临床表现者，均属本病症的讨论范围，可参考本节辨证施护。

病因病机

喘证的发生多与外邪侵袭、饮食不当、情志失调、久病劳欲等因素有关。

1. 外邪侵袭

外感风寒或风热之邪，未能及时表散，邪蕴于肺，壅阻肺气，肺气不得宣降，因而上逆作喘。

2. 饮食不当

或恣食肥甘生冷，或嗜酒伤中，脾失健运，痰湿内生，上扰于肺，阻遏气道，气机不利，肃降失常，发为喘促。或湿痰久郁化热，或肺火素盛，痰受热蒸，痰热交阻，肺气上逆作喘。

3. 情志失调

情志不遂，忧思气结，肝失条达，气失疏泄，肺气闭阻，或郁肝，肝

101

气横逆，乘于肺脏，肺气不得肃降，升多降少，气逆而喘。或惊恐伤及心肾，气机逆乱，喘出于肺。

4. 久病劳欲

（1）久病伤肺：慢性咳嗽、哮证、肺胀、肺痨等肺系病证，久病肺虚，气阴不足，气失所主，而致短气喘促。后期，肺之气阴不能下荫，则由肺及肾，肾元亏虚，肾不纳气而喘促不已。

（2）久病伤脾：中气虚弱，肺气失于充养，亦可导致气虚而喘。

（3）劳欲伤肾：精气内夺，肾之真元伤损，根本不固，不能助肺纳气，气失摄纳，逆气上奔为喘。若肾阳衰弱，水泛无主，犯肺凌心，肺气上逆，心阳不振，亦可致喘。

常见症候要点

1. 实　喘

1）风寒袭肺

症状：喘息，呼吸气促，胸部胀闷，咳嗽，痰多稀薄色白，兼有头痛，鼻塞，无汗，恶寒，或伴发热，口不渴，舌苔薄白而滑，脉浮紧。

2）表寒里热

症状：喘咳上气，胸胀或痛，息粗，鼻煽，咳而不爽，吐痰黄稠，烦闷，身痛，有汗或无汗，口渴，舌边红，舌苔薄白或薄黄，脉浮数或滑。

3）痰热郁肺

症状：喘咳气涌，痰黏稠色黄，或夹血色，伴胸中烦热，身热，有汗，渴喜冷饮，面红，咽干，尿赤，大便秘结，舌质红，舌苔黄或腻，脉滑数。

4）痰浊阻肺

症状：喘而胸闷，痰多色白，纳呆呕恶，口黏不渴，困倦，舌苔厚腻，脉滑。

5）肺气郁痹

症状：每遇情志刺激诱发喘咳，起病突然，呼吸短促，息粗气憋，胸闷胸痛，咽中有异物感，或失眠心悸，平素忧思抑郁，舌苔薄，脉弦。

2. 虚　喘

1）肺　虚

症状：喘促短气，气怯声低，喉有鼾声，咳声低弱，咳吐稀痰，自汗，畏风，易感冒，或见咳呛，痰少质黏，烦热而渴，咽喉不利，面红，舌质淡红或有苔剥，脉软弱或细数。

2）肾　虚

症状：喘促日久，气息短促，呼多吸少，动则喘甚，气不得续，或小便余沥，或咳遗尿，或面青肢冷，舌淡苔薄，脉细无力。

3）喘　脱

症状：喘逆剧甚，张口抬肩，鼻翼煽动，端坐不能平卧，稍动则喘剧欲绝，心慌动悸，烦躁不安，面青唇紫，汗出如珠，脉浮大无根，或见间歇，或模糊不清。

主要护理问题

1. 胸闷气促　与邪气壅肺、气失宣降或精气不足、肺肾摄纳失常有关。
2. 咳痰不爽　与邪气壅肺、气失宣降有关（见咳嗽病证）。
3. 生活自理下降　与肺肾两虚、喘促难平、无力施为有关。
4. 潜在的并发症：喘脱。

辨证施护

1. 病情观察

（1）观察呼吸的频率、节律、深度，呼气与吸气的时间比例等。

（2）观察面色、唇甲发绀程度，气喘发作的时间和诱因。如患者出现喘息鼻煽，胸高气促，张口抬肩，汗出肢冷，面色青紫，脉浮大无根为喘脱危象，应及时报告医生。

（3）观察神志、体温、脉搏、出汗、心率、血压、心律、尿量等，发热患者还需注意观察热势变化。喘脱患者每 15 ~ 20 min 巡视一次，认真记录。

（4）伴有剧烈咳嗽者，注意痰色、痰量、气味、咳吐的难易程度等。

2. 生活起居护理

（1）病室保持清洁、安静，空气新鲜、阳光充足，温度保持在 18 ~ 20 ℃，相对湿度在 55% ~ 60% 为宜，室内空气每日消毒 1 次，避免灰尘及烟味刺激，禁止吸烟，严格探视。

（2）卧床休息，注意安置舒适卧位，不宜疲劳及过量运动。喘息较重者取半卧位或端坐卧位，背后放垫枕，持续低流量给氧，氧流量 1 ~ 2 L/min，以减轻呼吸困难，必要的功能检查在床边完成。症状缓解后，方可适当下床活动。

（3）喉间痰多者，帮助患者勤换体位，可轻拍其背部，指导患者掌握有效咳嗽、咳痰、深呼吸的方法。若痰液黏稠时可频饮温开水，以减轻咽喉部的刺激。在心肾功能正常的情况下，每日饮水 1 500 mL 以上，必要时遵医嘱行雾化吸入，痰液黏稠无力咳出者可行机械吸痰。

（4）保持口腔卫生，每日清洁口腔 2 次，有助于预防口腔感染、增进食欲。

（5）辨证起居：风寒袭肺者，室温宜略高，平时注意随气候增减衣物，适寒温，避外邪，切忌对流风，尤其是做好胸背部保暖，以免寒邪从肺俞入侵，加重病情；风热犯肺者，可安置在背阴凉爽病室内，湿度宜高，衣被不宜过厚，汗出后及时更换衣物，慎防着凉；水饮凌心者，病室宜温暖，若患者心悸喘咳，胸闷，不得平卧，应采取半卧位；肺虚作喘者，间歇吸氧，做呼吸操、打太极拳、练八段锦，以调节呼吸功能；肾虚作喘者，宜劳逸结合，节制房事，以免肾水亏虚，水火不济，加重病情。

3. 饮食护理

饮食有节，以清淡、富营养为原则，宜食化痰之品，如冬瓜、陈皮、梨、枇杷等，多饮水。忌海腥发物、辛辣煎炸、膏粱厚味之品。

辨证施食：

（1）风寒袭肺者，宜食温肺散寒之品，如生姜、葱白、豆豉等，可食用灵芝汤，每周2~3次，忌生冷瓜果；

（2）表寒里热者，宜食散寒、清热、宣肺之品，如生姜、葱白、荸荠、丝瓜等，可用鲜芦根4 g煎煮40 min后去渣，取芦根水加入大米30 g煮成粥食用；

（3）风热犯肺者，宜食清凉润肺之物，如梨、枇杷、萝卜、荸荠等，可用川贝母、冰糖研末开水冲服，或食用丝瓜花蜜饮，每日2~3次；

（4）痰热郁肺者，宜食清热化痰之品，如荸荠、丝瓜、白萝卜等，可饮梨汁、荸荠汁；

（5）痰浊阻肺者，宜食化痰降气之品，如生姜、丝瓜、肉桂等，可食用橘皮杏仁饮，忌过甜、过凉的食物；

（6）肺气郁痹者，宜食行气解郁之品，可用木蝴蝶、厚朴花各3 g泡水代茶饮，忌食滋腻滞气或有补气作用之品，如豆类、番薯等，以免加重病情；

（7）水凌心肺者，宜食温阳化饮之品，如新鲜的胎盘或紫河车等，亦可配合利水消肿之品，如赤小豆，应限制钠盐和水的摄入，忌饱餐；

（8）肺虚者可食用补肺健脾之品，如党参、沙参、黄芪、山药等，可用山药60 g、薏苡仁60 g加入大米煮粥食用；肾虚者，宜食补益肾精之物，如核桃、芝麻、猪腰、甲鱼等，饮食宜低盐；喘脱者，待病情稳定后应加强饮食调护，宜食用高热量、高维生素、高蛋白之品，如禽类汤、牛奶、蔬菜汁等，或直接用营养素配制要素饮食。

4. 情志护理

本病缠绵难愈，患者精神负担较重，常易出现焦虑、抑郁等情绪，应鼓励家属常伴患者左右，给予患者情感支持，增强其治疗疾病的信心。肺气郁痹者，每遇情志刺激容易诱发喘咳，故尤须重视情志护理，平时应加强开导、鼓励患者吐露真情，向患者解释本病之成因，指导患者将内心思虑的焦点转移分散，如参加适量的社会、体育活动，增加业余爱好，或选择具有怡悦情志、疏肝解郁的音乐，如《光明行》《春天来了》《雨打芭蕉》等。喘脱者，应及时稳定情绪，缓解畏惧恐慌心理。

5. 用药护理

（1）汤药一般宜温服。服药后注意观察胸闷、气促、咳痰等症状是否改善。

（2）喘证患者慎用镇静剂，喘促剧烈时，遵医嘱正确使用气雾剂。

（3）辨证施药：表寒里热者，药后以微汗为佳，并注意观察患者的缺氧情况、呼吸的深度和频率；肺气郁痹者，所用药物多属芳香走窜之品，不宜久煎，中病即止，平常可服逍遥丸；痰热郁肺者，可遵医嘱予二陈丸、半夏止咳糖浆，以化痰降气平喘，痰稠难咳者，可用鲜竹沥水送服川贝粉3 g，以清热化痰；喘脱者，可遵医嘱予独参汤或静脉注射参附注射液，以回阳救逆。

6. 胸闷喘促对症处理

（1）耳穴埋籽：取平喘、肺、肾上腺、交感等穴，每次选取2～3穴，3日更换1次。

（2）穴位按摩：实喘者取膻中、列缺、肺俞等穴，风寒者加风门，痰热者加丰隆，喘甚者加定天突；虚喘者取膏肓、肺俞、气海、肾俞、足三里、太渊、太溪等穴。

（3）艾灸：实喘者取定喘、膻中、肺俞、大椎、合谷等穴，虚喘日久、反复发作者加肾俞、命门、足三里等穴，着肤灸。

（4）拔罐：风寒者取大椎、肺俞穴，风热者取大椎、肺俞、风池等穴，痰浊者取足三里、中脘、内关等穴，肾虚者取气海、命门、肾俞等穴，可与风门、厥阴俞、膻中等穴交替使用。

健康教育

（1）起居有常，增强体质，防外感。① 加强气功锻炼，以固根本，活动量根据个人体质强弱而定，不宜过度疲劳。② 保证充足的睡眠。居室环境要简洁，避免杂乱、油烟和灰尘等刺激，睡眠时衣被要轻松，不宜太热。③ 合理膳食，提高机体抗病能力。平时应节饮食，少食甜黏肥腻之品，以免助湿生痰。戒烟酒，忌辣刺激类食品。④ 注意四时气候变化，气候变化时尤需慎风寒，随时增减衣服，外出时戴口罩和围巾，以免感受外邪而诱发咳喘。

（2）喘证发作时，遵医嘱使用急救气雾剂，并教会患者正确使用。

（3）及时治疗上呼吸道感染等疾病，防止喘病的发作。平时可根据个人情况服用适量扶正固本的食物，如党参、红枣等。

（4）恢复期指导患者进行呼吸肌功能锻炼，改善肺功能。如果有慢性严重缺氧状况的，嘱患者坚持长期低流量、低浓度氧疗，氧疗时间不少于15 小时，提高生活质量。

第四节　肺　胀

概念定义

肺胀是多种慢性肺系疾患反复发作，迁延不愈，导致肺气胀满，不能敛降的一种病证。临床表现为胸部膨满，憋闷如塞，喘息上气，咳嗽痰多，烦躁，心悸，面色晦暗，或唇甲紫绀，脘腹胀满，肢体浮肿等。其病程缠绵，时轻时重，经久难愈，严重者可出现神昏、痉厥、出血、喘脱等危重证候。

病因病机

肺胀的发生，多因久病肺虚，痰浊潴留，而致肺不敛降，气还肺间，肺气胀满，每因复感外邪诱使病情发作或加剧。

1. 久病肺虚

如内伤久咳、支饮、喘哮、肺痨等肺系慢性疾患，迁延失治，痰浊潴留，壅阻肺气，气之出纳失常，还于肺间，日久导致肺虚，成为发病的基础。

107

2. 感受外邪

肺虚久病，卫外不固，六淫外邪每易乘袭，诱使本病发作，病情日益加重。

1. 外寒里饮

症状：咳逆喘满不得卧，气短气急。咳痰白稀，呈泡沫状。口干不欲饮，面色清暗，头痛，恶寒，无汗，舌体胖大，舌质暗淡，苔白滑，脉浮紧。

2. 痰浊阻肺

症状：胸满，咳嗽痰多，色白黏腻或呈泡沫，短气喘息，憋闷如塞，面色灰白而暗，唇甲紫绀，舌质暗红或暗紫，苔腻或浊腻，脉弦滑。

3. 痰热郁肺

症状：咳逆喘息气粗，胸满烦躁，咯痰黄或白，黏稠难咯，身热，溲黄，便干，口渴欲饮，舌质红或边尖红，舌苔黄或黄腻，脉滑数或浮滑数。

4. 痰蒙神窍

症状：意识蒙眬。表情淡漠，嗜睡，或烦躁不安，或昏迷，谵妄，咳逆喘促，咳痰黏稠，或黄黏不爽，或伴痰鸣，唇甲青紫，舌质暗红或淡紫或紫绛，苔白腻或黄腻，脉细滑数。

5. 肺肾阴虚

症状：呼吸浅短难续，甚则张口抬肩，咳嗽，痰白如沫，咯吐不利，胸满闷窒，声低气怯，心慌，形寒汗出，或腰膝酸软，小便清长，舌淡或暗紫，苔白润，脉沉细虚数无力。

6. 阳虚水泛

症状：咳喘不能卧，咯痰清稀，胸满气憋，面浮，下肢肿，甚则一身悉肿，腹部胀满，尿少，纳差，心悸，怕冷，面唇青紫，舌胖质暗，苔白滑，脉沉细滑或结代。

主要护理问题

1. 胸闷气促　与痰气搏结、痰阻气道、肺失宣降有关。
2. 咳痰不爽　与痰浊壅塞、痰液黏稠、气虚无力有关。
3. 生活自理下降　与肺肾两虚、喘促难平、无力施为有关。
4. 饮食调养的需要　与气阴两虚、生化乏源有关。
5. 潜在并发症：神昏、痉厥、出血、喘脱。

辨证施护

1. 病情观察

（1）密切观察生命体征、喘息、浮肿、咳嗽、咯痰、尿量等变化。

（2）出现神志恍惚、面色青紫、痰声辘辘、四肢发凉时，报告医师，配合处理。

（3）出现面赤谵语、胸中闷胀、烦躁不安、舌强难言时，报告医师，配合处理。

（4）出现神志不清、气促、冷汗、四肢厥冷、脉微欲绝时，报告医师，配合处理。

2. 生活起居

（1）病室保持清洁、安静，空气新鲜、阳光充足，温度保持在 18～20℃，相对湿度在 55%～60%为宜，室内空气每日消毒 1 次，避免灰尘及异味刺激，禁止吸烟，严格探视。

（2）卧床休息，喘息较重者取半卧位或端坐卧位，持续低流量给氧，必要的功能检查在床边完成，做好痰液引流。症状缓解后，可适当下床活动。

（3）喉间痰多者，勤换体位，可轻拍其背部，以助排痰。

（4）顺应四时，根据天气变化及时增减衣物，勿汗出当风；注意卧床休息，缓解期可先行室内活动，根据病情逐渐增加活动量，如打太极拳、做呼吸操等增强体质，改善肺功能。

3. 饮食护理

饮食宜清淡富营养，多食果蔬，忌辛辣刺激、生冷、油腻、海膻发物等。痰浊雍肺者宜食莱菔子、白果、粳米同煮粥，早晚温热服之；痰热郁肺口渴，舌红津伤者，可多予梨汁、荸荠汁、莱菔汁；肺肾气虚者缓解期可服蛤蚧、沙参百合粥、黄芪党参粥等；阳虚水泛浮肿明显者应忌盐，水肿消退后可进低盐饮食，或食用鲤鱼赤豆汤、薏苡仁粥、大枣粥等以利水湿。汗出较多者，可多饮淡盐水，进食含钾丰富的食物，如橘子、香蕉等；腹胀纳呆者可用山楂、炒麦芽少许代茶饮。

4. 情志护理

经常与患者沟通，了解其心理问题，及时予以心理疏导。采取说理开导、顺情解郁、移情易性等方法对患者进行情志护理，并注意充分发挥患者社会支持系统的作用。可采用音乐疗法，选用商调、羽调音乐，如选用《阳春白雪》《黄河》《金蛇狂舞》等曲目可助长肺气；可欣赏《梅花三弄》《船歌》《梁祝》等曲目，以促使肾气隆盛。

5. 用药护理

伴外感风寒者汤药应热服；痰浊雍肺、阳虚水泛者汤剂宜温热服；脾肾阴虚、痰热郁肺者宜温凉服。痰蒙神窍者应慎用镇静剂，以免抑制呼吸。服药后注意观察神志、呼吸、胸闷、咳嗽、咳痰、发绀、浮肿等症状是否改善，应用利尿剂者注意小便量。

6. 对症处理

阳虚水泛者可艾灸大椎、肺俞、脾俞、命门、足三里、三阴交等穴以温阳化气行水。痰蒙神窍者可针刺水沟、间使、内关、丰隆等穴开窍豁痰。虚证患者可灸足三里，亦可自我按摩肾俞、涌泉等穴，或取神门、肝、肾、皮质下、内分泌、肾上腺、平喘、肺等耳穴进行耳穴埋豆治疗。将三伏贴贴于肺俞、大椎、风门、天突、膻中等穴，常用于缓解期治疗。阴虚内热，或肺部感染有热象者，宜在针刺后拔火罐，在起针后，用较大火罐或广口玻璃瓶拔于大椎与两肺俞之间，如患者消瘦，可用小火罐于两侧肺俞穴处，留罐 10 min 左右。

健康教育

（1）生活起居有常，避风寒，勿过劳，禁烟酒，注意情志调理。

（2）进行适当的锻炼，如散步、打太极拳、做呼吸保健操，以增强体质；可自我按摩印堂、合谷、内关、迎风、足三里、三阴交、涌泉等穴，以促进气血运行，增强体质；可进行耐寒训练，如入秋后开始用凉水洗脸等，提高机体抵御风寒的能力。

（3）饮食宜清淡、易消化、富营养，忌肥甘厚腻、生冷煎炸、海膻发物之品，水肿者应低盐或无盐饮食。

（4）进行家庭氧疗。

（5）预防感冒，出现发热、咳嗽、咳痰、呼吸困难、胸闷、发绀等临床表现应及时就诊。

第五节　肺　癌

概念定义

肺癌又称原发性支气管肺癌，是由于正气内虚、邪毒外侵引起的，以咳嗽、咯血、胸痛、发热、气急为主要临床表现的一种恶性疾病。

病因病机

肺癌的发生多与正气内虚、邪毒外侵、痰浊内聚、气滞血瘀阻结于肺，肺失宣降等因素有关。本病属于中医学的"肺积"等病的范畴。

1. 肺脾气虚

症状：久咳痰稀，胸闷气短，神疲乏力，腹胀纳呆，浮肿便溏。舌质淡、苔薄、边有齿痕。

2. 肺阴虚

症状：咳嗽气短，干咳痰少，潮热盗汗，五心烦热，口干口渴。舌赤少苔，或舌体瘦小、苔薄。

3. 气滞血瘀

症状：咳嗽气短而不爽，气促胸闷，心胸刺痛或胀痛，痞块疼痛拒按，唇暗。舌紫暗或有瘀血斑，苔薄。

4. 痰热阻肺

症状：痰多咳重，痰黄黏稠，气憋胸闷，发热。舌质红，苔黄腻或黄。

5. 气阴两虚

症状：咳嗽有痰或无痰，神疲乏力，汗出气短，午后潮热，手足心热，时有心悸。舌质红苔薄，或舌质胖有齿痕。

主要护理问题

1. 咳嗽咳痰　与邪气壅肺，气失宣降、脾虚聚痰有关。
2. 咯血　与阴虚火旺、肺络受损有关。
3. 胸痛　与气滞血瘀、不通则痛有关。
4. 气促胸闷　与痰气搏结、痰阻气道、肺失宣降有关。
5. 纳呆　与脾胃所伤，脾虚运化失健有关。
6. 潜在并发症：感染、血脱、窒息、肺癌转移等。

辨证施护

1. 病情观察

（1）观察咳嗽的时间、节律、性质、声音以及加重因素；

（2）观察并记录痰液的色、质、量、味及有无咯血症状等。

（3）观察神志、体温、脉搏、出汗、心率、血压、心律、尿量等，发热患者，还需注意观察热势变化。

（4）观察胸痛的程度、性质、有无胸闷等症状。

（5）观察胸闷气急情况。

2. 生活起居

（1）病室保持清洁、安静，空气新鲜、阳光充足，温度保持在 18~20℃，相对湿度在 55%~60% 为宜，室内空气每日消毒 1 次，避免灰尘及异味刺激，禁止吸烟，严格探视。

（2）卧床休息，胸闷气急较重者取半卧位或端坐卧位，持续低流量给氧，必要的功能检查在床边完成。症状缓解后，可适当下床活动。

（3）喉间痰多者，勤换体位，可轻拍其背部，以助排痰。

3. 饮食护理

饮食宜清淡、营养丰富，忌食煎炒燥热、肥甘厚味、寒湿生冷及辛辣刺激之品。术后患者饮食宜补气养血为主，如杏仁露、莲藕、鲜白菜、白萝卜等。放疗时肺阴大伤，饮食宜滋阴养血为主，如鲜蔬菜、鲜水果、枇杷果、核桃仁、枸杞果等。化疗时气血两伤，饮食宜补益气血为主，如鲜鲤鱼、白木耳、香菇、燕窝、银杏等。

辨证施食：

（1）肺脾气虚证：宜进食补益肺气、脾气的食品，如糯米、山药、鹌鹑、乳鸽、牛肉、鱼肉、鸡肉、大麦、白扁豆、南瓜、蘑菇等。食疗方：糯米山药粥。

（2）肺阴虚型证：宜进食滋阴润肺的食品，如蜂蜜、核桃、百合、银耳、秋梨、葡萄、萝卜、莲子、芝麻等。食疗方：核桃雪梨汤。

（3）气滞血瘀证：宜进食行气活血，化瘀解毒的食品，如山楂、桃仁、大白菜、芹菜、白萝卜、生姜、大蒜等。食疗方：白萝卜丝汤。

（4）痰热阻肺证：宜进食清肺化痰的食品，如生梨、白萝卜、荸荠等，咳血者可吃海带、荠菜、菠菜等。食疗方：炝拌荸荠海带丝。

（5）气阴两虚证：宜进食益气养阴的食品，如莲子、桂圆、瘦肉、蛋类、鱼肉、山药、海参等。食疗方：皮蛋瘦肉粥、桂圆山药羹。

4. 情志护理

创造安静舒适的环境，调节好室内温湿度，光线适宜、柔和，不宜过强过暗，室内墙壁颜色应采用柔和的色调；避免不良刺激，无论患者、探视人员、医护人员均应避免大声喧哗。护理人员的各项工作要合理安排，集中进行，以减少对患者过多的干扰。加强与患者的交流，疏解调达情志。与患者共同评估急躁易怒或心情压抑的原因，使其明白情志护理对本病的重要性；经常与患者谈心，鼓励患者说出自己的真实想法和要求，耐心倾听患者的倾诉，认同患者的感受，表达出对患者的关切之情。护士说话速度要慢，语调要平静，尽量解答患者提出的问题，向患者介绍成功的病例；指导患者使用放松术，如缓慢呼吸、全身肌肉放松、读书、听音乐、练气功等；指导患者安神静心，清心少思，通过导引行气的锻炼，使患者情绪变得稳定，使其内气协调和顺，能动地调动正气，使其达于病所，以驱邪愈病。

5. 用药护理

遵医嘱用药，不可随意增减药量或停药。中药宜温服，服药后注意观察患者胸闷气促、咳嗽咳痰等症状，肺阴虚型汤药宜少量多次频服。

6. 症状护理

（1）咳嗽、咳痰患者的护理：① 保持病室空气新鲜、温湿度适宜，避免灰尘及刺激性气味。咳嗽胸闷者取半卧位或半坐卧位，少说话；痰液黏稠难咯者，可变换体位。② 助翻身拍背（咯血及胸腔积液者禁翻身拍背），教会患者有效咳嗽、咳痰、深呼吸的方法。③ 保持口腔清洁，咳痰后以淡盐水或漱口液漱口。④ 耳穴埋豆，可选择肺、气管、神门、皮质下等穴位。⑤ 进食健脾益气补肺止咳食物，如山药、白果等。持续咳嗽时，可频饮温开水或薄荷叶泡水代茶饮，减轻咽喉部的刺激。

（2）咯血患者的护理：① 保持病室空气新鲜，温湿度适宜；② 指导患者不用力吸气、屏气、剧咳，喉间有痰轻轻咳出；③ 少量咯血静卧休息；大量咯血绝对卧床，头低脚高位，头偏向健侧，尽量少语、少翻身。及时清除口腔积血，淡盐水擦拭口腔。消除恐惧、焦虑不安的情绪，禁恼怒、戒忧愁、宁心神。④ 少量出血者可进食凉血养血、甘凉滋养之品，如黑木耳、茄子等；大量咯血者遵医嘱禁食。

（3）高热患者的护理：① 病室凉爽，光线明亮。卧床休息，限制活动量，避免劳累。空气保持湿润。② 协助擦干汗液，温水清洗皮肤，及时更换内衣，切忌汗出当风。③ 穴位按摩，可选择合谷、曲池或耳尖、大椎放血（营养状况差者慎用）。④ 进食清热生津之品，如苦瓜、冬瓜、猕猴桃、荸荠等，忌辛辣、香燥、助热动火之品。阴虚内热者，多进食滋阴润肺之品，如蜂蜜、莲藕、杏仁、银耳、梨等。

（4）胸痛患者的护理：应取侧卧位，遵医嘱予肿瘤外用贴敷治疗，理气活血通络，帮助减轻疼痛。也可采用放松术，如缓慢呼吸、全身肌肉放松、听音乐等。

（5）胸闷气急患者的护理：应稳定其情绪，卧床休息，保持室内空气新鲜，光线柔和，减少不必要的人员走动。大量胸腔积液、心包积液而引起的严重气急可协助医生予胸腔穿刺。遵医嘱吸氧。

健康教育

（1）饮食宜清淡富营养，忌食煎炸燥热、肥甘厚味、生冷及辛辣刺激之品。

（2）适当运动，不宜过劳，以不感乏力、气短为宜；可选择慢步走、打太极拳、练气功、练呼吸操等，多到大自然中呼吸新鲜空气。

（3）鼓励戒烟；注意个人卫生，做好口腔护理；保持居住环境整洁，空气清新，避免刺激性气味；注意保暖，随天气变化增减衣服，切记当风受凉，防止呼吸道感染。

（4）定期复诊。遵医嘱定时复诊，如出现咳嗽、胸痛加重、大咯血时应及时就医。

第六节 心 悸

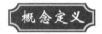

概念定义

心悸是以患者自觉心中悸动，惊悸不安，甚则不能自主为主要表现的病证。每因情志波动或劳累过度而发作，常伴胸闷、气短、失眠、健忘、眩晕、耳鸣等症。心悸一般多呈阵发性，根据病情轻重的不同，分为惊悸和怔忡。惊悸病情较轻，怔忡病情较重，可呈持续性。凡各种原因引起的心律失常，如心动过速、心动过缓、期前收缩、心房颤动或扑动、房室传导阻滞、病态窦房结综合征、预激综合征及心功能不全、心肌炎、神经官能症等，以心悸为主要临床表现者，均属本病证的讨论范围，可参考本节辨证施护。

病因病机

心悸的发生多与体虚劳倦、饮食不当、情志内伤、感受外邪、药物损伤等因素有关。

1. 体虚劳倦

禀赋不足，素体亏虚，或久病伤正，耗损心之气阴，或劳倦太过伤脾，生化乏源，气血阴阳亏虚，脏腑功能失调，致心神失养，发为心悸；或心阳虚衰，血行无力，血脉瘀滞，亦可致心悸；或虚及脾肾之阳，水湿不得运化，成痰成饮，上逆于心，亦成心悸；或肺气亏虚，不能助心以治节，则心脉运行不畅，均可引发心悸。

2. 饮食不当

嗜食膏粱厚味、煎炸炙煿之品，损伤脾胃，脾失健运，痰浊内生，蕴热化火，痰火扰心而致心悸。或因过食生冷，伤脾滋生痰浊，痰阻心脉，而致心悸。

3. 情志内伤

平素心虚胆怯，突遇惊恐，惊则气乱，恐则气下，忤犯心神，心神动摇，不能自主而心悸。或因忧思过度，劳伤心脾，阴血暗耗，心失所养而心悸；或因长期抑郁而致肝气郁结，气滞血瘀，心脉不畅发为心悸；或因大怒伤肝，怒则气逆，大恐伤肾，恐则伤精，阴虚于下，火逆于上，动撼心神亦可发为心悸。

4. 感受外邪

风、寒、湿三气杂至，合而为痹。痹证日久，复感外邪，内舍于心，痹阻心脉，心血瘀阻，发为心悸。或风寒湿热之邪，由血脉内侵于心，耗伤心之气血阴阳，可引起心悸。此外，如温邪、疫毒内侵，邪毒内扰心神，灼伤营阴，心失所养，均可出现心悸。

5. 药物损伤

药物过量或毒性较剧，损及于心，引起心悸，常见药物如中药附子、乌头、雄黄、蟾蜍、麻黄等，西药如奎尼丁、肾上腺素、洋地黄、锑剂等。另外静脉补液过多、过快时，也可发生心悸。

常见病症要点

1. 心虚胆怯

症状：心悸不宁，善惊易恐，恶闻声响，坐卧不安，失眠多梦或易惊醒，食少纳呆，舌质淡红，苔薄白，脉细略数或细弦。

2. 心脾两虚

症状：心悸气短，少寐多梦，健忘，头晕目眩，神疲乏力，面色无华，纳呆食少，舌淡红，苔薄白，脉细弱。

3. 阴虚火旺

症状：心悸易惊，心烦不寐，眩晕耳鸣，急躁易怒，五心烦热，潮热盗汗，口燥咽干，腰膝酸软，舌红少津，苔少或舌质光红无苔，脉细数。

4. 心阳不振

症状：心悸不安，胸闷气短，动则尤甚，面色苍白，形寒肢冷，舌质淡，苔白，脉虚弱或沉细无力。

5. 水饮凌心

症状：心悸，胸闷痞满、下肢水肿，纳呆食少，渴不欲饮，伴恶心呕吐，眩晕，小便不利，甚则喘促，不得平卧，舌淡胖，苔白滑，脉弦滑或细滑。

6. 心血瘀阻

症状：心悸不安，胸闷、心痛时作，痛如针刺，唇甲发绀，舌质紫黯，或有瘀斑、瘀点，脉涩或结或代。

7. 痰火扰心

症状：心悸时发时止，烦躁易惊，胸闷，脘腹胀满，失眠多梦，食少纳呆，口苦口干，大便秘结，小便短赤，舌红，苔黄腻，脉弦滑。

主要护理问题

1. 心悸　与气血阴阳亏虚，心失所养或邪扰心神，心神不宁有关。
2. 夜寐不安　与气血不足，心神失养或阴虚火旺，心神失宁或焦虑、环境改变有关。
3. 药物不良反应　与药物的治疗量与中毒量接近、个体差异、缺乏医药知识有关。
4. 潜在并发症：厥脱　与阴损及阳，心阳暴脱有关。

辨证施护

1. 病情观察

（1）密切观察心慌、心跳的程度，询问患者的自觉感受。

（2）观察心悸发作的诱因与情志、饮食、体力活动等关系。

（3）观察心率、心律、血压、脉象等变化，必要时给予心电监护。

（4）观察心电图的变化，辨别常见异常心电图图形，为判断病情提供依据。若心率持续在每分钟 120 次以上或 40 次以下或频发期前收缩，应及时报告医生，予以处理。

（5）警惕患者出现呼吸不畅、面色苍白、四肢厥冷、血压下降等心阳暴脱的变证，配合做好急救工作。

（6）辨证观察：水饮凌心者注意观察水肿、尿量的变化。

2. 生活起居护理

（1）病室环境安静，避免一切噪声，工作人员做到说话轻、操作轻，减少人的不良刺激。

（2）保持病室空气新鲜，温湿度适宜，注意四时气候变化，防寒保暖，以免外邪侵袭诱发或加重心悸。

（3）起居有节，劳逸适度。心悸发作时宜卧床休息，减少探视，重症者应绝对卧床，待症状好转后，逐渐恢复体力活动。

（4）对年老体弱、长期卧床、活动无耐力的患者，注意皮肤护理，预防压疮。

（5）保证睡眠质量，养成良好的睡眠习惯，睡前尽量放松身心，可以听轻松舒缓的音乐或用温水泡脚，不宜看刺激性书刊及影视。

（6）保持大便通畅，养成规律的排便习惯，切忌努挣，可协助患者进行腹部按摩，必要时遵医嘱予缓泻剂。

（7）心慌气急者给予吸氧，氧流量为 2～4 L/min。

（8）辨证起居：心脾两虚者，病室宜阳光充足，注意随气候变化增减衣服，以防伤及心气；阴虚火旺者，室温宜偏低，通风，睡眠时光线宜暗，薄衣薄被，慎房事，以防肾水亏耗，水不济火，加重心悸；心阳不振者，病室宜阳光充足，防寒保暖，预防感冒；水饮凌心者，病室宜温暖，若患者心悸喘咳，胸闷，不得平卧，应采取半卧位。

3. 饮食护理

饮食宜低盐、低脂，进食营养丰富而易消化吸收的食物，忌过饱，避免烈酒、浓茶、咖啡、可乐等刺激性饮品。伴有水肿者，应限制水和钠盐的摄入。

辨证施食：

（1）心阳不振者，饮食应温热服，以温补心阳之品为宜，如羊肉等，桂皮、葱、生姜、大蒜等调味，忌过食生冷；

（2）心脾两虚者，以补益气血之品为宜，如鸡肉、鸽肉、红枣、山药等，以及含铁丰富的食物；

（3）阴虚火旺者，以滋阴降火、清心安神之品为宜，如梨、百合、小麦、鸭肉等，忌辛辣炙煿之品；

（4）心虚胆怯者，以镇静定志、养心安神之品为宜，可用酸枣仁 5 g，加白糖研末，于睡前调服，以镇静安眠、调养精神；

（5）心血瘀阻者，以活血化瘀之品为宜，如玫瑰花、山楂、红糖等；

（6）痰火扰心者，忌食膏粱厚味、煎炸炙煿之品，可用化痰泻火之品，如苦瓜、莲子心等泡茶或选用荸荠、甘蔗等；

（7）水饮凌心者，应限制钠盐和水的摄入，宜温阳化饮之品，如新鲜的胎盘或紫河车等，亦可配合利水消肿之品，如鲤鱼赤小豆汤。

4. 情志护理

心悸常因情志刺激诱发，故应注重情志护理。对患者加强说理、劝解、安慰、鼓励，多和患者沟通，使其保持心情愉快，精神乐观，情绪稳定。指导患者心理疏导之法，如移情法、音乐法，或通过谈心释放情绪。如音乐疗法中，可根据心悸的虚实情况进行辨证选乐，实证者可选用《塞上曲》《二泉映月》《秋思》《雁落平沙》等；虚证者，可选用《喜洋洋》《步步高》《金水河》《假日的海滩》等。对心虚胆怯及痰火扰心、阴虚火旺等引起的心悸，应避免惊恐刺激及忧思恼怒等。

5. 用药护理

（1）严格按照医嘱的剂量、时间和方法给药，注意观察药物的不良反应。

（2）严格控制输液的量和滴速，可选用输液泵控制速度。观察输液反应。

（3）使用附子或服用洋地黄类药物，应注意观察患者有无心率缓慢、胃纳减退、恶心、色觉异常、心慌不适等中毒症状，服用药物前测心率低于每分钟 60 次时应停药。

（4）伴有水肿者，使用利尿剂时，要准确记录出入量。

（5）心悸频作者，指导患者随身携带急救药物，以备急用。

（6）辨证施药：心阳不振者，中药汤剂应趁热服，补益药宜早晚温服，利水药需浓煎，宜空腹或饭前服用，活血化瘀类中成药宜饭后服用，安神药宜睡前服用；阴虚火旺者，中药汤剂宜浓煎，少量频服，睡前凉服，服药期间忌饮浓茶、咖啡。

6. 对症处理

（1）穴位按摩：取神门、心俞、肾俞、三阴交、内关等穴；伴汗出者可加合谷穴，每次 10～15 min，每日 1～2 次。

（2）耳穴埋籽：取心、交感、神门、皮质下等穴，心虚胆怯者加胰胆穴、心脾两虚者加脾穴、阴虚火旺者加肾穴。每次选取 2～3 穴，每日按压数次，3～5 日更换 1 次。

（3）穴位敷贴：取关元、气海、膻中、足三里、太溪、复溜、内关、三阴交等穴，根据病情选择白芥子、细辛等药物制成药饼敷贴，每日 1 次，每次保留 30 min 左右。

健康教育

（1）避免诱发因素，告知患者及家属过劳、情绪激动、饱餐、寒冷刺激等都是诱因，注意尽量避免。

（2）合理膳食，多食低脂、易消化、清淡、营养丰富的食品，如茯苓饼、玉米等，避免辛辣的食物以及刺激性饮品，如咖啡、浓茶等，避免饱餐。

（3）指导患者养成每天定时排便习惯，排便时勿过于用力屏气，保持排便通畅。

（4）做好病情自我指导：① 教会患者监测脉搏、心率的方法，以利于自我监测病情。若出现心悸频发且重，伴有胸闷、心痛，尿量减少，下肢水肿，短时间内体重增加较快，呼吸气短或喘促等症状，应及时就诊。② 教会家属对患者反复心悸，出现心阳暴脱、厥脱等危候的救护方法。③ 说明坚持服药的重要性，告知患者服用药物可能出现的情况，注意有无毒性反应。

（5）指导患者合理安排休息与活动，不宜晚睡，睡前不宜过度兴奋。注意选择适量有度的保健锻炼，如散步、打太极拳、练八段锦等，以调息、调心、调身。

（6）指导患者平淡静志，避免七情过激和外界不良刺激。消除患者的紧张心理，树立战胜疾病的信心和勇气，以利于疾病的好转或康复。

第七节　胸　痹

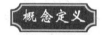

概念定义

　　胸痹是以胸部闷痛，甚则胸痛彻背，喘息不得卧为主要临床表现的一种病证。轻者偶发短暂轻微的胸部憋闷或隐痛，呼吸不畅，重者胸痛剧烈，或呈压榨样绞痛，严重者心痛彻背，背痛彻心，发展为真心痛。

　　凡冠状动脉粥样硬化性心脏病（心绞痛、心肌梗死）及其他如病毒性心肌炎、心包炎、慢性阻塞性肺气肿、慢性胃炎，甚至一些神经官能症等疾病以膻中及左胸部发作性憋闷疼痛为主要表现者，均属本病证的讨论范围，可参照本节辨证施护。

病因病机

　　胸痹之病因主要与年老体虚、饮食不当、情志失调、寒邪内侵等因素有关。

1. 年老体虚

本病多发于中老年人，年过半百，肾气渐衰。肾阳虚衰则不能鼓动五脏之阳，引起心气不足或心阳不振，血脉失于阳之温煦、气之鼓动，则痹阻不通；若肾阴亏虚，则不能滋养五脏之阴，阴亏则火旺，灼津为痰，痰热上犯于心，心脉痹阻，则为胸痹。

2. 饮食不当

过食肥甘厚味或饮酒过度或饥饱失常，或日久脾胃受损，运化失司，聚湿生痰，上犯心胸，清阳不展，气机不畅，心脉痹阻，遂成胸痹。

3. 情志失调

忧思伤脾，脾虚气结，运化失司，津液失于输布，聚而为痰，痰阻气机，气血运行不畅，心脉痹阻，发为胸痹。或郁怒伤肝，肝郁气滞，郁久化火，灼津成痰，气滞痰浊，痹阻心脉，而成胸痹。

4. 寒邪内侵

寒主收引，可抑遏阳气，又可使血行瘀滞。素体阳虚，胸阳不振，阴寒之邪乘虚而入，寒凝气滞，胸阳不展，血行不畅，心脉痹阻而发胸痹。故在严冬季节或气候突变转寒时易发病。

常见病症要点

1. 阴寒凝滞

症状：卒然胸痛彻背，背痛彻心，或感寒痛甚，或胸闷心悸气短，形寒肢冷，面色苍白，苔薄白，脉沉紧或促。多因气候骤冷或感寒而发病或加重。

2. 心血瘀阻

症状：胸痛剧烈，如刺如绞，痛有定处，入夜尤甚。甚则心痛彻背，背痛彻心，或痛引肩背，伴有胸闷，日久不愈，可因暴怒而加重，舌质紫黯，舌下瘀筋，苔薄，脉沉涩或结代。

123

3. 痰浊壅塞

症状：胸闷如窒而痛，或痛引肩背，形体肥胖，痰多，气短喘促，遇阴雨天而易发作或加重，伴有倦怠乏力，纳呆便溏，口黏，恶心，咯吐痰涎，苔白腻或白滑，脉弦滑。

4. 气阴两虚

症状：心胸阵阵隐痛，胸闷气短，动则喘息，心中动悸，倦怠乏力，面色少华，头晕目眩，遇劳则甚，或易汗出、易感，舌偏红或有齿印，脉细弱无力，或结代。

5. 心肾阴虚

症状：心胸疼痛时作，心悸怔忡，心烦不寐，头晕耳鸣，五心烦热，口燥咽干，潮热盗汗，舌红少津，苔薄或剥，脉细数或结代。

6. 阳气虚衰

症状：胸闷气短，心悸怔忡，神倦怯寒，遇冷心痛加剧，动则更甚，四肢欠温，自汗，舌质淡胖，苔白腻，脉沉细迟。

主要护理问题

1. 胸闷、胸痛　与气滞、血瘀、痰阻、阴寒闭阻胸阳有关。
2. 潜在并发症：厥脱　与劳累过度、七情过激，心痛剧烈、心阳暴脱有关。
3. 便秘　与久卧少动、饮食不当、排便习惯改变，气阴亏虚有关。
4. 焦虑　与知识的缺乏，家庭、社会、环境影响有关。

辨证施护

1. 病情观察

（1）密切观察患者胸痛的部位、性质、程度、持续时间、发作情况及诱发因素等，以辨别病情的轻重以及实证和虚证。

（2）观察患者心率、心律、血压、面色、呼吸等变化及有无颈静脉怒张情况。

（3）观察患者心电图、心电监护变化，应注意 ST 段、Q 波的变化，发现时，立即报告医师，立即配合处理。

（4）观察患者 24 小时的出入量，发现尿量减少，报告医师。

2. 生活起居护理

（1）保持病室环境安静，走路、说话、操作、关开门、取放物品的声音要轻，避免噪声刺激或突然的撞击声和突然的高声尖叫。

（2）患者应卧床休息，需协助日常生活，避免不必要的翻身，限制探视，防止情绪激动。老年体患者可协助其翻身拍背，以助排痰。

（3）及时吸氧，一般宜持续吸入。若患者胸痛剧烈、心慌、气短、唇紫、手足冷，可能为真心痛之征，需立即给予吸入高流量的氧气，氧流量以 4～6 L/min，并及时报告医生，做好抢救准备，同时密切观察血压、脉象、面色、肢温变化，配合抢救，做好记录。

（4）辨证起居：阴寒凝滞者，病室宜温暖向阳，室内温度宜偏高，注意保暖御寒，随气候变化调整衣被厚薄，预防感冒；心血瘀阻者，病室宜阳光充足，空气新鲜，温湿度适宜，特别需保持病室肃静，禁止喧哗，保证充足睡眠和休息，发作期患者应绝对卧床休息，谢绝探视，以减少气血耗伤，若病情稳定，第 2 周可在床上活动四肢，第 3 周后待病情稳定可在室内缓步走动，以流通气血，利于减少发作；痰浊壅塞者，病室宜通风，定时开窗保持空气流通，不宜潮湿；气阴两虚者，发病时宜绝对卧床休息，以减少气血耗损，平时以休息为主，在体力允许的情况下，可适当运动，活动量以不引起胸闷、胸痛发作为度；阳气虚衰者，病室宜向阳，室温偏高，保持安静，空气流通。嘱患者注意防寒保暖，随气候变化调整衣被厚薄，以防寒邪侵袭。

3. 饮食护理

饮食清淡为原则，素食为主，适当增加含粗纤维的食品，如大麦、燕麦、大豆、山楂、核桃等，宜低脂、低胆固醇、低热量、高维生素、易消化的食物，如新鲜蔬菜水果、瘦肉、鱼类、五谷、植物油等，忌烟酒、浓茶、咖啡及辛辣刺激性黏滑滋腻食品。饮食应有规律,少食多餐,避免过饱、过饥。

辨证施食:

(1)阴寒凝滞者,饮食宜温热,可饮少量米酒或低度葡萄酒以温阳祛寒活络,或用少量干姜、川椒等调味,以温运中阳,忌生冷寒凉、刺激以及肥甘厚味食物;

(2)心血瘀阻者,可给予萝卜、橘子、山楂、桃仁等行气活血食品,少量饮低度酒以助活血化瘀之功,忌食肥甘厚味与辛辣之品;

(3)痰浊壅塞者,饮食宜多食竹笋、萝卜、柑橘等健脾化痰之品,忌食肥甘厚味之品、生冷之品,戒烟酒,以防助湿生痰,肥胖患者需控制食量和体重,以减轻脾胃负担;

(4)气阴两虚者,饮食宜补气养阴之品,如山药粥、莲子羹、百合粥等;

(5)心肾阴虚者,饮食宜清淡滋润之品,如木耳、芹菜等,忌肥甘厚味,可常食银耳羹、百合绿豆汤调补;

(6)阳气虚衰者,饮食宜温热食品,如羊肉、牛肉、韭菜、洋葱等,禁食生冷瓜果等寒凉之品。

4. 用药护理

(1)汤药一般宜温服,注意服药禁忌,如服用人参、黄芪等补气药时,应禁食萝卜、绿豆等凉性食物,以免降低药物的作用。

(2)胸痹疼痛发作时应立即停止活动,舌下含服硝酸甘油或含服速效救心丸,拨打急救电话前往医院救治,给药后应注意药物起效的时间长短,疼痛缓解的程度,患者有何不适反应,若患者用药后反应较大或 15 min 后胸痛仍然不缓解时,应及时通知医生,采取必要的措施。

(3)辨证施药:阴寒凝滞者,胸痛发作时,遵医嘱予以冠心苏合香丸 1 粒,或予沉香、肉桂粉各 1 g 温水调服,或麝香片舌下含服,密切观察患者服药后的神志、心率、呼吸、血压、脉象、胸痛等变化以及服药后的效果及变化,若病情不缓解,立即报告医生。心血瘀阻者,遵医嘱予温通心阳、活血化瘀之剂,药疗后注意观察胸痛发作的性质、轻重程度、持续时间,监测心率、心律、呼吸、血压、脉搏、神志、脉象等变化,特别要加强夜间巡视。痰浊壅塞者,胸痛发作时可予以活血化瘀药,如活心丹 5

粒以活血化瘀止痛，用药后注意观察患者胸闷、胸痛的持续时间，气短喘促等变化。咳嗽痰多黏稠者，可予服用竹沥水，每次 20 mL，每日 3 次。气阴两虚者，遵医嘱可予服复方丹参片、人参三七粉，利于益气养心活血。心肾阴虚者，遵医嘱予患者服天王补心丹改善睡眠。阳气虚衰者可予活血化瘀、温阳补气之剂。

5. 情志护理

七情失调可直接影响气血运行，导致心脉痹阻而诱发胸痹心痛，故应注重情志护理。患者应保持心情平静愉快，减除恐惧焦虑，避免过于激动或不良刺激。鼓励患者表达内心感受，针对性给予心理支持。指导患者掌握谈心释放法、听音乐转移法、自我排解不良情绪等方法，如选择古琴音乐疗法，可根据人体阴阳的偏盛和音乐的阴阳属性选择曲子。可指导患者多听《梅花三弄》《渔樵对答》和《荷花映月》等乐曲以补益心阳、养心安神，多听《碧涧流泉》《雨后彩虹》和《文王操》等以养阴益气、宁静安神。

6. 对症处理

胸闷、胸痛的对症处理：① 穴位按摩：嘱患者取仰卧位，选取内关、神门、心俞等穴，每穴每天按揉 3 min，持续 2 ~ 3 周以缓解心痛症状。② 中药离子导入：选择手少阴心经、手厥阴心包经、足太阳膀胱经的背俞穴等穴位，遵医嘱实施中药离子导入，每日 1 次，每次 25 min。③ 耳穴贴压：选取心、神门、交感、内分泌、肾等穴位埋籽，每穴留置 2 ~ 3 日，嘱患者每日自行按揉 50 ~ 100 次，以有痛感为度，两耳交替进行，10 次为一疗程。④ 砭石疗法：选取背俞、巨阙、内关、通里等穴，将热砭石放置在胸前，顺经络使用熨或推促进气血通畅。⑤ 穴位敷贴：选取心前区与心俞穴敷贴心绞痛宁膏、麝香心绞痛膏。

健康教育

（1）适寒温，慎起居，预防外感。发作期指导患者立即卧床休息，待病情缓解后再适当活动。注意适当休息，坚持力所能及的活动，做到动中有静，保证充足的睡眠。

（2）合理调整饮食，适当控制进食量。控制热量、脂肪、糖、钠的摄入，保证必需的无机盐和微量元素，少量多餐，禁忌刺激性食物及烟、酒、浓茶和咖啡，少食动物脂肪及胆固醇含量较高的食物，多吃水果及蔬菜，增加芹菜、糙米等膳食纤维食物的摄入。排便不畅时可每天饮蜂蜜水 1 杯。

（3）指导患者及家属在病情突然变化时的简易应急措施。教会患者及家属在胸痹发作时的缓解方法。自备急救药物，易取、易用，呼叫器放在伸手可及之处。患者若胸痛剧烈，可迅速用药，如速效救心丸、冠心苏合丸等。指导患者出院后坚持服药，自我监测药物的毒性反应。

（4）康复期指导患者适当进行康复锻炼。如采取散步、打太极拳、练八段锦等方法。积极防治有关疾病如感冒、消渴、眩晕等，定期门诊复查。

（5）教会患者及家属观察病情变化，定期进行家庭访视，与患者面对面交流，根据患者出现的问题给予针对性的指导。

第八节　便　秘

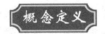 概念定义

便秘是指大肠传导功能失常，导致大便秘结不通，以排便周期延长，或周期不长，但粪质干结，排便艰难，或粪质不硬，虽有便意，但便而不畅为主要表现的病证。便秘既是一个独立的病证，也是临床多种急慢性疾病的常见症状，凡功能性便秘、肠易激综合征、肠炎恢复期、直肠及肛门疾病引起的便秘、药物性便秘、内分泌及代谢性疾病引起的便秘等，以及以肌力减退所致的排便困难为主要临床表现者，均属本病证的讨论范围，可参考本节辨证施护。

病因病机

便秘的发生多与饮食不节、感受外邪、情志失调、劳逸失当、年老体虚等因素有关。

1. 饮食不节

饮食不节是导致便秘的最常见原因。饮食不节，损伤脾胃。凡阳盛之体，或饮酒浆，或过食肥甘厚味，或过食辛辣煎烤之品，或过服热药，导致肠胃积热，故大便干结；或过食生冷，或过服寒凉之药，阴寒内结，致阴寒凝滞；或饮水不足，或进食蔬果过少，津伤肠燥，大肠传导失司，造成便秘。

2. 感受外邪

若感受寒邪，内袭肠胃，导致阴寒内盛，凝滞肠胃，失于传导，糟粕不行，而成便秘；若热病之后，邪犯于肺，移热于肠，或内传阳明，肠胃燥热，余热留恋，耗伤津液，大肠失润，亦可致大便干燥，排便困难而成热秘。外邪壅于肺，肺失肃降，腑气不运，传导失常，糟粕内停而成便秘。从六淫外邪所致便秘的特点来看，因风者发为风秘；因寒者发为冷秘；因暑者发为热秘；因湿者发为湿秘；因燥者发为脾秘；因火者发为阳秘。

3. 情志失调

忧愁思虑过度，或郁怒伤肝，肝失条达，七情不和，情志不舒，每致气机郁滞，不能宣达，于是通降失常，传导失职，糟粕内停，不得下行，"气内滞而物不行也"，而成便秘；或气郁不解，化火伤津，肠道失润，故大便干结不行；或气郁导致水津不布，肠道不润，故大便干结，或欲便不出。

4. 劳逸失当

贪逸奢卧，久坐少动，气血郁滞，致胃肠运动减弱，大肠传导失司，久则中气暗沉，津液布散失常，气机壅滞，营血不畅，传导失职而为便秘；劳倦内伤，耗伤气血，气虚则大肠传导无力，阴虚血少则肠道干涩，失于濡润，导致大便干结，排出困难。过劳汗出过多，又易伤津，使肠道津亏，亦可导致便秘。

5. 年老体虚

病后、产后正气未复，气血亏虚，寒性病变伤阳，大肠传导无力，可致排便困难而便秘。病及血液，血行不畅，或失血之后，血积不行，或跌仆损伤，致血瘀停积，津停失润，也可发生便秘。

常见症候要点

1. 实 秘

（1）热秘。症状：大便干结，腹胀腹痛，面红身热，口干口臭，心烦不安，多汗，时欲饮冷，小便短赤，舌质红干，苔黄燥或焦黄起芒刺，脉滑数或弦数。

（2）气秘。症状：大便干结或不甚干结，欲便不出，或便而不畅，肠鸣矢气，腹胀腹痛，胸胁满闷，嗳气频作，食少纳呆，舌苔薄腻，脉弦。

（3）冷秘。症状：大便艰涩，腹痛拘急，胀满拒按，胁下偏痛，手足不温，呃逆呕吐，舌淡苔白，脉弦紧。

2. 虚 秘

（1）气虚秘。症状：大便不干，虽有便意，却如厕努挣乏力，排便困难，汗出气短，便后乏力，面白神疲，懒言少动，舌淡苔白，脉弱。

（2）血虚秘。症状：大便干结，排出困难，面色晦涩无华，头晕目眩，心悸短气，失眠健忘，口唇色淡，苔白，脉细。

（3）阳虚秘。症状：大便干或不干，排便困难，小便清长，面色㿠白，手足不温，或腹中冷痛，喜热怕冷，腰膝冷痛，舌淡苔白，脉沉迟。

（4）阴虚秘。症状：大便干硬，状如羊屎，体形消瘦，头晕耳鸣，两颧红赤，心烦失眠，潮热盗汗，腰膝酸软，舌红少苔，脉细数。

主要护理问题

1. 便秘　与热结肠腑，或气阴亏虚等导致肠道传导失司有关。
2. 腹胀、腹痛　与肠腑热结，肠燥便结，气机通降失常有关。

3. 肛裂、脱肛　与大便干结，排出困难，临厕努挣，损伤肛门组织以及便秘日久，中气虚弱有关。

4. 潜在并发症：虚脱　与气血亏虚，大便难出，临厕努挣有关。

辨证施护

1. 病情观察

（1）密切观察排便情况，记录每日排便次数、每次排便时间、排便间隔、大便形状及颜色等。

（2）评估影响排便的因素，包括心理因素、年龄、日常饮食、活动、疾病、药物使用以及治疗检查等。

（3）观察伴随症状，如有无腹痛，腹胀，头晕，心悸或汗出，便后有无出血，腹部有无硬块等症状。

（4）气虚患者注意防止因努挣而出现虚脱。

（5）老年患者注意防止出现疝气、虚脱或久起立后跌倒，甚者可诱发中风，胸痹，心痛等发作。

2. 生活起居护理

（1）病室保持安静，卫生间需有安全设施，如坐厕、扶手、防滑地板等，排便环境舒适、单独、隐蔽。床上排便者，使用屏风或床帘遮挡，保护隐私。

（2）重建正常的排便习惯，纠正忍便的不良行为，定时排便，一般以早餐后为最佳，排便时应注意力集中，严禁久蹲及用力排便。

（3）根据患者需要制定规律的活动计划，并协助其从事适量的运动。鼓励患者多散步、做操、打太极拳等，定时进行增强腹肌和骨盆肌肉的特殊运动，避免久坐少动。指导患者按顺时针方向按摩腹部以促进肠蠕动，每次 10 ~ 15 min，每日 2 ~ 3 次。

（4）采取的排便姿势。病情允许时让患者到卫生间取习惯姿势（蹲姿或坐姿）排便；气血虚弱或年老虚弱需在床上排便者，除有特别禁忌外，最好采取坐式或酌情抬高床头为宜，以借助重力作用，增强腹内压力，促进排便。

（5）保持肛周皮肤清洁。便后用软纸擦拭，温水清洗；有肛门疾病者便后可用1：200高锰酸钾溶液或五倍子、苦参、花椒煎水坐浴，肛裂者可于坐浴后用黄连膏、痔疮膏外涂。

（6）辨证起居：实证患者，病室应凉爽通风，湿度偏高，光线柔和；虚证患者，病室应温暖向阳，注意防寒保暖，充分休息，勿使患者受到突然刺激，如巨响、惊吓、震动等。

3．饮食护理

饮食宜清淡，多饮水，常吃富含纤维素的食物，忌食辛辣炙煿之品，禁烟酒。

辨证施食：

（1）肠胃积热者，饮食宜凉润，多吃新鲜水果及蔬菜，如梨、香蕉、荸荠、火龙果等清热通便之品，津液耗伤者可用麦冬、生地煎水代茶，或连续数日食用麻油拌菠菜以润肠通便；

（2）气机郁滞者，多食调气之品，如柑橘、萝卜、佛手等，可食用紫苏麻仁粥；

（3）气虚者，以益气润肠食物为宜，如山药、白薯、白扁豆等；

（4）血虚者，宜进食养血润燥食物，如黑芝麻、枸杞、红枣等，可食用松子仁粥；

（5）若燥热症状明显者，可用首乌、玄参煎水代茶饮；

（6）阳虚者，宜进温阳润肠之品，如牛肉、羊肉、韭菜等温性之品，多进热饮、热果汁，可早晚温热食用肉苁蓉粥，以补肾壮阳，润肠通便。

4．情志护理

本病缓慢起病，患者因病久痛苦、情志多忧而与病证互为因果，形成恶性循环。关心体贴患者，观察其情绪变化，及时予以劝慰。与患者多加交流，了解其饮食习惯及生活规律，共同分析便秘的原因，解除患者排便时忧虑、恐惧的心理因素影响，消除紧张情绪。对于气秘患者更应加强情志疏导，教会患者采用自我调适情志的方法，如音乐放松法、移情易志法等。采用音乐疗法放松者可选择风格悠扬沉静的乐曲，如《春江花月夜》《月儿高》《月光奏鸣曲》等。此外，鼓励家属多陪伴患者，给予患者支持，避免不良刺激。

5. 用药护理

（1）通便药物应在清晨或睡前服用，观察服药后大便的次数、性状、量、色等，观察有无腹泻或泻下不止的情况，并做好记录。如有腹痛难耐，腹泻严重时应立即停药，并通知医生处理。

（2）辨证施药：肠胃积热者，中药汤剂宜偏凉服，可每日用生大黄 6 g 或番泻叶 3~6 g 泡水饮用，以泄热通便；气机郁滞者，可用槟榔或佛手泡水代茶饮，以行气通滞；气阴两虚者，可用西洋参、黄芪、麦冬、沙参泡水代茶饮，以补气养阴，润肠通便；阳虚者，可用吴茱萸 50 g，加生盐 1 g 炒热熨腹部，以温暖下焦，散寒止痛。

6. 对症处理

（1）便秘的对症处理。① 耳穴埋籽：实秘者取大肠、直肠下段、交感、肺、肝胆等穴；虚秘者取脾胃、肾、大肠、直肠下段、皮质下等穴，每 3 日更换 1 次，2 周为 1 疗程。② 穴位按摩：热秘者取大肠俞、天枢、支沟、合谷、曲池等穴；气秘者取大肠俞、天枢、中脘、期门等穴；虚秘者取大肠俞、脾俞、胃俞、天枢等穴；冷秘者取肾俞、大肠俞、上巨虚等穴，每穴位按摩 1 min，每日 1 次，每次 10~15 min，10 次为 1 疗程。③ 穴位贴敷：大黄研为粉末，加甘油或醋调成糊状，取神阙、足三里、合谷、天枢等穴，每日 1 次，7 次为 1 疗程。④ 拔罐：实秘者取天枢、曲池、内庭、支沟、太冲等穴，虚秘者取天枢、上巨虚、大肠俞、支沟、足三里等穴，留罐，每次 10~15 min，每日 1 次，2 周为 1 疗程。⑤ 灌肠：可用肥皂水 50 mL，每次保留 5 min。

（2）腹胀的对症处理。① 耳穴埋籽：取大肠、小肠、直肠等穴，实证者配肺、三焦、胃等穴，虚证者配脾、肾、内分泌等穴，每次选主穴 3 个，配穴 2 个，以指腹按揉，局部有酸胀感为宜，每次按揉 5~10 下，每日 2~3 次。② 艾灸：主穴取大肠俞、天枢、支沟、神阙等穴；虚秘者加脾俞、胃俞、足三里等穴；冷秘者加肾俞、关元俞、气海俞等穴，温和灸，每次取 4~6 穴，每穴 10~15 min，每日 1 次，7~10 次为 1 疗程。

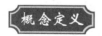

（1）调摄生活，起居有节。适当增加活动，避免久坐少动。调畅情志，戒忧思恼怒，避免情志所伤引起便秘，习惯性便秘者应克服排便困难的忧虑。

（2）便秘期间，恰当选食，合理搭配。多吃蔬菜、粗粮等含纤维素多的食物，多食瓜果，一般要求每日饮水 2 000 mL 以上。忌食肥甘厚腻、辛辣煎炸之品。

（3）掌握简单的处理便秘的方法，了解使用泻剂的原则，选择安全的方式排出积便，切勿养成用药通便的依赖思想。

（4）正确填写排便日记。排便日记内容包括排便频率、每次排便时间、排便费力程度、大便性质及排便有无伴随不尽感、便意、肛门坠胀感、腹胀、腹痛等，以动态观察排便变化，及时反馈治疗效果，增强治疗信心。

（5）根据自身的病情、体力制定长期运动计划和容易达到的目标，如采取较平常稍快速度的步行方式，进行增强腹肌力量的仰卧起坐、前或后屈腿运动等，增强体质。

第九节 胁 痛

胁痛是以一侧或两侧胁肋部位疼痛为主要表现的病证。既可单独为病，又常为多种疾病的一个症状。胁指胁肋部，在胸壁两侧，由腋以下至第十二肋骨。胁痛古代又称"胁肋痛""季肋痛"和"胁下痛"。凡现代医学的肝胆疾病，如急慢性肝炎、肝硬化、脂肪肝、肝脓肿、肝癌、肝脏寄生虫病以及急慢性胆囊炎、胆道感染、胆石症、胰腺炎、肋间神经痛等，以胁痛为主要临床表现者，均属本病证的讨论范围，可参考本节内容辨证施护。

病因病机

本病的发生多与情志不遂，饮食不节，外感湿热，劳欲久病，跌仆损伤等因素有关。

1. 情志不遂

肝为将军之官，性喜条达而恶抑郁，主调畅气机。暴怒伤肝，肝失条达，气机失调，络脉闭阻，而致胁痛；或抑郁忧思，肝失疏泄，气机阻滞不通，而发为胁痛。

2. 饮食不节

长期恣食肥甘炙煿、醇酒辛辣之品，积湿生热，湿热内蕴，火热熏蒸，煎熬胆汁，聚而为石，阻塞胆腑气机，引发胁痛；或过食生冷，损伤脾胃，脾失健运，而致水湿内蕴，日久郁而生热，湿热相搏，壅塞肝经，肝胆失于疏泄，气机阻滞而致胁痛。

3. 外感湿热

湿热之邪外袭，郁于少阳，导致枢机不利，肝胆经气失于疏泄条达，发生胁痛。

4. 劳欲久病

久病体虚或劳欲过度，精血亏损，均能使肝肾阴虚，水不涵木，血不养肝，肝络失养，不荣而痛，而成胁痛。

5. 跌仆损伤

气为血之帅，气行则血行，因跌仆闪挫，或因强力负重，使胁络受伤，气机阻滞，瘀血停留，阻塞胁络，不通则痛，而致胁痛。

常见症候要点

1. 肝气郁结

症状：胁痛以胀痛为主，走窜不定，甚则引及胸背肩臂，疼痛每因情志而增减，善太息，伴有胸闷气短，脘腹胀满，纳呆，嗳气频作，舌苔薄白，脉弦。

2. 肝胆湿热

症状：胁肋胀痛或灼痛，触痛明显而拒按，或牵及肩背，常伴有胸闷纳呆，恶心呕吐，口苦，或有黄疸，或有身热恶寒，小便黄赤，大便不爽，舌质红，苔黄腻，脉弦滑数。

3. 瘀血停留

症状：胁肋刺痛，痛处固定而拒按，疼痛持续不已，入夜尤甚，或胁下有癥块，或见面色晦黯，舌质紫黯，或有瘀斑瘀点，脉沉涩。

4. 肝阴不足

症状：胁肋隐痛，悠悠不休，绵绵不已，遇劳加重，伴有口干咽燥，心中烦热，头晕目眩，两目干涩，舌红少苔，脉细弦而数。

主要护理问题

1. 胁痛　与气滞、湿热、淤血及肝阴不足有关。
2. 发热　与湿热蕴结，肝胆失疏有关。
3. 便秘　与湿热蕴结，腑气不通有关。
4. 潜在并发症：黄疸　与久病迁延不愈有关。
5. 潜在并发症：积聚　与久病迁延不愈有关。
6. 潜在并发症：鼓胀　与久病迁延不愈有关。

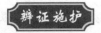辨证施护

1. 病情观察

（1）观察胁痛的部位、性质、程度、持续时间、诱因、舌苔、脉象以及伴随症状等，以辨别胁痛的证候。

（2）观察体温、肤色等变化，注意有无合并黄疸及黄疸的进退情况。若见高热寒战、上腹剧痛、腹肌紧张、板状腹、呕吐、便秘等症，提示可能有胆囊、胆道急性化脓、穿孔等并发症，应立即汇报医生，做好抢救或手术前准备工作。

（3）辨证观察：肝胆湿热者，定时测量并记录体温；发热者，根据病情选择降温措施，如酒精擦浴，冰袋冷敷等。

2. 生活起居护理

（1）病室环境宜安静幽雅，清洁舒适，恶寒发热者及时增减衣被。

（2）注意卧床休息，轻者可适当活动，如散步、打太极拳、练八段锦等，做到动静适宜，使气血流通，以不疲劳为度。

（3）采取舒适的体位，以偏向患侧卧位为宜，尽量减少不必要的搬动。变动体位要缓慢，避免体位的突然改变而加重疼痛。

（4）起居有常，活动中不要用力过猛，避免碰撞，伤及胁肋。

（5）若系急、慢性肝炎，需做好消毒隔离，防止交叉感染。

（6）伴有恶心、呕吐者，应及时清除呕吐物，以免引起恶性刺激。

（7）辨证起居：肝胆湿热者，加强口腔护理，可用淡盐水、2%冰硼散溶液、银花甘草液漱口，每日 2～3 次；肝阴不足者，应注意休息，忌劳累。

3. 饮食护理

宜清淡易消化之食物，定时定量，宜食用水果、蔬菜、瘦肉及豆制品等清淡富有营养的食物，忌食肥甘、辛辣、生冷之品，如动物内脏、肥肉等，忌饮酒。

辨证施食：

（1）肝气郁结者，饮食宜疏肝解郁、行气止痛之品，如梅花粥、橘皮

粥、佛手酒，或玫瑰花瓣 6~10 g 泡水代茶日饮，避免食用土豆、南瓜、红薯等胀气之品；

（2）肝胆湿热者，鼓励患者多饮水，每日不少于 1 500 mL，宜食清热利湿食物，如西瓜汁、绿豆汤、冬瓜汤、荸荠汁等；

（3）瘀血停留者，饮食不宜过冷，可食用藕汁、梨汁，或当归、牡丹花水煎服，桃仁加槟榔煎酒服；

（4）肝阴不足证者，饮食宜富营养，多食补养气血之物，如瘦肉、鸽子肉、清炖母鸡、沙参枸杞粥、麦冬粥、杞子南枣煮鸡蛋、蘑菇猪瘦肉汤、合欢花蒸猪肝等，多食水果及新鲜蔬菜，如西瓜、梨、藕、百合等。

4. 用药护理

（1）胁痛时可给服木香粉、郁金粉、延胡索粉各 15 g，用温水调服，以理气止痛；或用芒硝 30 g，布包后敷于胁肋部，以助止痛。

（2）若疼痛如钻顶样，或呕吐出蛔虫，可能为胆道蛔虫症，可服食醋 50~100 mL，或用乌梅 10 枚，煎服，以安蛔止痛。

（3）伴有恶心、呕吐者，可用丁香、柿蒂煎水代茶服，或汤剂中加姜汁同服。

（4）辨证施药：肝气郁结者，汤药宜饭前温服，指导患者平素可服用中成药逍遥丸或越鞠丸，每日 2 次，每次 9 g，以疏肝理气止痛；肝胆湿热者，汤药宜饭前稍凉服用，可用金钱草 30 g，煎水代茶，每日 1 次，以清肝利胆；瘀血停着、肝阴不足者，汤药宜饭前温服。

5. 情志护理

告知患者胁痛随情志变化而增减，做好疏导解释工作，指导患者保持心情舒畅，避免过怒、过悲及过度紧张等不良情绪刺激，可根据患者的兴趣爱好、文化素养，选择适宜的乐曲欣赏，以分解注意力；或指导患者采用放松术，如缓慢地深呼吸，全身肌肉放松等。肝气郁结者，尤要使患者保持情绪乐观，使肝气条达，以利病情康复；肝阴不足证者，戒恼怒，以防动火伤阴。

6. 胁痛的对症处理

（1）按摩：采取自我按摩法，每天早晚在两侧胁肋部自上而下按摩 1 次，每次 10 min。

（2）耳穴埋籽：取肝、胆、神门穴，王不留行籽贴压，每次 3～5 min。

（3）拔罐：采用背俞穴走罐法，选择合适的火罐，用闪火法将罐拔于患者的背部大椎穴处，然后自上而下，由内向外沿两侧背俞穴循环走罐，直到背部皮肤潮红并出现明显的瘀血为止。

（4）穴位敷贴：可用理气、活血、止痛的膏药，选章门、期门、肝俞、脾俞、足三里等穴，行穴位敷贴。

（5）贴敷：外伤致瘀血停着者，在 24～48 h 以内，可用冷敷，之后局部可用 75%酒精加红花泡水外涂。

（6）热熨：肝阴不足者，可用生姜、葱白、韭菜、艾叶，加盐同炒后，热敷患处。

健康教育

（1）保持精神乐观，戒烦躁，禁忧郁。
（2）饮食有节，少食辛辣、海腥、油腻之品，禁饮酒。
（3）起居有常，避免过于劳倦。
（4）注意个人卫生，防止外邪入侵。
（5）劳动中不可用力过猛，避免碰撞伤及胁肋。

第十节　黄　疸

概念定义

黄疸是以目黄、身黄、小便黄为主症的一种病证，其中尤以目睛黄染为本病的重要特征。根据其病机特点和临床表现，黄疸有阳黄、阴黄之分，急黄乃阳黄之重证。

本病与现代医学的"黄疸"含义相同，可见于多种疾病，如病毒性肝炎、肝硬化、胆囊炎、胆石症、钩端螺旋体病、某些消化系统肿瘤以及出现黄疸的败血症等，凡出现黄疸临床表现的，均可参照本节内容辨证施护。

病因病机

本病的发生多与外感湿热疫毒、饮食不节、脾胃虚寒、他病继发、砂石或虫体阻滞胆道等因素有关。

1. 外感湿热疫毒

夏秋季节，暑湿当令，外感湿热之邪，由表入里，内蕴中焦，湿郁热蒸，不得泄越，脾胃运化功能失常，湿热交蒸于肝胆，肝失疏泄，胆液不循常道而致黄疸。若湿热夹时邪疫毒伤人，则病势尤为暴急，具有传染性，表现为热毒炽盛，伤及营血的危重现象，称为急黄。

2. 饮食不节

长期过食肥甘厚味之品或嗜酒无度，或饮食污染不洁，脾胃受损，运化失职，湿浊内生，郁而化热，湿热熏蒸肝胆，胆汁不循常道，外溢而发为黄疸；或因恣食生冷、长期饥饱失常，以致脾虚寒湿内生，困遏中焦，土壅木郁，肝失疏泄，胆汁外溢而为黄疸。

3. 脾胃虚寒

素体脾胃虚弱，或劳倦太过，或病后脾阳受损，运化转输失常，水谷聚而生湿，湿从寒化，寒湿阻滞中焦，胆液被阻，不循常道而发黄疸。

4. 他病继发

胁痛、癥积或其他疾病之后，瘀血阻滞，湿热残留，日久损伤肝脾，湿遏瘀阻胆道，胆汁泛溢而发为黄疸。

5. 砂石、虫体阻滞胆道

湿热煎熬，结成砂石，留于胆府，阻于胆道；或湿热内郁，脾胃功能失调，蛔虫不伏于肠而上窜，阻滞胆道，胆汁外溢而发为黄疸。

1. 阳　黄

（1）热重于湿。

症状：身目俱黄，黄色鲜明，发热口渴，或见心中懊侬，脘腹胀满，口干而苦，恶心欲吐，小便短少黄赤，大便秘结，舌苔黄腻，脉弦数。

（2）湿重于热。

症状：身目俱黄，但黄色不如热重者鲜明，不发热或身热不畅，口黏不渴，头重身困，胸脘痞满，食欲减退，恶心呕吐，腹胀，小便短黄，或大便溏垢，舌苔厚腻微黄，脉弦滑或濡缓。

（3）急黄。

症状：发病急骤，黄疸迅速加深，其色如金，高热烦渴，胁痛腹满，神昏谵语，烦躁抽搐或见衄血、便血，或肌肤出现瘀斑，舌质红绛，苔黄而燥，脉弦滑数或细数。

2. 阴　黄

（1）寒湿阻遏。

症状：身目俱黄，黄色晦黯，或如烟熏，纳少脘闷，或见腹胀，大便溏薄或不实，神疲畏寒，口淡不渴，舌质淡苔腻，脉濡缓或沉迟。

（2）脾虚湿滞。

症状：面目及肌肤发黄，其色浅淡，甚或晦黯无泽，伴心悸气短，肢软乏力，纳呆便溏，小便黄，舌淡，苔薄白，脉濡细。

主要护理问题

1. 目黄、身黄、小便黄　与湿邪困遏脾胃，肝胆疏泄失常，胆汁外溢有关。

2. 潜在并发症：昏迷　与湿热疫毒炽盛，内陷营血有关。

3. 皮肤瘙痒　与湿热熏蒸皮肤有关。

4. 恶心呕吐　与湿蕴中焦，胃气上逆有关。

5. 腹胀便溏　与湿邪中阻、脾失健运有关。

6. 便秘　与热壅津伤，肠失传导有关。

辨证施护

1. 病情观察

（1）观察患者黄疸的部位、色泽、程度、消长情况以及尿色深浅和大便颜色变化，以辨黄疸的顺和逆。其中黄疸颜色的深浅是病情进退的主要指征，如黄疸逐渐消退，为顺；反之，则为逆。

（2）观察患者神志的变化，警惕急黄的出现。

（3）观察患者有无皮肤瘙痒以及皮肤瘙痒的部位、程度等。

（4）观察患者恶心呕吐、腹胀、便溏的情况，呕吐物的内容、颜色、量、气味及呕吐时间、次数等，观察大便的色、质、量等，必要时留取标本送检，并做好记录。

（5）辨证观察：急黄者，一是应密切注意病情变化，观察并记录神志、瞳孔以及生命体征，随时做好抢救的准备；二是要观察有无"尿黄挂盆"：急黄其色如金，小便染黄便器，摇晃后上层出现黄色泡沫层，称为"尿黄挂盆"。

2. 生活起居护理

（1）保持病室安静、整洁，空气新鲜，做好空气消毒，可用紫外线灯照射等法。

（2）患者要注意卧床休息，保证充足的睡眠，尽量避免活动，待到黄疸消退，症状明显好转后，可逐渐恢复活动，如散步、打太极拳、练八段锦等，但勿劳倦，以不疲劳为度。

（3）做好消毒隔离工作，尤其做好消化道隔离和血源隔离。一切生活用具（如便器等）、注射器、手术器械及排泄物等都要严格消毒。患者的衣物、被褥应经常在阳光下曝晒 2 小时以上。患者急性期禁止探视。

（4）保持皮肤、口腔清洁，皮肤瘙痒者，勤剪指甲，嘱患者不要搔抓，每日用温水擦浴，勿重抓或用热水烫洗；指导患者经常用淡盐水、温开水、银花甘草液漱口，预防口腔感染。

（5）保持患者大便通畅，有助于退黄。

（6）辨证起居：阳黄热重于湿者，病室宜凉爽；急黄者，病室应凉爽，患者绝对卧床，烦躁者加床栏，危重者住单人房间，专人特护，同时做好基础护理；阴黄寒湿阻遏者，因湿为阴邪，得寒则聚，故病室宜温热，阳光充足，避免对流风，同时应注意防寒保暖，随季节变化而增减衣被，避免受凉及过度疲劳，加重病情。

3. 饮食护理

以清淡、易消化、富营养的饮食为主，忌辛辣、肥甘厚味、海腥发物、饮酒。同时应适当控制饮食量，勿恣食以免病情反复。随病情好转，宜逐步增加高蛋白饮食，如豆类、鱼类、瘦肉等。

辨证施食：

（1）阳黄热重于湿者，饮食宜偏凉，鼓励患者多饮水，可取鲜芦根、金钱草煎水代茶饮。多食蔬菜、水果，宜选西瓜、冬瓜、芹菜、赤小豆、薏米等清热利湿食物。可选用食疗方黄花菜饮：黄花菜根 30 g，水煎服；或栀子仁粥：栀子仁 3～8 g，粳米 30～60 g，煮粥服。

（2）阳黄湿重于热者，可选用食疗方柚皮散：柚皮 2 个，烧炭研末，饭后米汤送服；或泥鳅炖豆腐：泥鳅（去内脏）10 g，鲜豆腐 10 g，加适量姜、葱，炖汤服；亦可将泥鳅去内脏，烘干，研末，每次取 10 g，日服 3 次；或芹菜煮汁饮服。

（3）急黄者，予以流质饮食，好转后再改为半流质，以清凉生津为宜，多食水果和清凉饮料。神昏者，予以鼻饲。要严格限制蛋白质的摄入或禁食蛋白质。

（4）阴黄寒湿阻遏者，饮食宜温热，忌生冷、甜腻碍胃之品，可食茵陈粥、干姜粥、苡仁粥等利湿退黄。汤汁不宜过多以免水湿停聚。可选用食疗方杏仁霜，或茵陈附子粥：茵陈 20 g，制附子 10 g，生姜 15 g，红枣 5～10 枚，粳米 100 g，甘草 1 g，煮粥服。

（5）阴黄脾虚湿滞者，饮食予补养之品，需温热、熟、软，营养丰富，易消化，多食鱼、肉、禽、蛋等血肉有情之物以养护正气，驱邪外出。

4. 情志护理

安慰患者，耐心解释病情，倾听患者的倾诉，认同患者感受，消除患者的焦虑、恐惧心理，劝导患者保持心情舒畅，情绪稳定，使肝气条达，有利于疾病康复。

5. 用药护理

（1）禁止使用对肝脏有损害的药物，中药如朱砂、山慈菇、猫抓草等，西药如异烟肼、利福平、避孕药等。

（2）辨证施药：阳黄热重于湿者，中药的汤剂宜偏凉服，可用大黄 15 g 煎水，待凉后，灌肠，起到排毒、泄浊的功能，亦可用保健药枕，如菊花枕、碎石枕、夏枯草枕等。急黄者，中药浓煎，少量频服，或鼻饲灌入，亦可用食醋加水（以 3：1 的比例）200 mL，进行保留灌肠，可起到退黄去氨的作用。急黄，衄血、便血、肌肤出现瘀斑者，按血证处理。阴黄寒湿阻遏者，汤药宜温热服。

6. 对症处理

（1）黄疸的对症处理。① 中药外敷法：用茵陈蒿 1 把、生姜 1 块，捣烂，敷于胸前、四肢，每日擦之，可以协助退黄。② 灸法：阳黄者取胆俞、阴陵泉、太冲、内庭等穴；阴黄者取胆俞、脾俞、阴陵泉、三阴交等穴。或用艾灸灸腹部，以脐为中心，进行十字灸，或腹部热敷。③ 耳穴埋籽法：取肝、胆、脾、胃等穴位，中等强度刺激，每日按压数次，3～5 日更换 1 次。

（2）皮肤瘙痒的对症处理。① 中药外洗：用苦参 30 g 煎汤外洗，每日 1 次。② 中药外涂：局部可涂冰硼水止痒，亦可用大枫子酊或止痒酊（主要成分为白鲜皮、土荆皮、苦参等）外搽，每日 2～3 次。

 健康教育

（1）慎起居，勿作劳，节饮食，畅情志，远房帏。

（2）注意卫生管理，做好消毒工作。

（3）坚持服药，定期复诊。

（4）积极治疗原发病。

（5）疫病流行期间可注射疫苗或预防给药。

第十一节　郁　证

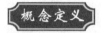

郁证是由于情志不舒、气机郁滞所致，以心情抑郁、情绪不宁、胸部满闷、胁肋胀痛、易怒喜哭，或咽中如有异物梗塞等为主要临床表现的病证。郁证有广义和狭义之分。广义的郁，包括外邪、情志等因素所致之郁。狭义的郁，单指情志不舒所致之郁。本篇主要讨论的是情志之郁。

凡现代医学的神经衰弱、癔症、焦虑症、抑郁症、更年期综合征及反应性精神病，以郁证为主要临床表现时，均属本病证的讨论范围，可参考本节辨证施护。

病因病机

郁证的病因主要包括情志内伤和体质因素两个方面。

1. 情志内伤

七情过极，刺激过于持久，超过机体的调节能力，导致情志失调，尤以悲忧、恼怒最易致病。

2. 体质因素

原本肝旺，或体质素弱，复加情志刺激，肝郁抑脾，饮食渐减，生化乏源，日久必气血不足，心脾失养，或郁火暗耗营血，阴虚火旺，心病及肾，而致心肾阴虚。

1. 肝气郁结

症状：精神抑郁，情绪不宁，胸部满闷，胁肋胀痛，痛无定处，脘闷嗳气，不思饮食，大便不调，苔薄腻，脉弦。

2. 气郁化火

症状：性情急躁易怒，胸胁胀满疼痛，口苦而干，或头痛，目赤，耳鸣，或嘈杂吞酸，大便秘结，舌质红，苔黄，脉弦数。

3. 痰气郁结

症状：精神抑郁，胸部闷塞，胁肋胀满，咽中如有物梗塞，吞之不下，咯之不出，苔白腻，脉弦滑。

4. 心神失养

症状：精神恍惚，心神不宁，多疑易惊，悲忧善哭，喜怒无常，或时时欠伸，或手舞足蹈，叫骂喊叫等，舌质淡，苔薄白，脉弦细。

5. 心脾两虚

症状：多思善疑，头晕神疲，心悸胆怯，失眠健忘，纳差，面色不华，舌质淡，苔薄白。

6. 心肾阴虚

症状：情绪不宁，眩晕，心悸，健忘，失眠，多梦，心烦易怒，五心烦热，盗汗，口咽干燥，或遗精腰酸，妇女则月经不调，舌红少津，脉细数。

主要护理问题

1. 抑郁　与肝郁气滞，疏泄不畅有关。
2. 胸胁胀闷　与气机不畅，肝络失和有关。
3. 夜寐不安　与劳心思虑，心失所养有关。

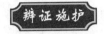辨证施护

1. 病情观察

（1）严密观察患者精神、情绪的变化，提高警惕，防止患者伤人、毁物和自伤行为的发生。

（2）观察患者胸胁胀闷的时间、性质、程度、诱发因素、缓解方式等。

（3）观察患者体温、脉搏、血压、呼吸、心率、饮食、睡眠、二便等情况，以判断病情的轻重缓急和病势的进退。

2. 生活起居护理

（1）病室环境整洁、安静，避免一切噪声，工作人员做到说话轻、操作轻，减少对患者的不良刺激。

（2）空气新鲜，温湿度适宜，摆放些花草，避免放置刀具、绳索等危险品，光线宜暗，避免强光刺激。

（3）患者起居有常，劳逸有度，保证有足够的睡眠时间，休息时少打扰，活动时不要人多嘈杂。

（4）指导患者根据自身的年龄、喜好以及身体情况，选择适合自己的运动项目，如气功、健身操等，帮助制定工作、生活作息制度，既要遵守药物治疗规定，更要重视劳动锻炼。

（5）辨证起居：气郁化火者，要避免室温过高，最好安排在阴凉舒适的病室；心神失养患者宜居宽敞明快、空气流通、色彩艳丽的房间；心肾阴虚者要注意劳逸结合，早睡早起，遗精者应注意摄生，节制房事。

3. 饮食护理

以理气开郁，调畅气机为原则，宜清淡易消化，多食蔬菜水果，忌辛辣刺激、肥甘厚腻、烟酒之物；安排合适的就餐环境，就餐时避免情志刺激，保持心情愉快。

辨证施食：

（1）肝气郁结、痰气郁结者，以理气疏肝解郁、化痰之品为宜，如玫瑰花、柑橘、梨、荸荠、柠檬、陈皮、茉莉花等，少食多餐，勿过饱；心神失养者，以养血安神之品为宜，如红枣桂圆汤、桂圆粥等。

（2）心脾两虚者，以滋养气血、补益心脾之品为宜，如桂圆、莲子、荔枝、大枣、黄芪粥、酸枣仁粥。

（3）气郁化火者，以疏肝解郁，清肝泻火之品为宜，如芹菜、苦瓜、芥菜、苦丁茶、菊花茶等；心肾阴虚者，以滋养心肾为宜，如麦冬、西洋参、酸枣仁粥、银耳粥等。

4. 用药护理

① 严格按照医嘱的剂量、时间和方法给药，不可随意增减或停用药物，注意观察药物的不良反应。② 辨证施药：肝气郁结者，服柴胡疏肝散时避免与碳酸钙、硫酸镁、氢氧化铝等西药合用，以免降低药效；心脾两虚者中药汤剂应饭前温热服；气郁化火和阴虚火旺者，中药汤剂宜浓煎，少量频服，睡前凉服，服药期间忌饮浓茶、咖啡。

5. 情志护理

郁证常因情志内伤引起，可应用安慰、诱导、暗示、解说、转移情绪等方法开导患者，使其情志怡悦，心情舒畅。肝气郁结者，对事物较为敏感，护理人员态度要和蔼，每天抽出一定时间与患者交谈，多加说明和鼓励，培养乐观情绪。气郁化火者，采用言语诱导的方法转移患者的注意力，消除烦恼，以保持稳定和平的心态。痰气郁结者，心胸多较狭窄，故平时与之说话时应谨慎，注意语调和用词，避免造成不必要的猜疑和错觉，指导患者学会自我排解。心神失养者，应避免惊吓和过于兴奋、激动，必要时采用暗示疗法，对有消极言行者应热情关怀，提高警惕，防止伤人毁物或自伤行为的发生。音乐疗法：根据郁证的证治分类进行辨证选乐，肝气郁结者可选听《百鸟朝凤》《卡门》等；心脾两虚者可选听《北国之春》《花好月圆》等；心肾阴虚者可选听《小夜曲》《春江花月夜》等。

6. 对症处理

抑郁的对症处理。① 穴位按摩：取膻中、神阙、丰隆、三阴交等穴，每穴点按 2 min。② 耳穴埋籽：取心、神门、肾、皮质下等穴，肝气郁结者加肝，痰气郁结者加三焦，心脾两虚加脾，心肾阴虚者加交感，每次选取 2~3 穴，每日按压数次，3~5 日更换 1 次。

（1）避免诱发因素，告知患者及家属情绪激动、忧思、恼怒等都是诱因，及时释放不良情绪，正确对待各种事物。

（2）合理膳食，多食易消化、清淡、营养丰富的食品，如茯苓饼、山药等，避免辛辣刺激的食物。

（3）指导患者养成良好的生活习惯，生活起居有规律，劳逸适度，保证充足休息和睡眠。适当参加体力劳动及体育活动，如练气功、打太极拳、习八段锦等以调和气血。

（4）向患者及其家属说明坚持服药的重要性，遵医嘱按时按量服药，不可擅自增药、减药、停药，必要时由家属管理药品，以防发生意外。

（5）指导患者自我心理调节，避免七情过激和外界不良刺激。正确认识和对待疾病，树立战胜疾病的信心和勇气，以利于疾病的康复。

（6）积极参加各项社会活动，增强与外界接触的适应能力。培养多种业余爱好，陶冶情操，养成积极乐观的生活态度。

第十二节　不　寐

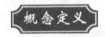

不寐义称失眠，是以经常不能获得正常睡眠为特征的　类病证。主要表现为睡眠时间、深度的不足以及不能消除疲劳、恢复体力与精力。轻者入睡困难，或寐而不酣，时寐时醒，或醒后不能再寐，重则彻夜不寐。不寐是临床常见病证之一，虽不属于危重疾病，但常妨碍人们正常生活、工作、学习和健康，并能加重或诱发心悸、胸痹、眩晕、头痛、中风等病证。

凡神经官能症、更年期综合征、贫血、慢性疾病、脑震荡后遗症等以失眠为主要临床表现者，均属本病证的讨论范围，可参考本节内容辨证施护。

病因病机

不寐的发生多以情志失调、饮食不节、劳逸失调、病后体虚等因素有关。

1. 情志失调

情志过极可影响人的正常情绪从而影响睡眠。或由情志不遂，肝气郁结，肝郁化火，邪火扰动心神，心神不安而不寐。或由五志过极，心火内炽，心神扰动而不寐。或由思虑太过，损伤心脾，心血暗耗，神不守舍，脾虚生化乏源，营血亏虚，不能奉养心神。

2. 饮食不节

过食肥甘厚味，酿生痰热，影响胃之和顺而卧失安宁。此外浓茶、咖啡、酒之类亦是造成不寐的因素。

3. 劳逸失调

劳倦太过伤脾，过逸少动致脾虚气弱，运化不健，化生气血不足，不能上奉于心，致心神失养而失眠。

4. 病后体虚

久病血虚，年迈血少，引起心血不足，心失所养，心神不安而不寐。或因年迈体虚，阴阳亏虚而致不寐。或素体阴虚，兼因房劳太过，肾阴耗伤，阴衰于下，不能上奉于心，水火不济，心火独亢，火盛神动，心肾失交而神志不宁。

常见症候要点

1. 肝火扰心

症状：急躁易怒，心烦，不寐多梦，甚至彻夜不眠，伴有头晕头胀，面红目赤，耳鸣耳聋，口干而苦，便秘溲赤，舌红苔黄，脉弦而数。

2. 痰热内扰

症状：心烦不寐，胸闷，泛恶，嗳气，伴有头重目眩，口苦，舌红苔黄腻，脉滑数。

3. 阴虚火旺

症状：心烦不寐，心悸不安，腰酸足软，伴头晕，耳鸣，健忘，口干津少，烦热，舌红少苔，脉细而数。

4. 心脾两虚

症状：多梦易醒，心悸健忘，神疲食少，头晕目眩，伴有四肢倦怠，面色少华，舌淡苔薄，脉细无力。

5. 心胆气虚

症状：心烦不寐，多梦易醒，胆怯心悸，触事易惊，伴有气短自汗，倦怠乏力，舌淡，脉弦细。

主要护理问题

1. 夜寐不安　与环境影响、卧具不适、心绪不宁、舒适改变（疼痛、咳嗽、呼吸困难、脘腹胀满）、气虚、阴阳失调等有关。

2. 焦虑、烦躁　与不寐日久有关。

3. 头晕、头痛　与睡眠时间不足有关。

4. 心悸　与夜寐不安、心神不宁有关。

辨证施护

1. 病情观察

（1）观察睡眠的状况，失眠时间起始和终点，是间断性发作还是持续性，以助辨病。

（2）观察护治效果，及时调整护理计划，采取相应的护理措施。

（3）注意观察患者是否饮用咖啡、浓茶等刺激性饮料，设法消除诱因。

2. 生活起居护理

（1）病室环境宜保持空气清新、安静，光线应柔和稍暗，避免强光刺激和噪声，禁止吸烟。

（2）床铺软硬适度、平整、清洁，枕头高度适宜，放置以舒适为佳，避免颈部悬空而感不适。

（3）生活有规律，睡前不宜过分用脑，切忌睡前看书、谈话或集中思考某一问题，少看情节刺激性的文章和电视节目。

（4）辨证起居：阴虚火旺者，注意休息，节房事，忌怒除忧，适当地进行体育锻炼，如打太极拳、散步、练八段锦等；心脾两虚者，注意劳逸结合，鼓励患者多参加体力劳动和体育锻炼，避免思虑过度。

3. 饮食护理

以清淡、易消化为原则，多食调和阴阳气血之品，如百合、莲子、银耳、酸枣仁等，忌烟酒、辛辣和肥甘厚味之品。晚餐不宜过饥或过饱，睡前忌饮浓茶、咖啡等。

辨证施食：

（1）肝火扰心者，饮食宜清淡，多食清肝泻火的食物，如苦瓜、黄花菜、芹菜等，或予夏枯草、菊花、桑叶泡水代茶饮，可解郁降火，忌食辛辣、煎煿黏腻之品；

（2）痰热内扰者，食勿过饱，宜常食海带、鲜竹笋等以清热化痰，消化不良时可予山楂丸、果丹皮等帮助消化；

（3）阴虚火旺者，宜食滋阴降火之品，可指导患者多食新鲜蔬菜、水果，如银耳、百合、甲鱼、海参等，忌辛温香燥，易耗津伤液之品；

（4）心脾两虚者，可多食莲子、山药、龙眼肉、黄芪粥和党参粥或酸枣泡水饮等以健脾养心、益气生血；

（5）心胆气虚者，宜富于营养，可多食莲子粥、黄芪粥等，红枣或酸枣泡水饮也可起补益之功效。

4. 情志护理

重视精神调摄对改善睡眠的重要性，尽量让患者怡情悦志，保持心情舒畅，以放松的、顺其自然的心态对待睡眠，避免过度紧张、兴奋、焦虑、抑郁、惊恐、恼怒等不良刺激，做到喜怒有节。教会患者一些简单的排除杂念、精神集中的办法，如安静坐下，身体放松，全过程用鼻腔深呼吸并留意呼吸的感觉，凝视某个点 2 min 左右，直到眼睛疲劳就闭上，使患者在心绪平静后能安然入睡。辨证施乐：运用中医五音疗法使患者畅开心结，调理情志，消除过度紧张、兴奋焦虑、抑郁、惊恐、愤怒等不良情绪，使其喜怒有节，精神舒畅，以安然入睡。如心脾两虚不寐患者可选择《春江花月夜》《秋湖月夜》《紫竹调》《花好月圆》《喜相逢》等乐曲以通调血脉，振奋精神，促进睡眠。

5. 用药护理

（1）服药时间。安神汤药宜睡前半小时服用以利于睡眠。如因其他并发病而用麻黄、附子和肉桂等助阳温热药时，则应在上午服用，以免因阳亢而影响睡眠。

（2）注意药物的配伍禁忌和不良反应。安神药中有酸枣仁、五味子等酸味药时，要避免同时服用碱性药；西药中苯巴比妥、巴比妥等尽可能不要长期服用，以免成瘾。

（3）年老、肝肾功能差的患者要注意慎用含朱砂的中药和巴比妥类药物。

（4）辨证施药：痰热内扰者，汤药宜少量多次分服以防呕吐，或服药时口嚼生姜少许；心脾两虚者，汤药宜空腹温服，睡前服。

6. 对症处理

（1）夜寐不安的对症处理。① 穴位贴敷：采用吴茱萸膏敷贴涌泉穴，每晚1次，次日早晨取下，3天为1个疗程。② 局部按摩法：睡前予双手交替按摩涌泉穴（足心）60～100次；用手掌在心窝下做环形按摩腹部20次；用双手拇指和示指相对在耳郭前后由上至下徐徐按摩，至耳垂处再向下拉一下，20～50次；按摩头部印堂、推眉棱骨至太阳穴，按摩太阳穴，20次。③ 耳穴埋籽：取神门、皮质下、交感、心、肾等穴埋籽，每天睡前按揉3～5 min，以患者感酸、麻、胀、痛、热感为度，每3天换1次，双耳交替进行，10天为一疗程。④ 足浴法：每日睡前用温水泡脚。双脚浸入到40 ℃左右的温水中，约15～20 min后，若水凉中间可加热水1～2次，每日睡前1次。

（2）焦虑、烦躁的对症处理。① 穴位按摩：睡前给予患者头部按摩，循经按摩督脉、心经，点按穴三阴交、百会、安眠等穴。② 足浴法：取五味子20 g、香附20 g、夜交藤30 g、郁金30 g、百合3 g、石菖蒲3 g

等，用纱布裹药水煮 50 min，待水温下降至 40 ℃ 左右，用蒸汽足浴盆浸泡 30 min，每日 1 次，每剂重复 2 ~ 3 天。③ 音乐疗法：选择简单的、不带有激烈情绪的音乐如轻音乐等，转移患者的注意力，放松心情促进睡眠。

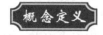

健康教育

（1）注意生活起居，不熬夜，定时就寝。睡眠环境要安静，卧室光线要柔和，卧具要舒适，尽量避免各种影响睡眠的不利因素，以保证睡眠质量。

（2）治疗期间指导患者进行自我调护。① 睡前热水泡足，或搓揉涌泉穴 60 ~ 100 次促进睡眠。② 加强饮食的调养，晚餐不宜过饥、过饱，宜进食清淡易消化的食物如红枣莲子粥、银耳羹等。睡前不饮浓茶、咖啡等兴奋性饮料。③ 告知患者长期服用安眠药的副作用，减少对安眠药的依赖。

（3）恢复期指导患者保持良好的睡眠习惯，讲究睡眠卫生，建立规律的作息制度。

（4）指导患者进行适度体育锻炼，如打太极拳、练八段锦等，每日睡前做放松功或睡前散步，增强体质。

（5）嘱患者注意调节情志，避免不良因素的刺激，喜怒有节，保持心情愉快。

第十三节　眩　晕

概念定义

眩晕是以自觉头晕眼花，视物旋转动摇为临床特征的一类病证。眩为目眩，即视物昏花，模糊不清，或眼前发黑；晕为头晕，即感觉自身或周围景物旋转不定。两者常同时并见，故统称为"眩晕"。其轻者闭目可止，重者如坐车船，旋转不定，不能站立，或伴有恶心、呕吐、汗出、面色苍白等症状，严重者可突然仆倒。眩晕是临床常见病证，多见于中老年人，亦可发于青年人。本病可反复发作，妨碍正常工作及生活。严重者可发展为中风或厥证、脱证而危及生命。

凡高血压病、动脉硬化症、梅尼埃综合征、贫血、椎-基底动脉供血不足以及神经衰弱等以眩晕为主要临床表现，均属本病证的讨论范围，可参考本节辨证施护。

病因病机

眩晕的病因主要由内伤所致。主要病因有情志失调、饮食不节、久病体虚、劳欲过度或跌仆损伤等。

1. 情志失调

长期忧郁恼怒太过伤肝，肝失条达，气郁化火，火盛伤阴，肝阴暗耗，风阳升动上扰清窍，所致眩晕；忧思太过，伤及脾胃，气血生化乏源，清窍失养所致眩晕；或惊恐伤肾，肾精亏虚，髓海失养，亦可发为眩晕。

2. 饮食不节

嗜食肥甘厚味，饥饱无度，或过食生冷，损伤脾胃，脾失健运，水湿内停，聚而成痰，痰饮水湿上犯清窍而眩晕；或饮食不节，脾胃亏虚，气血生化乏源，清窍失养所致眩晕。

3. 体虚年高

久病不愈，耗伤气血，或失血之后，虚而不复，或脾胃虚弱，不能健运水谷，生化气血，以致气血两虚，气虚则清阳不升，血虚则清窍失养，故而导致眩晕。

4. 劳倦肾亏

房事过度，阴精亏虚，或年高肾精亏损，髓海不足，不能生髓充脑，髓海空虚，清窍失养而致眩晕。

5. 跌仆损伤

跌仆坠损，头颅损伤，血溢成瘀，阻滞经脉，而致气血不能上荣于头目，清窍失养导致眩晕。

常见症候要点

1. 肝阳上亢

症状：性情急躁易怒，眩晕耳鸣，头胀头痛，每因烦劳或恼怒而头晕、头痛加剧，面色潮红，少寐多梦，口干口苦，腰膝瘘软，头重足飘或肢体震颤，颜面潮红，舌质红，苔黄，脉弦细数。

2. 痰浊中阻

症状：眩晕，头重如裹，胸闷恶心，呕吐痰涎，食少多寐，舌淡胖苔白厚腻，脉濡滑。

3. 气血亏虚

症状：头晕目眩，劳累则甚，气短声低，神疲懒言，面色淡白，唇甲不华，发色不泽，心悸少寐，饮食减少，舌淡胖嫩，且边有齿印，苔少或薄白，脉细弱。

4. 肾精不足

症状：头晕而空，健忘耳鸣，腰酸遗精，齿摇发脱。偏于阴虚者，少寐多梦，额红咽干，烦热形瘦，舌嫩红，苔少或光剥，脉细数；偏于阳虚者，精神萎靡，四肢不温，形寒肢冷，舌质淡，脉沉细无力。

5. 瘀血阻窍

症状：眩晕时作，反复不愈，头痛，唇甲紫黯，舌有瘀点、瘀斑，伴有善忘，夜寐不安，心悸，精神不振及肌肤甲错等，脉弦涩。

主要护理问题

1. 眩晕　与素体肝肾阴虚、肝阳上亢，或暴怒伤肝、风阳上扰，或脾虚、气血不足、脑髓失养、脑失血荣有关。

2. 烦躁易怒　与情志刺激，肝阳上亢有关。

3. 头痛　与肝阳上扰头目或瘀血阻络、气血不畅有关。

4. 潜在并发症：跌扑　与头晕目眩而致动作失衡，不能自主有关。

5. 潜在并发症：中风　与肝阳上亢，肝风内动有关。

辨证施护

1. 病情观察

（1）观察眩晕发作或加重的原因，以及眩晕的特点如时间、程度、性质、伴随症状如头痛、呕吐等以助辨病。

（2）注意观察眩晕患者发作前的先兆症状，如胸闷、泛恶、视物昏花等。

（3）严密观察病情变化，定时监测血压，若出现血压升高、头晕加重、头痛、肢体麻木、语言不利等症状时，应及时报告医生。

（4）外伤所致眩晕患者，应注意观察血压、瞳孔、呼吸、神志等变化，如出现异常及时报告医生处理。

2. 生活起居护理

（1）病室环境宜安静，光线宜柔和，空气新鲜。避免强光、噪声，减少陪客探视。

（2）发作时要卧床休息，闭目养神，尽量减少头部的转侧活动，特别是不宜突然猛转头，或突然、剧烈的体位改变，平时避免作旋转动作，防止眩晕加重或昏仆。

（3）眩晕轻症患者，可轻度活动，但不宜过度疲劳，应保证充足睡眠。严重眩晕者，绝对卧床休息，防止发生意外。

（4）眩晕伴发呕吐患者宜采取正确体位，以防止发生窒息。

（5）经常反复发作的患者，外出不宜乘坐高速车、船，避免登高或高空作业，以免发生危险。

（6）呕吐痰涎者做好口腔护理，协助患者用温开水或淡盐水漱口以保持口腔清洁，每日1次。

（7）辨证起居：气血亏虚者，注意休息，以免过劳耗伤气血，室温宜暖，防止外邪乘虚而入；肾精不足者，应慎房事，劳逸结合。肾阴虚者，病室宜凉爽湿润，肾阳虚者，病室宜温暖向阳。

3. 饮食护理

饮食宜清淡，易消化，低脂，低盐饮食，少食多餐，可多食蔬菜、水果、豆类食物，如芹菜、山楂果、柚子、黄豆等。忌食辛辣、肥腻、生冷过咸之品，如肥猪肉、凉菜、咸鱼、葱、姜、辣椒等，戒烟、戒酒。防止暴饮暴食，肥胖患者要适当控制饮食。

辨证施食：

（1）肝阳上亢者，宜平肝潜阳之品，平时多食海带、山楂、萝卜、芹菜、豆类、鱼类、瓜果蔬菜等，忌食辛辣、动物内脏及动火生风滞气之品，如辣椒、葱、蒜、公鸡肉、虾、蟹等。

（2）痰浊中阻者，宜清淡化痰之品，忌食油腻和肥甘厚味、生冷之物，以防助湿生痰，可指导患者多食薏苡仁、冬瓜、赤小豆等清热利湿之品。

（3）气血亏虚者，宜进补，以富含营养、易于消化的食物为佳，如蛋类、奶类、鱼类、瘦肉、猪血、红枣、桂圆、黑芝麻等，亦可配合食疗粥，如黄芪粥、党参粥、薏米粥、莲子红枣粥等。

（4）肾精不足者，宜多吃补肾填精之品，如胡桃、黑芝麻、黑豆、百合、猪肾等。偏阴虚者，可多食甲鱼、海参、蜂蜜、银耳等补益肾精、滋阴润燥，忌食海腥、羊肉之物；偏阳虚者，可给羊肉、胡桃仁等补肾助阳，忌生冷。

4. 情志护理

情绪激动或忧思恼怒都可诱发或加重眩晕。加强对患者的心理保护，避免不良情志刺激。向患者讲解经常发怒等情绪波动会加重病情，影响健康，教会患者自我调控、制怒的方法：如躲避法、转移法、释放法、理智制怒法等。可以通过自我心理调整缓解不良心情，以保持心情舒畅。可根据眩晕不同证型进行辨证选乐，如肝阳偏亢者，可给予商调音乐，有良好制约愤怒和稳定血压作用，如《江河水》《汉宫秋月》等；如阴虚阳亢者，可给予羽调音乐，其柔和清润的特点可有滋阴潜阳的作用，如《二泉映月》《寒江残雪》等。

5. 用药护理

（1）汤药宜温服，早晚各一次，服药时嘱患者少量频服、热服以防呕吐。

（2）眩晕发作前一小时服药，有助于减轻症状。

（3）服药后宜静卧休息，闭目养神，使药物起效。

（4）眩晕伴呕吐严重服药困难者，可将药液浓缩或采取少量频服的方法，必要时可鼻饲给药。

6. 对症处理

（1）眩晕的对症处理。① 耳穴埋籽：可选择神门、肝、脾、肾、降压沟、心、交感穴位埋籽，每穴留置 2～3 日，嘱患者每日自行按揉 50 次，以有痛感为度，两耳交替进行，5 次为一疗程。② 穴位按摩：可选择百会、风池、上星、头维、太阳、印堂等穴位，每次 20 min，每晚睡前 1 次。③ 穴位贴敷：可选择双足涌泉穴，每日 1 次。④ 搓揉耳郭：高血压引起的眩晕可予双手搓揉耳郭降压沟以助降压，双手以拇指示指分别捏着双耳耳轮，示指在内，拇指在外，搓揉耳郭 8～16 次。

（2）呕吐痰涎的对症处理。穴位按摩：可按揉双侧内关、合谷、足三里等穴止吐或点揉两侧内关穴各 3 min，可有效缓解因颈源性眩晕引起的恶心、心慌症状，起到镇静安神的作用。

健康教育

（1）病室保持安静舒适，空气新鲜，光线不宜过强。

（2）眩晕轻者可适当休息，不宜过度疲劳。眩晕急性发作时，应卧床休息，闭目养神，减少头部晃动，切勿摇动床架，症状缓解后方可下床活动，动作宜缓慢，防止跌倒。

（3）避免强光刺激，外出时佩戴变色眼镜，不宜从事高空作业。

（4）指导患者自我监测血压，如实做好记录，以供临床治疗参考。

（5）指导患者正确选择清淡、高维生素、高钙、低脂肪、低胆固醇、低盐饮食，提倡戒烟限酒。

（6）指导患者适当选择降压操等进行功能锻炼，在眩晕缓解期，可在医师指导下进行眩晕康复操功能锻炼。

【知识链接一】

降压操

（1）预备动作：坐在椅子或沙发上，姿势自然端正，正视前方两臂自然下垂，双手手掌放在大腿上膝关节呈 90°，两足分开与肩同宽，全身肌肉放松，呼吸均匀。

（2）按揉太阳穴：顺时针旋转一周为一拍，共做 32 拍。

（3）按摩百会穴：用手掌紧贴百会穴旋转，一周为一拍，共做 32 拍。

（4）按揉风池穴：用双手拇指按揉双侧风池穴，顺时针旋转，一周为一拍，共做 32 拍。

（5）摩头清脑：两手五指自然分开，用小鱼际从前额向耳后按摩，从前至后弧线行走，一次为一拍，共做 32 拍。

（6）擦颈：用左手掌大鱼际擦抹右颈部胸锁乳突肌，再换右手擦左颈，一次为一拍，共做 32 拍。

（7）揉曲池穴：按揉曲池穴，先用右手再换左手，旋转一周为一拍，共做 32 拍。

（8）揉关宽胸：用大拇指按揉内关穴，先揉左手后揉右手，顺时针方向按揉一周为一拍，共 32 拍。

（9）引血下行：分别用左右手拇指按揉左右小腿的足三里穴，旋转一周为一拍，共做 32 拍。

（10）扩胸调气：两手放松下垂，然后握空拳，屈肘抬至肩高，向后扩胸，最后放松还原。

知识链接二

舌 操

（1）第一节伸舌运动：舌向口外缓慢用力伸出。主要锻炼舌内肌群中的舌垂直肌和部分舌外肌功能。八拍为一套动作，共循环做 4 次。

（2）第二节卷舌运动：舌尖抵上犬齿龈，沿着硬腭用力向后卷舌。主要锻炼舌内肌群中的舌上纵肌和部分舌外肌功能。八拍为一套动作，共循环做 4 次。

（3）第三节顶腮运动：舌尖用力顶在左腮部，主要锻炼左侧舌内肌群及其舌横肌和颊部各肌群等。复位后同法锻炼右侧各肌群。四拍为一套动作，共循环做 8 次。

（4）第四节咬舌运动：用上、下齿轻咬舌面，边咬边向外伸，同法缩回口内，咬一下发一声"da"。主要锻炼舌内肌群中的舌垂直肌、部分舌外肌和口轮匝肌等。八拍为一套动作，共循环做 4 次。

（5）第五节弹舌运动：舌尖抵至硬腭后快速在口内上下弹动。主要锻炼舌内肌群中的舌上下纵肌、部分舌外肌。四拍为一套动作，共循环做 8 次。

知识链接三

眩晕康复操

预备姿势：两脚分开与肩同宽，两臂自然下垂，全身放松，两眼平视，均匀呼吸，站坐均可。

（1）双掌擦颈：十指交叉贴于后颈部，左右来回摩擦 100 次。

（2）左顾右盼：头先向左后向右转动 30 次，幅度宜大，以自觉酸胀为好。

（3）前后点头：头先前再后，前俯时颈项尽量前伸拉长，做 30 次。

（4）旋臂舒颈：双手置两侧肩部，掌心向下，两臂先由后向前旋转 20～30 次，再由前向后旋转 20～30 次。

（5）颈项争力：两手紧贴大腿两侧，两腿不动，头转向左侧时，上身旋向右侧，头转向右侧时，上身旋向左侧。做 10 次。

（6）摇头晃脑：头向左一前一后旋转 5 次，再反方向旋转 5 次。

（7）头手相抗：双手交叉紧贴后颈部，用力顶头颈，头颈应向后用力，相互抵抗 5 次。

（8）翘首望月：头用力左旋，并尽量后仰，眼看左上方 5 秒钟，复原后，再旋向右，看右上方 5 秒钟。

（9）双手托天：双手上举过头，掌心向上，仰视手背 5 秒钟。

（10）放眼观景：手收回胸前，右手在外，劳宫穴相叠，虚按膻中，眼看前方 5 秒钟，收操。

第十四节　胃　痛

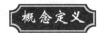

概念定义

　　胃痛，又称胃脘痛，是以上腹胃脘部近心窝处疼痛为主要表现的病证。因胃脘部位接近心窝，故历代中医文献中所谓的"心痛""心下痞痛"，多指胃痛而言。

　　凡急、慢性胃炎，消化性溃疡，胃下垂，胃神经官能症，胃癌等疾患以上腹部疼痛为主症者，均属本病证的讨论范围，可参考本节辨证施护。

病因病机

　　胃痛的病因主要是外邪犯胃、饮食不节、情志失调及脾胃虚弱。

1. 外邪犯胃

外感寒、热、湿诸邪，内客于胃，导致胃脘气机郁滞，不通则痛。其中，寒邪最易犯胃。

2. 饮食不节

暴饮暴食或饥饱无度，均可损伤脾胃，令胃失和降，不通则痛。

3. 情志失调

肝为刚脏，性喜条达而恶抑郁。忧思郁怒皆能伤肝，肝失疏泄胃寒作痛。

4. 脾胃虚弱

素体脾胃虚弱，或劳倦内伤，或久病不愈，可致脾阳不振，中焦虚寒，或胃阴不足，胃失濡养而发胃痛。

常见病症要点

1. 寒邪客胃

症状：胃痛暴作，甚则拘急作痛，恶寒喜暖，得温痛减，遇寒痛增，口淡不渴，或喜热饮，舌淡，苔薄白，脉弦紧。

2. 饮食停滞

症状：胃脘疼痛，胀满不消，疼痛拒按，嗳腐吞酸，得食更甚，或呕吐不消化食物，其味腐臭，吐后痛减，不思饮食，大便不爽，矢气及便后稍舒，舌苔厚腻，脉滑或实。

3. 肝气犯胃

症状：胃脘胀闷，攻撑作痛，脘痛连胁，遇烦恼郁怒则痛作或痛甚，大便不畅，嗳气、矢气则舒，苔多薄白，脉沉弦。

4. 肝胃郁热

症状：胃脘灼痛，痛势急迫，喜冷恶热，得凉则舒，心烦易怒，泛酸嘈杂，口干口苦，舌红苔黄，脉弦数。

5. 瘀血阻滞

症状：胃脘疼痛，痛有定处，痛如针刺，拒按，食后加剧，入夜尤甚，或见吐血、黑便，舌质紫黯或有瘀斑，脉涩。

6. 胃阴亏虚

症状：胃脘隐隐灼痛，似饥而不欲食，口燥咽干，五心烦热，消瘦乏力，大便干结，舌红少津，脉细数。

7. 脾胃虚寒

症状：胃痛隐隐，绵绵不休，空腹痛甚，得食则缓，喜温喜按，劳累或受凉后疼痛发作或加重，泛吐清水，纳差，神疲乏力，手足不温，大便溏薄，舌淡苔白，脉虚弱或迟缓。

主要护理问题

1. 胃脘疼痛　与邪犯胃腑，胃失和降，不通则痛有关。
2. 恶心、呕吐　与胃失和降，胃气上逆有关。
3. 饮食调养的需要　与饮食不节，损伤脾胃，气血生化乏源有关。
4. 焦虑　与胃痛反复发作迁延不愈有关。
5. 潜在并发症：呕血、便血　与热伤胃络，血不循经，或脾气虚弱，气不统血有关。

辨证施护

1. 病情观察

（1）观察患者胃痛的部位、性质、程度、时间及规律。

（2）观察诱发因素与饮食、气候、情志、劳倦的关系。

（3）观察患者有无呕血及便血，及时做大便隐血试验。

（4）密切观察患者的疼痛面色、血压、脉搏等变化，注意出血先兆，若出现面色苍白、大汗淋漓、血压下降等表现，及时报告医生进行抢救。

（5）中年以上患者，胃痛经久不愈，经常便血，日渐消瘦，应考虑癌变的可能。

2. 生活起居护理

（1）病室环境宜清洁、安静、空气流通，注意生活有规律。

（2）胃脘痛剧或伴有出血症状、急腹症者，应绝对卧床休息，平常可适当活动，但应注意劳逸结合，保证充足的睡眠。

（3）保持口腔、皮肤的清洁卫生。

（4）辨证起居：寒邪客胃、脾胃虚寒者，病室宜温暖向阳，慎风寒，防外感，注意休息，不妄作劳，可使用热水袋温熨胃脘部；肝气犯胃者，病室宜凉爽通风，痛剧时卧床休息，痛减时应参加活动，如做广播体操、打太极拳、练气功、习八段锦等；肝胃郁热者，病室宜凉爽舒适，注意保持口腔卫生；胃酸过多、口舌生疮者，用淡盐水漱口；瘀血阻滞者，卧床休息，勿令过劳；胃阴亏虚者，病室宜湿润凉爽。

3. 饮食护理

饮食以清淡、易消化、富有营养、少食多餐为原则。饮食宜软、烂、热、少渣。忌生冷、肥甘、油腻、辛辣、煎炸、香燥、过咸、过酸、硬固食物，忌烟酒、浓茶、咖啡等。注意饮食卫生，避免暴食暴饮。疼痛、呕吐剧烈，或呕血、便血量多者，应暂禁食，胃痛发作时宜进清淡而富有营养的流质或半流质饮食，如牛奶、米汤、藕粉、稀粥等；恢复期改为软饭或面食。胃酸过多者，不宜食过酸的食物，如柠檬、食醋、梅子等。

辨证施食：

（1）寒邪客胃者，宜用姜、葱、胡椒、芥末、大蒜等温热的食物，忌生冷、油腻之品，食疗方可选生姜红糖茶、高良姜粥（高良姜 15 g，粳米 50 g，煮粥）。

（2）饮食停滞者，应严格控制饮食，痛剧时暂予禁食，食物以宽中和胃、消食导滞之品为宜，如白萝卜、柑橘、山楂、麦芽等。

（3）胃脘胀满疼痛欲吐者，可用盐汤探吐以涌吐宿食。

（4）肝气犯胃者，宜多食行气之品，如香橼、萝卜、柑橘、月季花、佛手、玫瑰茶、金橘饼等，忌食南瓜、豆类、红薯等壅阻气机的食物，悲伤郁怒时禁食。

（5）肝胃郁热者，饮食应多予疏肝泄热之品，如绿豆汤、金橘饮、荷叶粥、菊花饮、苡仁莲子粥、栀子仁粥等，忌辛辣烟酒、烤熏甜腻之品，注意食后不可即怒，怒后不可即食。

（6）瘀血阻滞者，饮食应予行气活血之品，如果茶、山楂等，忌食煎炸、粗糙、硬固之品。

（7）胃阴亏虚者，宜多食益胃养阴生津之品，如百合、银耳、甲鱼、雪梨、莲藕、荸荠、麦门冬粥、益胃汤等，忌辛香温燥之品及浓茶、咖啡等。注意补充津液，多饮水或果汁，或以石斛汤、麦冬汤代茶饮。

（8）脾胃虚寒者，饮食宜温热，多食温中健脾之品，如桂圆、大枣、山药、羊肉等，胃痛时可饮生姜红糖茶，食疗方可取姜汁羊肉汤、姜橘椒鱼羹。

4. 情志护理

稳定患者的情绪，消除各种不良因素刺激，避免精神紧张，可用转移注意力、做深呼吸等方法，以缓解疼痛。肝气犯胃者，指导患者采用以情制情疗法，疏导情绪，调摄精神，避免恼怒忧思，主动参加社会及文娱活动，多听轻缓音乐、下棋、读报、登山等，怡情放怀，以使气机顺畅。肝胃郁热者，应避免五志化火引起胃热炽盛而致胃痛。瘀血阻滞者，患者常因疼痛或出血，精神紧张或悲观，应做好情志护理，安慰患者，树立信心。

5. 用药护理

（1）胃药、抑酸药宜饭前服；消导药宜饭后服。

（2）慎用肾上腺皮质激素和非甾体抗炎药等。未明原因前，慎用止痛剂，以免掩盖病情及加重对胃黏膜的损害。

（3）辨证施药：寒邪客胃者，中药汤剂宜热服，以祛寒止痛；肝气犯胃者，汤药宜温服，若疼痛持续不解，可口服沉香粉、延胡粉各 1g，以理气止痛；饮食停滞者，中药汤剂宜温服，便秘者可用番泻叶泡水代茶饮，或大黄粉 3~5g 冲服；肝胃郁热者，中药汤剂宜凉服，痛甚者可用延胡粉 3g、黄连粉 1g 温水送服，以泄热理气止痛；瘀血阻滞者，中药汤剂宜温服，痛如针刺者，可遵医嘱给三七、延胡粉各 1.5g 口服，出血者可加服白及粉 15 g，温开水或藕粉羹调服；胃阴亏虚者，中药汤剂宜久煎，偏凉服，少量频服，痛时可服肉桂粉 1 g、延胡粉 2 g，以温中止痛；脾胃虚寒者，中药汤剂宜热服，服药后宜进热粥、热饮，以助药力。

6. 胃脘疼痛的对症处理

（1）穴位按摩：取中脘、天枢、气海、胃俞、合谷、足三里等穴，每穴按摩 1 ~ 2 min，以局部穴位透热为度，每日 2 次，每 7 日为 1 个疗程；胃痛发作时，可指压内关、足三里等穴位，直到得气后 5 ~ 10 min 或疼痛缓解、基本消失为止。

（2）穴位敷贴：取中脘、胃俞、足三里、梁丘等穴，隐痛取中脘、建里、神阙、关元等穴；胀痛取气海、天枢等穴；一般敷贴 6 ~ 8 h，每日 1 次，每 5 ~ 7 日为 1 个疗程；胃寒者取肉桂、丁香、乳香各 15 g 研末，用甘油适量调和成糊状敷于神阙穴，每日 1 次，共 7 日。

（3）耳穴埋籽：取脾、胃、交感、神门、内分泌等穴，每日自行按压 3 ~ 5 次，每次每穴 1 ~ 2 min。

（4）艾灸：寒邪犯胃、脾胃虚寒者取中脘、神阙、气海、关元、足三里等穴，每处灸 10 ~ 15 min，每日 1 ~ 2 次，每 7 ~ 10 日为 1 个疗程。

（5）拔火罐：取脾、胃俞、肾俞、肝俞等背俞穴，留罐时间一般为 10 ~ 15 min，每日 1 次，每 7 ~ 14 日为 1 个疗程。

（6）热药熨：寒邪犯胃、脾胃虚寒者可用中药热敷或热熨胃脘部，每次 15 ~ 30 min，每日 1 ~ 2 次，至疼痛缓解。

（7）TDP 电磁波治疗：取中脘、神阙、足三里等穴，每穴照射 45 min，每日 1 次，1 周为 1 个疗程。

（8）足浴：脾胃虚寒证胃痛者，取中药足浴方煎煮泡足，每次 30 min，每日 2 次，共 2 周。

健康教育

（1）平时注意饮食有节，加强体育锻炼，适当参加健身活动，以增强体质。慎起居，适寒温，防劳倦，畅情志。

（2）指导患者和家属了解本病的性质，掌握控制疼痛的简单方法。遵医嘱按时服药。

（3）胃痛期间注意饮食调摄，养成良好的饮食习惯，定时进餐，勿过饥过饱、过冷过热，少食生冷、油腻、辛辣、煎炸之物，戒烟酒，并注意饮食卫生。

（4）病愈后需坚持合理饮食，查明胃痛原因，积极治疗原发疾病。若中年以上患者反复发作日久，迁延不愈，应定期检查，以防癌变。

第十五节　鼓　胀

概念定义

鼓胀是指腹大胀满，绷急如鼓，皮色苍黄，脉络显露的病证。"鼓"指腹大皮急，其状如鼓；"胀"指腹部胀满不适。鼓胀二字，简要概括了本病的临床表现。因该病仅腹部胀大而体无大恙，故又名单腹胀。

本病主要相当于西医学的肝硬化腹水，常见于肝炎后肝硬化、血吸虫病肝硬化、酒精性肝硬化及营养不良性肝硬化的腹水形成期。另外，凡结核性腹膜炎腹水、腹腔内晚期恶性肿瘤、慢性缩窄性心包炎、肾病综合征等，以鼓胀为主要临床表现的，均属本病证的讨论范围，可参考本节辨证施护。

病因病机

本病的发生多与酒食不节、情志刺激、虫毒感染、他病续发等因素有关。

1. 酒食不节

平素嗜酒过度，或恣食肥甘厚味，脾失健运，酿湿生热，湿热蕴聚于中焦，水谷精微失于输布，以致湿浊内聚，壅阻气机，水停于腹；进而土壅木郁，脾病及肝，使肝脾两伤，肝失疏泄，气滞血瘀，终至气滞、血瘀、水停腹中，而成鼓胀。

2. 情志刺激

郁怒忧思，伤及肝脾，肝失疏泄，气机郁滞，久而由气及血，血络瘀阻，肝病乘脾，脾运失健，则水湿内停，气血水壅结，形成鼓胀。

3. 虫毒感染

多因接触疫水，感染血吸虫，未及时治疗，晚期肝脾两伤，虫阻经隧，脉道衍塞，气滞血瘀，清浊相混，水液停聚，乃成鼓胀。

4. 他病续发

黄疸、胁痛、久泻久痢等病，迁延日久，损伤肝脾，导致肝失疏泄，脾失健运，均有续发本病的可能。

常见病症要点

1. 气滞湿阻

症状：腹部胀大，按之不坚，胁下胀满或疼痛、纳呆食少、食后作胀、嗳气、矢气后稍减，小便短少，舌苔薄白腻，脉弦。

2. 寒湿困脾

症状：腹大胀满，按之如囊裹水，甚则颜面微浮，下肢浮肿、脘腹痞胀、得热稍舒，精神困倦、怯寒懒动、周身困重，小便短少，大便溏薄，舌苔白腻水滑，脉缓、脉弦迟。

3. 湿热蕴结

症状：腹大坚满、脘腹撑急，外坚内胀，拒按，扪之灼手，烦热口苦、渴不欲饮，或有面目、肌肤发黄，小便赤涩，大便秘结或溏垢、舌边尖红，苔黄腻或兼灰黑而润，脉象弦数。

4. 肝脾血瘀

症状：腹大坚满，按之下陷而硬，青筋显露、脉络怒张，胁下癥结痛如针刺，面色晦黯黑，面颈胸臂有血痣赤缕，呈丝纹状，手掌赤痕，唇色紫褐，口渴，饮水不欲下咽，大便色黑，舌质紫黯或有瘀斑，脉细涩。

5. 脾肾阳虚

症状：腹大胀满不舒，形如蛙腹，朝宽暮急，面色苍黄或呈㿠白，脘闷纳呆，神倦怯寒，肢冷或下肢浮肿，小便短少不利，大便溏，舌体胖、边有齿痕，舌质色淡，苔腻水滑、脉沉弱无力。

6. 肝肾阴虚

症状：腹大胀满、甚则青筋暴露，形体反见消瘦，面色晦黯，唇紫，口燥咽干，心烦、失眠、牙龈出血、鼻时衄血，小便短少，舌质红绛少津，苔少或光剥，脉弦细数。

主要护理问题

1. 腹胀、腹水　与肝、脾、肾三脏受损，水湿内停有关。
2. 饮食调养的需要　与酒食所伤、络伤血溢或脏腑虚损、生化乏源有关。
3. 潜在的并发症：出血　与实热、虚火灼伤血络有关。
4. 潜在的并发症：神志昏蒙　与湿热毒邪蒙闭神志有关。
5. 皮肤瘙痒　与湿浊毒气、熏蒸肌肤有关。
6. 潜在的并发症：皮肤完整性受损　与卧床日久、久病正虚有关。

辨证施护

1. 病情观察

（1）密切观察腹胀的情况以及腹水的消长情况，定期测量腹围、体重、血压、呼吸、脉搏，估计腹水量，协助患者准确记录 24 小时液体的出入量。

（2）观察患者的饮食情况，若患者病至后期，出现朝宽暮急、渐不能食、甚至出现腹大如瓮、脐心突起、神昏、呕呕、抽搐等则提示预后不良。

（3）观察肝性脑病（肝昏迷）的先兆表现、注意神志、呼吸、血压、舌象、脉象等变化、观察口腔有无烂果味。若患者出现性格改变、举止反常、吐字不清、动作缓慢、睡眠异常或嗜睡等肝性脑病先兆表现等，应及时报告医生处理。

（4）观察肝掌、蜘蛛痣、腹壁静脉曲张等变化。

（5）肝肾阴虚者，注意观察患者的出血倾向，有出血者，参考血证护理。

2. 生活起居

（1）休息与体位：患者应卧床休息，轻者可适当活动，以促进气血运行，使患者保持舒适的体位。轻度腹水的患者，尽量采取平卧位，以增加肝肾血流量；大量腹水的患者，卧床时尽量采取半卧位，以减少呼吸困难，必要时氧气吸入。久卧患者宜经常变换体位，防止压疮的发生。

（2）指导患者安心静养，注意节省言语以养气，节欲保精而护肝肾。

（3）做好皮肤护理：注意保持皮肤清洁，定期用温水擦身，避免擦伤、抓伤皮肤，防止皮肤破溃。保持床单元清洁干燥，背部及阴囊水肿患者应注意保护局部皮肤。

（4）指导患者养成良好的卫生习惯，做好口腔护理，禁止抠鼻、剔牙，防止出血。躁动不安者，床边加护栏，保持大便通畅。

（5）辨证起居：寒湿困脾证者、脾肾阳虚证者，病室宜温暖、向阳，注意保暖，防止外感；湿热蕴结证者，病室宜干燥凉爽，并注意保持大便通畅，可给予蜂蜜水或缓泻剂；肝肾阴虚证者，病室应偏凉、湿润。

3. 饮食护理

以营养丰富、易消化、无渣、少渣的食物为宜，少食多餐，忌辛辣、煎炸、粗糙、硬固、生冷、海腥食物，忌饮酒，避免接触或食用对肝脏有害的毒性物质，避免胀气食物，如牛奶、豆类、南瓜、薯类及过甜的食物。水与钠盐的摄入：适当控制饮水量，腹水严重者，应严格控制水、钠盐的摄入，每日饮水量一般不超过 1 000 mL，食盐控制在 2 g/d 以下；肝性脑病或血氨高时应给低蛋白质饮食。使用利水剂后的饮食注意：应用利水剂或峻下逐水剂或长期使用西药利尿剂的患者，应注意水和电解质平衡，适当多食含钾量高的食物，如蘑菇、香蕉等。

辨证施食：

（1）气滞湿阻证者，饮食宜疏利，勿过饱，可多食白萝卜、大蒜、柑橘、佛手、薏苡仁、山药、扁豆等理气健脾食物。

（2）寒湿困脾证者，常食鲤鱼、鲫鱼、乌鱼、赤小豆、薏苡仁等健脾利湿之品，多用葱姜做调料，以利驱除寒湿之邪，忌生冷黏腻食物。可选用食疗方鲤鱼赤小豆汤利水消胀。平时多食赤小豆红枣粥，以健脾利湿。

（3）湿热蕴结证者，饮食以清热利湿为宜，多食新鲜水果、蔬菜，如冬瓜、黄花菜、鲤鱼、赤小豆、慈姑、芥菜等。

（4）肝脾血瘀者，以行气活血、软坚散结的食物为宜，如萝卜、橘子、桃仁等。

（5）脾肾阳虚者，可食黄芪粥、党参粥、核桃仁粥等健脾益肾之品，辅以扁豆、山药、莲子、龙眼、大枣等，忌生冷瓜果。

（6）肝肾阴虚者，饮食以滋养肝肾、润燥生津为主，可多食瘦肉、牛奶、甲鱼、木耳、鸡蛋、淡菜等及新鲜水果、果汁，如梨汁、荸荠汁、藕汁、甘蔗汁、番茄等。

4. 情志护理

向患者宣讲本病的有关知识，介绍成功的病例，增强患者战胜疾病的信心。关心体贴患者，对患者态度和蔼可亲，多与患者交谈，给予安慰、同情及鼓励，讲明本病的发生、发展、转归与情志的关系，消除易怒、烦躁、忧虑、恐惧的心理，改善其身心状态，积极配合治疗。气滞湿阻者，尤其注意调节情绪，避免肝气郁滞，加重病情。

5. 用药护理

鼓胀患者在运用十枣汤、舟车丸、控涎丹等峻下逐水剂时的注意事项如下：

（1）治疗前向患者解释用药方法、作用，用药后可能出现的反应及注意事项。

（2）用药方法。① 汤药宜浓煎，清晨空腹顿服或短时间内分次服下。② 年老体虚者，可用枣汤送服，粉剂装胶囊或用龙眼肉包裹吞服。③ 食管静脉曲张者，丸剂应研碎后服。④ 服药后安静休息，2～3 h 后可进食一些稀粥。

（3）药后观察：① 服药后一般 1～2 h 开始腹泻，要观察并记录腹泻起始和终止的时间，腹泻的次数、量、性质，有无恶心呕吐及腹痛的程度。一般以泻下稀水便为佳，约泻 5～6 次为宜。② 若患者出现严重吐泻、腹痛剧烈、心慌烦躁，要立即停药，报告医生，及时处理。

（4）用药前后测量并记录腹围、体重、血压、脉搏各 1 次，观察用药效果。

（5）要中病即止，遵循"衰其大半而止"的原则，时间不宜过长，药量不宜过大，以防发生昏迷、出血等病变。若患者正虚体弱，有发热、出血倾向的，均不宜使用峻下逐水剂。

（6）寒湿困脾者、脾肾阳虚者，汤剂宜温热服。

（7）湿热蕴结者、肝肾阴虚者，汤剂宜偏凉服。

（8）肝脾血瘀者的用药护理。① 因血得热易散，故汤药宜温服。② 胁下刺痛者，可临时给予延胡索粉、三七粉各 1.5 g，温水冲服，以理气活血止痛。

6. 腹胀、腹水的对症处理

（1）按摩法：腹部行顺时针方向按摩，每日 2 次，每次 10～15 min，以助消胀。

（2）敷药法：腹胀甚，可用芒硝 30～40 g，肉桂 2～3 g，布包敷于腹部，以助消胀行水。或者用麝香、甘遂适量捣烂，敷贴于脐部，以利水消肿，实胀者可加大黄、莱菔子、芒硝等，虚胀者可加黄芪、附子、肉桂等。

（3）艾灸法：寒湿困脾者，可用艾条灸腹部，以脐为中心，从左到右，从上至下，进行十字灸，每次 30 min，以温阳利水。脾肾阳虚者，宜灸不宜针，可取关元、神阙、中极等穴行隔姜灸，以理气宽胀；或施以腹部热敷法、盐熨法、葱熨法等，以温阳利水。肝肾阴虚者，宜针不宜灸，忌温热疗法，如药熨、熏蒸等。

（1）注意调节情志，保持乐观的情绪，避免抑郁、恼怒。

（2）饮食有节，忌饮酒，注意营养。

（3）生活起居有常，避免劳倦，适当锻炼，如散步、打太极拳、练八段锦等，以增强抗病能力，加速病体康复。

（4）及时治疗黄疸、积聚等原发病。

（5）避免接触疫水，远离疫区。生活在血吸虫疫区者，注意防止再感染。

第十六节　水　肿

水肿是指体内水液潴留，泛溢肌肤，引起以眼睑、头面、四肢、腹背甚至全身浮肿为临床特征的一类病证。

凡急慢性肾小球肾炎、肾病综合征、继发性肾小球疾病等，以眼睑、头面四肢、腹背甚至全身浮肿为主要表现者，均属本病证的讨论范围，可参考本节辨证施护。

病因病机

水肿的病因有风邪袭表，疮毒内犯，外感水湿，饮食不节，以及禀赋不足、久病劳倦五个方面。

1. 风邪袭表

风为六淫之首，每夹寒夹热，风寒或风热之邪，侵袭肺卫，邪客玄府，肺失宣降，通调失司，以致风遏水阻，风水相搏，泛溢肌肤，发为水肿。

2. 疮毒内犯

身患痈疡疮毒，或咽喉肿烂，火热内攻，损伤肺脾，致津液气化失常，发为水肿。本型多见于青少年。

3. 外感水湿

久居湿地，冒雨涉水，湿衣裹身过久，以致水湿内侵，壅塞三焦，困遏脾阳，脾胃失其升清降浊之能，水无所制，水溢肌肤，产生水肿。

4. 饮食不节

过食肥甘，嗜食辛辣，久则湿热中阻，损伤脾胃；或饮食失于调摄，营养不足，脾气失养，以致脾运不健，脾失转输，水湿壅塞，发为水肿。

5. 禀赋不足，久病劳倦

先天禀赋薄弱，肾气亏虚，膀胱开合不利，气化失常，水泛肌肤，发为水肿。或因劳倦过度，纵欲无节，生育过多，久病产后等，损伤脾肾，水湿输布失常，溢于肌肤，发为水肿。

常见病症要点

1. 阳　水

1）风水泛滥

症状：眼睑及颜面水肿，继则四肢及全身浮肿，来势迅速，多伴有恶风发热，肢节酸楚，小便不利等症。偏于风热者，兼喉红肿疼痛，舌红，脉浮滑数；偏于风寒者，兼形寒，咳喘，舌苔薄白，脉浮滑或浮紧。

2）湿毒浸淫

症状：眼睑浮肿，延及全身，尿少色赤，身患疮痍，甚者溃烂，伴恶风发热，舌质红，苔薄黄，脉浮数或滑数。

3）水湿浸渍

症状：起病缓慢，病程较长，全身浮肿，下肢明显，按之没指，小便短少，身重体倦，胸闷，纳呆，泛恶，苔白腻，脉沉缓或满。

4）湿热壅盛

症状：全身浮肿，肿势多剧，皮肤紧绷光亮，胸脘闷，烦热口渴，小便短赤，大便干结，舌红，苔黄腻，脉沉数或满数。

2. 阴　水

1）脾阳虚衰

症状：全身浮肿，腰以下为甚，按之凹陷不易恢复，脘腹胀闷，纳差便溏，面色不华，神倦乏力，四肢倦怠，小便短少，舌质淡，苔白腻或白滑，脉沉缓或沉迟。

2）肾阳衰微

症状：水肿迁延，腰以下肿甚，按之凹陷不起，尿量减少或反而增多，腰酸冷痛、四肢冷，怯寒神疲，甚至心悸喘促难卧，面色晦黯，舌淡胖，苔白，脉沉细弱或沉迟无力。

3）瘀水互结

症状：水肿延久不退，肿势轻重不一，四肢或全身浮肿，以下肢为主，皮肤瘀斑，腰部刺痛、或伴血尿，舌紫黯，苔白，脉沉细涩。

主要护理问题

1. 水肿　与肺失通调，脾失转输，肾失开阖，水液潴留有关。
2. 营养失调　与脾失健运，水液潴留以及知识缺乏有关。
3. 潜在并发症：皮肤完整性受损　与肺、脾、肾功能失调，水液潴留，泛溢肌肤有关。
4. 潜在并发症：心悸　与肾阳亏虚，水气上凌心肺有关。
5. 潜在并发症：气喘　与肾阳亏虚，水气上凌心肺有关。

辨证施护

1. 病情观察

（1）观察患者水肿的部位、起始时间、程度及消长规律，并应辨别阳水和阴水。

（2）观察患者小便的色、质、量、味等情况，尤其注意每日尿量的变化，记录 24 小时出入量，尤其是瘀水互结者更应加强 24 小时出入量的观察。

（3）定期测量患者血压和体重，如有腹水，应测腹围；并观察各项理化检查的变化，及时记录以判断水肿消长情况。

（4）观察患者有无心悸、喘促、呕恶、尿闭等症，及时发现危重症及变证。如患者出现每日尿量少于 400 mL 或尿闭；表情淡漠，腹胀，呼吸深长，胸满气喘，恶心、呕吐；气息短促，吐白色泡沫，面白唇紫，冷汗肢厥，烦躁心悸等水气凌心之症状等上述情况之一者，应立即报告医生，及时进行处理。

（5）行肾组织活检者应注意观察有无血尿及腰痛等情况发生。

2. 生活起居护理

（1）病室要保持整洁舒适、空气清新，室内温暖、干燥、勿潮湿阴冷。

（2）调摄病室环境，避免外邪侵袭。随季节交替增减衣被，以预防感冒，遇感冒流行季节，要加强病室消毒，防止交叉感染。

（3）取舒适体位，头面及眼睑水肿较甚者应将头部抬高；下肢水肿明显者可适当抬高下肢；严重者取半坐卧位，以减轻症状。轻型或恢复期患者可根据体力情况适当活动，但不宜劳累；重度水肿者宜卧床静养，待病情允许后再适当锻炼，以不疲劳为度。

（4）做好皮肤护理，保持床单位清洁干燥、平整。衣着应宽大柔软，长期卧床或重度水肿患者应定时更换体位，但不能拖拉，卧气垫床，在关节突出处使用减压敷料，以防止皮肤擦伤及压疮的发生。每日用温水清洗皮肤，严重水肿者，清洗皮肤时动作一定要轻柔。皮肤瘙痒者注意防止患者搔抓破损，以免感染。

（5）有会阴部水肿的患者，每日应做好会阴部护理，防止尿路感染；阴囊水肿时可用脱脂棉置于两侧腹股沟并且用托带托起阴囊，以免磨破发生交叉感染。尽量避免在水肿部位行各种穿刺和注射，以免流水不止，导致感染。

（6）辨证起居：脾阳不振者病室宜温暖向阳，保暖防寒，预防外邪侵袭。

3. 饮食护理

饮食以清淡、易消化、富营养、低盐或无盐为原则，少食多餐，戒烟限酒。宜食具有利尿作用的食物，如西瓜、冬瓜、赤小豆、薏苡仁等，忌辛辣、肥甘、海腥之物，尤忌发物，如海腥、鱼虾、鹅肉等，以防水肿复发。若患者血浆蛋白低下，且肾功能正常，应给予高蛋白饮食；若患者肾功能明显减退，则应给予低蛋白饮食，以减轻肾脏负担。注意低盐或无盐饮食，每日给予的食盐量应根据水肿程度而定。尿闭者应限制钠盐摄入，如含钾较多的橘子、蘑菇等应限食。限制进水量，进水量应根据小便量而定，一般以前一天的小便量加上 500 mL 为宜，如伴有高热、呕吐或腹泻者可酌情增加。

辨证施食：

（1）风水泛滥者，以疏风利水之品为宜。偏风寒者可食用五神汤，亦可用白茅根 30 g 或玉米须 15 g，泡水代茶饮，以达到清热利尿消肿的功效。

（2）湿毒浸淫者，以解毒利湿消肿之品为宜，可用赤豆鲤鱼汤或麻黄连翘赤小豆汤。

（3）水湿浸渍者，宜食健脾利水渗湿之品，如鲫鱼、茯苓、藕汁、薏苡仁等，忌食生冷瓜果。

（4）湿热壅盛者，宜食清热解毒、利水消肿之品，如冬瓜、绿豆、西瓜等，可用冬瓜粥或鲤鱼冬瓜羹，烦渴者可用鲜芦根 3 g，冬瓜皮煎水代茶饮以清热生津，大便干结时可用番泻叶 5～10 g 泡水代茶饮以清热通便。

（5）脾阳虚衰者，食宜温热，忌生冷瓜果。应少食产气食物，如牛奶、豆类、红薯等，可用薏苡仁粥。

（6）肾阳衰微者，饮食宜温热，宜食补肾利水之品，如鲤鱼、乳类、黑芝麻等，可用黑豆鲤鱼汤。

4. 情志护理

护理人员应主动关心患者，向其讲解水肿的相关知识及转归情况，使患者情绪稳定，积极配合治疗和护理。帮助患者树立战胜疾病的信心，可采用顺情从欲、说理开导、移情易性、以情胜情等方法，解除焦虑、恐惧、抑郁等不良情绪。

5. 用药护理

（1）患者使用峻下逐水剂时，药宜浓煎，空腹少量频服，应注意药量、方法、时间的准确，并观察用药后反应。若无效，患者体质尚可支持者，次日或隔日再服，注意监测血压，观察小便及大便次数和量，中病即止。

（2）用药期间每日准确记录 24 小时尿量，并观察水肿有无消退，伴随症状是否减轻或好转以估计疗效。并定期检查血清电解质，观察有无恶心、心悸等症状，若发现异常，及时报告医生进行处理。

（3）辨证施药：风水泛滥者，汤药不宜久煎，武火快煎，宜热服，服后盖被安卧，以助发汗，取微汗，忌大汗，汗出后应及时擦干汗液或更换衣服，防止因受凉而使病情反复；水湿浸渍者，服药时易犯恶欲吐，应少量多次服药或在服药前滴生姜汁数滴于舌面上以防止呕吐；湿热壅盛者，汤药宜饭前温服，以防呕吐，亦可行中药保留灌肠；脾阳虚衰者，汤药浓煎，饭前温服，以免加重水肿。

6. 水肿的对症处理

（1）耳穴埋籽：取肾俞、输尿管、膀胱等穴埋籽。

（2）中药外敷：实证患者可用麻黄 9 g、细辛 3 g、杏仁 6 g、葶苈子 15 g、椒目 10 g、商陆 9 g、水蛭 6 g 等，研末后再加入 30 g 冰片，装入布袋平敷于双肾区；虚证患者可用薏苡仁 20 g、砂仁 6 g、大戟 12 g、芫花 12 g、泽泻 10 g 等，研末后加入樟脑粉 30 g，混匀后敷于双肾区。均以热水袋加温于药袋上，每次外敷 30 min，每日 2 次。

（3）艾灸：肾阳衰微者可温和灸中极、至阳、水道穴，每穴 5~7 min；脾肾阳虚者可艾灸水分、气海、关元、足三里、涌泉五穴，每穴 5 min，每日 1 次。

（4）中药熏洗：可取麻黄、防风、羌活、苍术、土茯苓、红花、白鲜皮、地肤子等药物水煎取汁后进行全身熏洗，每次 30 min，以全身微出汗为宜，每日一次。头面部水肿甚者可用浮萍煎水熏蒸以促汗消肿。

（5）热熨：阴水患者可采用药熨或热毛巾热敷脾俞、肾俞、三阴交、命门、阳陵泉、委中等穴，以温补肾阳。

（6）中药保留灌肠：取生大黄、制附子、生牡蛎、蒲公英、红花、六月雪等药物浓煎成 200 mL 灌肠液进行高位保留灌肠，灌肠深度约 25～30 cm，保留时间在 1 h 以上，每日 1 次。

（7）中药离子导入治疗：取大黄、桂枝、水蛭、川芎、当归、赤芍、桃仁、红花、细辛各 15 g 浓煎，将浸透以上中药浓煎剂的衬垫置于背部两侧肾区进行离子导入，每次 30 min，每日 1 次。

健康教育

（1）调适生活起居，注意保暖，减少去公共场所，防止外邪侵袭。平时应避免冒雨涉水，或湿衣久穿不脱，以免湿邪外侵。注意个人卫生，保持皮肤清洁，防止疖肿、疮痍，一旦发现，及时治疗。积极治疗心悸、鼓胀、癃闭等原发病，早期发现，早期治疗。

（2）病中应加强饮食调摄，限制水钠摄入，饮食宜清淡，忌食海鱼、虾、蟹等发物以及辛辣刺激之品。切忌暴饮暴食。肿势重者应在短期内给予无盐饮食，轻者应予低盐饮食，若因营养障碍而致水肿者，不必过于忌盐。严格遵医嘱用药，每日记录尿量、血压和体重。节欲保精，勿妊娠。休息勿劳，动静相宜。

（3）恢复期应注意定期复查肾功能、电解质，并适当锻炼身体，可选择太极拳、八段锦、五禽戏等健身运动，增强体质。

（4）指导患者调节情志，释放不良情绪，培养愉悦心情，以利于体质改善。

第十七节　消　渴

概念定义

消渴是以多饮、多食、多尿、乏力、消瘦，或尿有甜味为主要临床表现的一种病证。消渴症状简称为"三多一少"。凡现代医学的糖尿病、尿崩症、精神性多饮多尿症等，以多饮、多尿、多食为主要临床表现者，均属本病症的讨论范围。

病因病机

消渴病的病因与禀赋不足、饮食不节、情志失调、劳欲过度等因素有关。

1. 禀赋不足

先天禀赋不足是本病的重要内因。

2. 饮食不节

长期过食肥甘、醇酒厚味、辛辣香燥之类饮食，损伤脾胃，致脾胃运化失职，积热内蕴，化燥伤津，消谷耗液，发为消渴。

3. 情志失调

长期过度的精神刺激，如郁怒伤肝，肝气郁结，或劳心竭虑，营谋强思等，以致郁久化火，火热内燔，消灼肺胃阴津而发为消渴。

4. 劳欲过度

房事不节，劳欲过度，肾精亏损，虚火内生，则火因水竭而下焦生热，热则肾燥，肾燥越烈，水因火烈而越干，终致肾虚肺燥胃热俱现，发为消渴。

常见病症要点

1. 上消（肺热津伤）

症状：烦渴多饮，口干舌燥，尿频量多，舌边尖红，苔薄黄，脉洪数。

2. 中消（胃热炽盛）

症状：多食易饥，口渴，尿多，形体消瘦，大便干燥，苔黄，脉滑实有力。

3. 下 消

1）肾阴亏虚

症状：尿频量多，混浊如脂膏，或尿甜，腰膝酸软，乏力，头晕耳鸣，口干，瘙痒，舌红苔，脉细数。

2）阴阳两虚

症状：小便频数，混浊如膏，甚至饮一溲一，面容憔悴，耳轮干枯，腰膝酸软，四肢欠温，畏寒肢冷，阳痿或月经不调，舌苔淡白而干，脉沉细无力。

主要护理问题

1. 口渴多饮、多食易饥　与燥热炽盛、耗伤津液，胃热炽盛、消耗水谷有关。

2. 潜在并发症：低血糖　与胰岛素用量不规范、进食量不足或运动量过大等有关。

3. 潜在并发症：酮症酸中毒　与感染、创伤、胰岛素突然中断等有关。

4. 潜在并发症：皮肤感染　与热毒壅结、脉络瘀阻、外邪侵袭等有关。

5. 焦虑　与对疾病认识不足，担心病久难愈，或担心并发症等有关。

辨证施护

1. 病情观察

（1）密切观察患者的口渴程度，饮水量、进食量、尿量及体重等变化，并做好记录。

（2）定期监测患者的血糖、尿糖、尿相对密度、糖化血红蛋白及各项生化指标。

（3）注意观察患者有无低血糖反应，如头晕、心慌、出汗、全身软弱无力等，如有则应及时报告医生。

（4）观察患者生命体征变化，视力、皮肤及全身情况，有无雀盲、眩晕、耳鸣、皮肤瘙痒、水肿等并发症的发生。

（5）警惕患者出现头痛头晕、恶心呕吐、烦躁不安，皮肤干燥，或潮红、口渴、心慌，甚或出现嗜睡、呼吸深快、呼气有烂苹果味等酮症酸中毒的变证，配合做好抢救工作。

（6）注意观察患者足部皮肤温度、感觉、触觉等的变化。

（7）注意观察患者使用胰岛素有无过敏反应，如局部皮肤出现硬块、红晕、疼痛，或全身出现荨麻疹等，应及时报告医生。

2. 生活起居护理

（1）保持室内清洁，空气流通，顺应四时，防寒保暖，以免感冒诱发或加重病症。

（2）患者保持口腔清洁，选用软毛牙刷，刷牙时动作轻柔。饭前饭后要用生理盐水漱口。

（3）指导患者注意皮肤和会阴部清洁，衣着宽松，勤换衣服。清洗皮肤时以温水为宜，避免用力擦搓。皮肤瘙痒者，勿用指甲搔抓，避免损伤皮肤。皮肤干燥时，用润肤霜等搽皮肤。

（4）保持足部清洁，鞋袜要宽松、柔软，坚持每日温水洗足，并检查双脚有无破损、烫伤、水疱等，洗足后及时擦干，涂抹润肤霜，适当足部按摩，注意四肢末梢保暖。在使用暖水袋、电热毯时，注意温度，以避免烫伤。

（5）劳逸适度。根据自身情况选择合理的运动，如散步、打太极拳、练八段锦、骑自行车、游泳、爬楼梯等，时间安排在饭后1小时左右，以不感疲劳为度。

（6）养成良好的排便习惯，保持大便通畅。

（7）辨证起居：肾阴亏虚和阴阳两虚者，应注意休息，减少活动，节制房事，重症患者应卧床休息。

3. 饮食护理

饮食控制是治疗消渴的基础，向患者说明饮食治疗的重要性。饮食宜清热润燥、养阴生津之品，如乌梅、番茄、菠菜、银耳等。节制饮食，合理控制总热能。定时、定量进食，主食提倡粗制米面和适量杂粮如豆类、小米等，多食新鲜蔬菜，合理分配三餐总热量。忌烟、酒、浓茶、咖啡、辛辣等刺激性食物。适当食用具有降糖作用的食物，如荞麦、银耳、鳝鱼、玉米须、桑叶、百合、葛根等。

辨证施食：

（1）上消者，可饮用玉贞降糖茶（玉米须 30 g，女贞子 30 g，干桑叶 3 g，白菊花 6 g，煎水代茶饮）；中消者，可食用玉竹沙参焖老鸭。

（2）下消者，可服消渴救治丸（黑豆、天花粉等份）、海参汤等。肺热津伤者，可用鲜芦根、麦冬、生地、天花粉、玄参、石斛等泡水代茶，以生津止渴。

（3）胃热炽盛者，可用黄连 10 g、知母 12 g、天花粉 30 g，水煎顿服，或用石斛 15 g、麦冬 15 g 泡水代茶饮。

（4）肾阴亏虚者，可给予枸杞子汤、鲜生地汤等。

（5）阴阳两虚者，可用怀山药 100 g、黄芪 50 g，水煎服，每日 1 剂，以补益脾肾，益气养阴。

4. 情志护理

多与患者沟通，了解其心理状态，根据患者不同情绪变化进行耐心开解，灵活运用"以情胜情法"，帮助其保持乐观心态，积极配合治疗，增强与疾病作斗争的信心。应向患者宣传本病的有关知识，了解控制好血糖可以减少多种并发症的发生，组织形式多样、寓教于乐的病友活动，开展同伴支持教育，介绍成功的病例，鼓励参与社会活动，培养有意义的兴趣和爱好，如听音乐、练习书法、养鸟、栽培花草，或散步、跑步、打太极拳、练八段锦、游泳等，增添生活乐趣，分散患者对疾病的注意力，使其心情愉快，情绪稳定。

5. 用药护理

（1）遵医嘱用药，观察用药后反应。口服降糖药按医嘱饭前、定时、定量服用，防止低血糖发生，可备水果糖以备急用。

（2）正确掌握短效、中效、长效胰岛素的使用方法，正确掌握生物合成人胰岛素注射针或胰岛素泵的方法、部位、时间、无菌操作及储药方法等。

（3）中药汤剂根据证型宜饭后半小时服；中、西药服药间隔 30 min 以上。注意部分中药的特殊用法，如鹿角、阿胶宜烊化。若服药后出现头晕、心慌、乏力、汗出、饥饿甚至神昏等，立即汇报医生并配合抢救。

（4）辨证施药：肝胃郁热、胃肠实热、气阴两虚、阴虚火旺者中药汤剂宜温凉服；阴阳两虚证者宜温服。

6. 对症处理

（1）肢体麻木、挛急、疼痛的对症处理。① 穴位按摩：取足三里、地机、太溪、涌泉等穴，每次每穴按摩 3 min，一日数次。② 耳穴埋籽：取皮质下、内分泌、糖尿病点、脾、足等穴，每次选取 2～3 穴，按压数次，每 3～5 日更换 1 次。③ 艾灸：取地机、委中等穴，温和灸，每穴 3 min，每日 2 次。 ④ 中药离子导入：取足三里、地机、太溪、涌泉等穴中药离子导入。⑤ 中药泡洗。

（2）口干多饮的对症处理。① 穴位按摩：取胰俞、鱼际、太溪等穴，每次每穴按摩 3 min，一日数次。② 耳穴埋籽：取皮质下、内分泌、糖尿病点、脾、胰、三焦等穴，每次选取 2～3 穴，每日按压数次，每 3～5 日更换 1 次。

（3）腰膝酸软的对症处理。① 穴位按摩：取气海、关元、涌泉等穴，每次每穴按摩 3 min，一日数次。② 耳穴埋籽：取皮质下、内分泌、糖尿病点、肾、胰等穴，每日按压数次，每 3～5 日更换 1 次。③ 艾灸：取肾俞、关元、气海、三阴交等穴，温和灸，每穴 3 min，每日 2 次。

健康教育

（1）糖尿病是终身疾病，需长期坚持治疗，患者应提高自我管理能力，做好自我病情监测。① 学会规范监测血糖、尿糖、血压、体重、腰臀围等，养成良好的记录习惯。② 每 3 个月检查 1 次糖化血红蛋白、心电图，每 6 个月检查肝肾功能、血脂、尿微量蛋白等；每年至少筛查 1 次眼底、外周血管、周围神经病变及足部检查等。③ 患者及家属掌握低血糖、酮症酸中毒的诱因、临床表现及应急救护措施。④ 坚持服药，不擅自停用胰岛素及口服降糖药，了解药物可能出现的情况，注意有无不良反应。⑤ 随身带保健卡，注明姓名、住址、病名、第一联系人、急救方法等，以便发生低血糖时给予及时抢救。

（2）平衡膳食，定时定量进餐。根据身高、体重、年龄、体力活动强度，计算每日的总热量，合理分配餐次；伴有高血压、水肿者每日摄入盐量不超过 2 克；少食坚果类、油炸类食物及甜食。

（3）选择合适的有氧运动方式，如打太极拳、练气功、练八段锦、打五禽戏、散步、快走、慢跑、游泳等；运动选择在饭后 1 小时左右，运动频率和时间为每周至少 150 min，如一周运动 5 天，每次 30 min，运动后脉搏宜控制在 "170 – 年龄（次/分钟）" 左右，以周身发热、微微出汗、精神愉悦为宜。

（4）注意个人卫生，保持眼、口腔、会阴、皮肤等清洁干燥，勤洗澡、理发、修剪指甲；内衣、鞋袜要柔软宽松；趾端要保暖。

第十八节　血　证

概念定义

血证是因火热熏灼或气虚不摄所致，以血液上溢于口鼻诸窍，或下泄于前后二阴，或渗出于肌肤为主要表现的病证。根据病因、病位的不同，血证可表现为鼻衄、齿衄、咳血、吐血、便血、尿血、紫斑等。凡以出血为主要临床表现者，均属本病证的讨论范围，可参考本节辨证施护。

病因病机

血证的发生多与感受外邪、情志过极、饮食不节、劳倦过度、体虚久病等因素有关。

186

1. 感受外邪

外邪侵袭，损伤脉络而引起出血，其中以感受热邪所致者为多。如风、热、燥邪损伤上部脉络，则引起衄血、咳血、吐血；热邪或湿热损伤下部脉络，则引起尿血、便血。

2. 情志过极

忧思恼怒过度，肝气郁结化火，肝火上逆犯肺则引起衄血、咳血；肝火横逆犯胃则引起吐血。

3. 饮食不节

饮酒过多以及过食辛辣厚味，或滋生湿热，热伤脉络，引起衄血、吐血、便血；或损伤脾胃，脾胃虚衰，气不摄血，而引起吐血、便血。

4. 劳倦过度

劳倦过度会导致心、脾、肾气阴的损伤。

5. 体虚久病

久病或热病使阴精伤耗，以致阴虚火旺，迫血妄行而致出血；久病或热病使正气亏损，气虚不摄，血溢脉外而致出血；久病入络，使血脉瘀阻，血行不畅，血不循经而致出血。

常见病症要点

1. 鼻　衄

1）热邪犯肺

症状：鼻燥衄血，口干咽燥，或兼有身热，头痛，恶风，咳嗽，舌质红，苔薄，脉数。

2）胃热炽盛

症状：鼻干鼻衄，血色鲜红，面赤，口渴喜饮，口臭，便秘，舌红，苔黄，脉数。

3）肝火上炎

症状：鼻衄，头痛，眩晕，目赤，烦躁易怒，口干口苦，舌红，苔黄，脉弦数。

4）气血亏虚

症状：鼻衄，或兼齿衄、肌衄，神疲乏力，头晕，面色㿠白，耳鸣，心悸，夜寐不宁，舌质淡，苔白或白腻，脉细无力。

2．齿　衄

1）胃火炽盛

症状：齿衄，血色鲜红，头痛，齿龈红肿疼痛，口臭，便秘，舌红，苔黄，脉洪数。

2）阴虚火旺

症状：齿衄，血色淡红，齿摇不坚，起病较慢，常因受热及烦劳而诱发，舌质红，苔少，脉细数。

3．咳　血

1）燥热伤肺

症状：喉痒咳嗽，痰中带血，口干鼻燥，舌质红而少津，苔薄黄，脉数。

2）肝火犯肺

症状：阵发咳嗽，痰中带血或纯血鲜红，烦躁易怒，胸胁胀痛，口苦，舌质红，苔薄黄，脉弦数。

3）阴虚肺热

症状：咳嗽痰少，痰中带血或血色鲜红，口干咽燥，颧红，潮热盗汗，舌质红，少苔或无苔，脉细数。

4．吐　血

1）胃热壅盛

症状：脘腹胀痛，吐血色红或紫黯，常夹杂食物残渣，口臭，便秘，大便色黑，舌质红，苔黄腻，脉滑数。

2）肝火犯胃

症状：吐血色红或紫黯，心烦易怒，口苦胁痛，寐少梦多，舌质红绛，苔黄腻，脉弦数。

3）气虚血溢

症状：吐血缠绵不止，时轻时重，血色暗淡，神疲乏力，心悸气短，面色苍白，舌质淡，脉细弱。

5．便　血

1）肠道湿热

症状：便血色红，大便不畅或稀溏，或腹痛，舌质红，苔黄腻，脉濡数。

2）脾胃虚寒

症状：便血紫黯，甚则黑色，腹部隐痛，喜热饮，神倦懒言，面色不华，便溏，舌质淡，脉细。

6．尿　血

1）下焦湿热

症状：小便黄赤灼热，尿血鲜红，面赤口疮，心烦口渴，夜寐不安，舌质红，苔黄，脉数。

2）肾虚火旺

症状：小便短赤或带血，头晕耳鸣，神疲乏力，颧红潮热，腰膝酸软，舌质红，苔少，脉细数。

3）脾不统血

症状：久病尿血，甚则兼见齿衄、肌衄，食少，面色不华，体倦乏力，气短声低，舌质淡，苔薄，脉细弱。

4）肾气不固

症状：久病尿血，血色淡红，精神疲惫，头晕耳鸣，腰脊酸痛，舌质淡，苔薄，脉沉弱。

7．紫　斑

1）血热妄行

症状：皮肤出现青紫斑点或斑块，甚则伴有鼻衄、齿衄、尿血、便血，或有发热，口渴，便秘，舌质红，苔黄，脉滑数或弦数。

2）阴虚火旺

症状：皮肤出现青紫斑点或斑块，时发时止，常伴鼻衄、齿衄或月经过多，颧红，心烦，口渴，或有潮热，盗汗，舌质红，苔少，脉细数。

3）气血不摄

症状：肌衄反复发生，久病不愈，体倦乏力，头晕目眩，面色苍白或萎黄，纳差，舌质淡。

主要护理问题

1. 鼻衄　与热邪犯肺、胃热炽盛、肝火上炎、气血亏虚有关。

2. 齿衄　与胃火炽盛、阴虚火旺有关。

3. 咳血、咯血　与肺络受损、血不循经有关。

4. 吐血、呕血　与胃络损伤、血不循经有关。

5. 便血　与肠道湿热、脾胃虚寒有关。

6. 尿血　与下焦湿热、阴虚火旺、脾肾亏虚有关。

7. 紫斑、肌衄　与血热妄行、阴虚火旺、气不摄血有关。

8. 焦虑　与反复出血、病情危重或迁延有关。

9. 潜在并发症：血脱、窒息　与出血不止、气随血脱或血块堵塞气道有关。

辨证施护

1. 病情观察

（1）密切观察患者出血部位、血量、颜色、性质以及病势缓急。

（2）密切观察患者生命体征、神志、面色、尿量等变化，注意有无出血的诱发因素。如有头痛头晕，面色苍白，出冷汗，脉速，血压下降等休克症状时，及时报告医生，迅速建立有效的静脉通路，做好抢救准备。

（3）鼻衄者注意观察口、鼻、咽喉干燥的程度，询问患者有无发热、恶风、头痛、眩晕等情况。

（4）齿衄患者出血时应防止血液或用于止血的填塞物脱落误入气管，引起窒息。

（5）咳血患者注意有无口中怪味感、干渴、胸闷或胸部异样感或辛辣感、失眠、情绪异常等先兆，防止血块阻塞气道发生窒息。

（6）吐血患者注意有无恶心、胃脘不适、头晕等先兆，高度警惕血脱现象的发生，密切观察大便的色、质、量，留取标本，正确做好大便隐血试验检查，出血期间改变体位时要防止发生昏厥。

（7）便血患者观察大便的次数、性状、颜色及量，必要时留取标本送检，观察患者的神志、面色、血压、心率、脉搏的变化，判断病情轻重。

（8）尿血患者注意观察小便的色、质、量，有无滴沥不尽或刺痛、小便中断等情况，注意有无砂石排出。

（9）紫斑患者注意观察紫斑的部位、面积、数量、出血颜色的深浅，以判断病情轻重和证型。

2. 生活起居护理

（1）病室环境应保持安静、清洁，室内温湿度适宜，避免噪声，减少探视人员探视，保证患者充足的休息时间。

（2）保持二便通畅。

（3）患者可适当活动，但出血时应卧床休息，更换血污的衣被，及时清理、倾倒呕吐物和排泄物，减少对患者的不良刺激。

（4）鼻衄患者禁挖鼻孔，出血时取平卧低枕位，或坐位头偏向一侧，头部可冷敷以止血。

（5）齿衄患者注意口腔卫生，经常以银花甘草液漱口，或用冰水漱口。

（6）咳血严重者暂禁食。

（7）便血、尿血患者便后及时更换内裤，保持会阴部皮肤清洁、干燥。

（8）紫斑患者活动时注意自我保护，防止皮肤受到磕、碰、压、撞等外力诱发或加重出血，沐浴时水温不可过高。

（9）辨证起居：气血亏虚患者应安排温暖向阳病室，室温宜偏高；热证、阴虚火旺患者室温宜偏低、清净凉爽，睡眠时室内光线宜暗，戒妄想，避房事。

3. 饮食护理

饮食宜清淡、富含营养，忌食肥甘厚味、辛辣炙煿之品，禁烟酒、浓茶、咖啡等刺激之品。吐血严重患者应禁食，出血减少或停止后，可进食温凉流质或半流质，逐渐向软食、普食过渡，普食宜温、软、高蛋白、高热量、富含维生素，逐步增加新鲜蔬菜水果，忌坚硬、粗糙之品。紫斑患者忌食海鱼、虾、蟹等海腥发物，如明确其发病与某些特殊食物有关应禁止食用。

辨证施食：

（1）热邪犯肺、胃热炽盛、肝火上炎型鼻衄患者及胃火炽盛型齿衄患者，宜食清热泻火凉血之品，如鲜藕汁、芹菜、菠菜、苦瓜、绿豆粥等。

（2）燥热伤肺型咳血患者，宜食清热润燥之品，如梨、麦冬、玉竹、荸荠等；肠道湿热型便血患者，宜食清热利湿之品，如马齿苋、薏苡仁、赤小豆、泥鳅等。

（3）脾胃虚寒型便血患者，宜食补脾益胃，温阳散寒之品，如黄芪、山药、红枣等，忌生冷食物。

（4）下焦湿热型尿血患者，可用茅根竹蔗水煎代茶饮，以清热止血。

（5）气血亏虚型鼻衄患者及脾不统血、肾气不固型尿血患者，宜食益气养血之品，如黄芪粥、山药粥、人参汤、核桃粥等。

（6）阴虚火旺型齿衄患者、阴虚肺热型咳血患者及肾虚火旺型尿血患者，宜食滋阴清热之品，如甲鱼、枸杞等。

（7）阴虚火旺型紫斑患者，可食用龟肉枸杞汤、猪皮枸杞汤。

4. 情志护理

患者出血时容易恐慌，护士应安慰患者，使其情绪安定，解除恐惧、紧张心理，指导配合治疗。对个性急躁，常与人争吵、发怒生气、激动不已的患者，在护理中更应耐心，指导患者读书、看报、听音乐或培养兴趣爱好分散注意力，比如学书法、绘画、插花等。做好家属和探视者的工作，给予患者精神上的支持。实事求是地向患者讲解疾病治疗的难易和规律，让患者正确对待疾病，坚定治疗信心。

5. 用药护理

（1）患者出现大出血时，严格按照医嘱的时间、剂量和方式给药，配合医生的抢救工作。

（2）辨证施药：鼻衄患者，热邪犯肺、胃热炽盛、肝火上炎者，中药汤剂宜凉服，出血时可用棉球蘸焦山栀粉、云南白药、三七粉等塞鼻；脾不统血者，中药汤剂宜温服，出血时可用茜草根、艾叶各30 g，研末制蜜丸，以乌梅煎水送服。齿衄患者，中药汤剂宜凉服，胃火炽盛者可用大黄、生地切片，贴于牙龈出血处，或用小蓟或白茅根煎水服以凉血止血；阴虚火旺者经常以西洋参切片含于口内，或用地骨皮15～30 g煎水代茶饮。咳血患者，中药汤剂宜凉服，燥热伤肺者可用白茅根6 g、仙鹤草30 g煎水代茶饮，或以鲜小蓟6 g煎汤代茶饮；肝火犯肺者可以生萝卜汁50 mL、生藕汁50 mL，加盐少许内服，或以旱莲草、白茅根各60 g煎水代茶饮；阴虚肺热者可用新鲜仙鹤草250 g，捣汁加入藕汁100 mL，煎煮后凉服，或以白及20 g、血余炭20 g、小蓟20 g，共研细末，每次5 g，每日3次，温开水冲服。吐血患者，胃热壅盛、肝火犯胃者，中药汤剂宜凉服，出血时可采用大黄粉3～5 g，加冰水喂服，或可采用三七粉、白及粉各1.5 g，以藕汁调成糊状吞服止血；气虚血溢者，中药汤剂宜温服，出血时可采用白及、乌贼骨按1∶2制成粉剂，每次2～4 g，每日3～4次，温开水冲服，若出现血脱之象可予以独参汤服用，以益气固脱。便血患者，慎用大黄、芒硝等对胃肠有刺激性的药物，肠道湿热者，中药汤剂宜凉服，可用槐花6 g、丝瓜络10 g，烧炭研细末，每次6 g，每日3次，温开水冲服，或以侧柏叶、白及各30 g，共研细末，每次3～6 g，每日2次，温开水冲服。尿血患者，肠道湿热、肾虚火旺者，中药汤剂宜凉服，肠道湿热者，可用白茅根30～60 g，煎服，每日1剂；脾不统血、肾气不固者，中药汤剂宜温服。紫斑患者，血热妄行、阴盛火旺者，中药汤剂宜凉服，血热妄行者可用连翘30 g，水煎分3次服，或用地肤子、紫草、野菊花、仙鹤草各30 g，水煎服，或以鲜藕500 g，洗净绞汁，每服10～50 mL，每日2次；阴虚火旺者可用鸡血藤 50 g、生地 30 g、紫河车粉 20 g，水煎服，每日一剂；气不摄血者，中药汤剂宜温服。

6. 对症处理

（1）鼻衄的对症处理。① 穴位按摩：邪热犯肺者取迎香、尺泽、少商、合谷等穴，每穴按摩 1 min，每日 1 次，每次 10～15 min，每 10 次为 1 疗程。② 穴位贴敷：将大蒜捣碎如泥作饼，或用吴茱萸粉调成糊状，贴敷涌泉穴，每穴敷 2～4 h，每日 1～2 次。

（2）齿衄的对症处理。穴位按摩：阴虚火旺者取肾俞、合谷、太溪等穴，每穴按摩 1 min，每日 1 次，每次 10～15 min，每 10 次为 1 疗程。

（3）咯血的对症处理。① 穴位按摩：燥热伤肺者取迎香、大椎、尺泽、鱼际等穴，每穴按摩 1 min，每日 1 次，每次 10～15 min，每 10 次为 1 疗程。② 穴位贴敷：将大蒜捣碎成泥，贴敷涌泉穴，每穴敷 2～4 h，每日 1～2 次。

（4）吐血的对症处理。穴位按摩：胃热壅盛者取上脘、曲池、内关、合谷等穴，每穴按摩 1 min，每日 1 次，每次 10～15 min，每 10 次为 1 疗程。

（5）便血的对症处理。穴位按摩：肠道湿热者取下脘、血海、足三里、太冲等穴，每穴按摩 1 min，每日 1 次，每次 10～15 min，每 10 次为 1 疗程。

（6）尿血的对症处理。穴位按摩：下焦湿热者取肾俞、膀胱俞、中极、合谷等穴，每穴按摩 1 min，每日 1 次，每次 10～15 min，每 10 次为 1 疗程。

健康教育

（1）掌握出血性疾病的相关知识，避免诱发、加重因素。

（2）起居有常，劳逸适度。适当锻炼，可采用练气功、打太极拳、慢跑等锻炼方式，活动时防止碰撞损伤，重者应卧床休息。注意个人卫生，养成良好的生活习惯，如不抠鼻孔、常漱口、少剔牙、定时排便。

（3）调摄精神，保持积极乐观的情绪，避免情志过极和各种不良刺激。

（4）按时服药，定期复查血常规、肝肾功能等。避免接触有害、过敏的化学物质，平时不可随便用药，特别是对血液系统有害的药物。

（5）积极治疗原发病。

第十九节　腰　痛

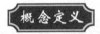

腰痛又称"腰脊痛"，是指腰部因外感、内伤或挫闪等，导致腰部气血运行不畅，或失于濡养，引起以腰部一侧或两侧疼痛为主要表现的病证。腰部指背部十二肋骨以下、髂嵴以上。腰痛为患者的一种自觉症状，常是多种疾病的一个症状，亦可作为一个独立病证。

凡腰肌纤维炎、强直性脊柱炎、腰椎骨质增生、腰椎间盘病变、腰肌劳损等腰部病变以及某些内脏疾病，以腰痛为主要临床表现者，均属本病证的讨论范围，可参考本节辨证施护。

病因病机

腰痛的发生多与感受外邪、跌仆闪挫、劳欲体虚等因素有关。

1. 感受外邪

风寒湿热是外感腰痛的重要致病因素，其中以湿邪致病者为多。

2. 跌仆闪挫

暴力扭转，坠堕跌打，或体位不正，腰部用力不当，搏气闪挫，跌仆外伤，损伤肾和经络，劳损腰府筋脉气血，气血运行不畅，腰府气机壅滞，瘀血留着而致腰痛。

3. 劳欲体虚

先天禀赋不足，加之劳累过度，或久病体虚，或年老体衰，或房事不节，或气郁化火，耗伤真阴，以致肾精亏损，无以濡养腰府筋脉而致腰痛。

常见病症要点

1. 寒湿腰痛

症状：腰部冷痛重着，转侧不利，逐渐加重，静卧痛不减，每遇阴雨天或腰部感寒后加剧，痛处喜暖，得热为舒，体倦乏力，或肢末欠温，食少腹胀，舌质淡，苔白腻，脉沉而迟缓。

2. 湿热腰痛

症状：腰部疼痛，重着而热，每于夏季或腰部着热后痛剧，遇冷痛减，活动后或可稍轻，口渴不欲饮，口苦烦热，身体困重，尿色黄赤，或午后身热，微汗出，舌红，苔黄腻，脉濡数或弦数。

3. 瘀血腰痛

症状：腰痛如刺，痛处固定，痛处拒按，日轻夜重，轻者俯仰不便，重则不能转侧，面暗，或伴血尿，舌质青紫或暗紫或有瘀斑，脉涩。

4. 肾虚腰痛

1）肾阴虚

症状：腰部隐隐作痛，酸软无力，喜按喜揉，缠绵不愈，心烦少寐，口咽干燥，面色潮热，手足心热，舌红少苔，脉弦细数。

2）肾阳虚

症状：腰痛隐隐，腰膝酸软无力，喜按喜揉，遇劳则甚，卧则减轻，常反复发作，伴畏寒怕冷，少气乏力，面色白，少腹拘急，舌质淡胖，脉沉细无力。

主要护理问题

1. 腰痛　与感受外邪，经脉受阻，或久病体弱，肝肾亏虚，或跌仆闪挫，损伤筋脉有关。

2. 肢体麻木　与寒湿凝滞，或筋脉损伤，气滞血瘀有关。

3. 生活自理下降　与腰部疼痛，活动受限有关。

4. 焦虑　与反复腰痛、病情危重或迁延有关。

辨证施护

1. 病情观察

（1）对急性发作期的患者，观察和评估疼痛发作的部位、时间、特点、性质与强度、有无牵涉痛及诱发疼痛，疼痛剧烈者遵医嘱及时用药缓解疼痛。

（2）观察患者腰痛与气候变化的规律，是否与冷、热、阴、晴等气候因素相关，并做好记录。

（3）检查疼痛部位有无红、肿、热、血液循环障碍，观察疼痛时有无伴随症状，准确记录患者病情，发现异常立即报告医生。

2. 生活起居护理

（1）病室环境安静，保证患者充足的休息时间。

（2）腰部不可过度负重，改变体位时注意保护腰部。取放物品时应避免大幅度的弯腰和旋转，动作宜慢，养成屈膝下蹲的习惯以保护腰部。

（3）注意腰背部保暖，可适当按摩或拍打腰部以促进血液循环，避免因感受外邪而诱发腰痛。

（4）将日常物品置于患者伸手可取的地方。

（5）辨证起居：寒湿腰痛患者病室防湿防寒，宜向阳温暖、干燥且避风，鼓励患者多晒太阳，温差变化大时要适当增减衣被，活动后若出汗较多及时更换湿冷衣服；湿热腰痛患者病室宜清爽、通风，避免高温、潮湿的环境，尤其是夏末秋初，湿热较重，尽量不在户外做较剧烈的活动和锻炼，忌腰部热敷；瘀血腰痛患者病室宜清净舒适，避免腰部负重，防闪挫等，忌久坐或久卧；肾阴虚腰痛患者病室宜清洁、安静，避免对流风，以防感冒；肾阳虚腰痛患者病室宜阳光充足，温暖避风，房事有节，注意劳逸结合，适当锻炼，可选择散步、打太极拳等健身运动。

3. 饮食护理

饮食宜清淡易消化，忌油腻、辛辣及厚味之品。急性发作期饮食宜清淡，多食含纤维素丰富的蔬菜和水果，防止便秘；慢性缓解期饮食宜进食滋补肝肾的食物，如羊肉、大枣等，禁烟酒，忌浓茶、咖啡等刺激食物。多饮水，每日尿量维持在 1 500 mL 左右，特别是外感湿热腰痛或内伤腰痛兼下焦湿热者，多饮水可促使湿热之邪从小便排出。

辨证施食：

（1）寒湿腰痛患者，宜食用温性食品，如排骨、鸡肉、蛋类等，亦可配利湿之品，如扁豆、薏苡仁、鳝鱼等；湿热腰痛患者，宜食用清热祛湿之品，如白菜、芹菜、马齿苋、丝瓜、茄子等，可食用冬瓜薏仁汤。

（2）瘀血腰痛患者，宜食用活血食物，如红糖、山楂、韭菜、黑木耳等，可食用三七丹参粥、桃仁粥。

（3）肾虚患者，宜食用补肾之品，如核桃肉、山药、莲子、黑豆、芝麻等。肾阴虚患者宜多食滋阴之物，如虫草、甲鱼等，可食用甲鱼汤、猪骨虫草汤；肾阳虚患者多食温阳补肾之品，如羊肉、大枣、花生等，可食用羊肉炖山药。

4. 情志护理

由于腰痛影响活动，患者极易悲观生愁，护士应鼓励患者积极乐观，配合治疗。关注患者情绪变化，进行思想疏导，使用言语开导法做好安慰工作，使患者保持情绪平和。加强患者的健康宣教，向患者介绍疾病相关知识及本病治愈的实例，让患者了解用药、治疗的作用及注意事项，树立战胜疾病的信心。与患者多交流沟通，用移情疗法转移或改变患者的焦虑情绪，舒畅气机、怡养心神。疼痛剧烈出现情绪烦躁者，可指导患者运用安神静志法，让其闭目静心，全身放松，平静呼吸，以达到周身气血流通舒畅。

5. 用药护理

（1）急性发作期患者，应遵医嘱及时给予患者药物止痛。

（2）遵医嘱服药，勿随意增减药量或停药。

（3）辨证施药：寒湿腰痛者，中药汤剂宜饭后热服；湿热腰痛及瘀血腰痛者，中药汤剂宜饭后温服；肾虚腰痛者，中药汤剂宜饭前空腹服用。

6. 腰痛的对症处理

（1）穴位按摩：取大椎、肾俞、承山、殷门、委中等穴，寒湿、湿热者配足三里、三阴交等穴，瘀血者配血海、人中等穴，肾虚者加命门、志室、太溪等穴，每穴按摩 1 min，每日 1 次，每次 10 ~ 15 min，每 10 次为 1 疗程。

（2）艾灸：取阿是穴、肾俞、命门、委中等穴，寒湿、湿热者配足三里、三阴交等穴，瘀血者配志室、血海、腰眼等穴，肾虚者加命门、腰阳关、太溪等穴，着肤灸或温和灸，每次取 3 ~ 5 穴，每穴灸 10 ~ 15 min，每日 1 次，每 7 次为 1 疗程。

（3）拔罐：取大椎、肾俞、关元俞、承山、殷门、委中等穴，寒湿、湿热者配足三里、环跳、昆仑等穴，瘀血者配志室、腰眼、阿是穴等穴，肾虚者加志室、命门、太溪等穴，留罐，每次拔罐 10 ~ 15 min，每日 1 次。

健康教育

（1）合理体位。注意在日常生活中保持腰椎的正确姿势，坐姿时应选择高且有靠背的椅子，卧位应选择硬板床。在一定的时间内应随时调节体位，切勿长时间处于一种姿势。学习省力的姿势，如搬重物时尽量采取屈膝下蹲，避免直腿弯腰搬物，同时重物应尽量靠近身体。

（2）劳逸适度，不可强力负重，避免在腰椎侧弯及扭转时突然用力，如不可避免时，应先做热身运动，以增强脊柱抵抗能力，避免腰部跌仆、闪挫。节制房事，以防肾精亏损，肾阳虚败。经常活动腰部，或进行腰部自我按摩、打太极拳、练八段锦等活动，有助于腰痛的康复。

（3）勿坐卧湿地。暑季湿热郁蒸之时，应避免夜宿室外，贪冷喜凉。勿冒雨涉水，劳作汗后及时擦拭身体，更换衣服，或饮用生姜红糖茶，以发散风寒湿邪。

（4）急性腰痛应及时治疗，愈后注意休息调养，以巩固疗效。慢性腰痛除药物治疗外，注意腰部保暖，避免腰部损伤。

（5）掌握正确咳嗽、打喷嚏的方法，避免腹内压增大而诱发或加重疼痛。

（6）腰背肌功能锻炼。① 飞燕式锻炼：患者俯卧位，双下肢伸直，两手贴在身体两旁，下半身不动，抬头时上半身向后背伸，每日 3 组，每组 10 次。逐渐增加为抬头上半身后伸与双下肢直腿后伸同时进行，腰部尽量背伸形似飞燕，每日 5～10 组，每组 20 次。② 五点支撑锻炼：患者取卧位，以双手叉腰作支撑点，两腿半屈膝 90°，脚掌置于床上，以头后部及双肘支撑上半身，双脚支撑下半身，成半拱桥形，当挺起躯干架桥时，膝部稍向两旁分开，速度由慢而快，每日 3～5 组，每组 10～20 次。适应后增加至每日 10～20 组，每组 30～50 次。五点支撑可锻炼腰、背、腹部肌肉力量。

（7）腰托使用健康指导。① 腰托的选用及佩戴：腰托规格要与自身腰的长度、周径相适应，其上缘须达肋下缘，下缘至臀裂，松紧以不产生不适感为宜。② 佩戴时间：可根据病情掌握佩戴时间，腰部症状较重时应随时佩戴，轻症患者可在外出或较长时间站立及固定姿势坐位时使用，睡眠及休息时取下。③ 使用腰托期间应逐渐增加腰背肌锻炼，防止腰部肌肉萎缩。

第二十节　痹　证

概念定义

痹证是由于风、寒、热等邪气闭阻经络，影响气血运行，导致四肢关节、肌肉等处发生疼痛、重着、酸楚或关节屈伸不利、僵硬、肿大、变形等症状的病证。轻者病在四肢关节肌肉，重者可内舍于脏。凡风湿性关节炎、类风湿性关节炎、骨关节炎、风湿热、坐骨神经痛、骨质增生等疾病以痹证为主要临床表现者，均属本病证的讨论范围，可参考本节辨证施护。

痹证的发生多由于正气不足，感受风、寒、湿、热之邪所致。外因多与感受风寒湿邪、风湿热邪有关，内因多与劳逸失度、久病体虚有关。

1. 外　因

（1）感受风寒湿邪：由于居处潮湿、冒雨涉水、睡卧当风、贪凉露宿、气候寒冷潮湿，风寒湿邪乘虚侵袭人体，注于经络，留于关节，使气血痹阻而为痹。其中以风为主者，因风性善行而数变，故痹痛游走不定而为行痹；以寒为主者，因寒凝气滞，使气血运行不畅，故疼痛剧烈而为痛痹；以湿为主者，因湿性滞重着，故使肌肉、关节麻木，重着肿胀而成着痹。

（2）感受风湿热邪，或郁久化热：感受风热之邪，与湿相并，而致风湿热合邪为患；或素体阳盛而蕴热；或阴虚阳亢之体感受外邪后，易从热化；或风寒湿痹日久不愈，邪留经络关节蕴而化热，以致风湿热邪闭阻经络关节，出现关节红肿疼痛、发热等症而成热痹。

2. 内　因

（1）劳逸失度：劳欲过度，将息失宜，精气亏损，卫外不固；或激烈活动后体力下降，防御功能降低，汗出肌疏，腠理开合失司，外邪乘袭。

（2）久病体虚：年老体虚，气血亏虚，肝肾不足，肢体筋脉失养；或病后、产后气血不足，腠理疏松，外邪乘虚而入。

常见病症要点

1. 风寒湿痹

1）行　痹
症状：肢体关节酸痛，游走不定，关节屈伸不利，或见恶风发热，苔薄白，脉浮。

2）痛　痹
症状：肢体关节疼痛较剧，痛有定处，得热痛减，遇寒痛增，关节不可屈伸，局部皮色不红，触之不热，舌苔薄白，脉弦紧。

3）着　痹

症状：肢体关节重着，酸痛，或有肿胀，痛有定处，手足沉重，活动不便，肌肤麻木不仁，苔白腻，脉濡缓。

2. 风湿热痹（热痹）

症状：关节疼痛，局部灼热红肿，得冷稍舒，痛不可触，多兼有发热、恶风、口渴、烦闷不安等全身症状，苔黄燥，脉滑数。

主要护理问题

1. 关节疼痛　与风、寒、湿、热邪痹阻经络，气血运行不畅有关。
2. 生活自理能力下降　与痹证久治不愈，肢体疼痛、关节畸形、活动困难有关。
3. 焦虑　与对疾病缺乏正确认识或肢体疼痛、活动困难影响生活质量有关。
4. 潜在并发症：痿证　与肝肾精血亏虚，筋脉肌肉失养，久痹成痿有关。
5. 潜在并发症：心悸　与痹证日久，内舍于心有关。

护理措施

1. 病情观察

（1）观察患者疼痛的部位、性质、程度及与气候变化的关系。

（2）观察患者皮肤、体温、脉搏、舌象、伴随症状变化等，以辨别病邪的偏盛，了解关节是否有强直畸形、其活动受限的程度。

（3）风湿热痹者，观察有无胸闷、心悸、水肿、脉结代等症状，以识别是否出现"心痹"重证。

2. 生活起居护理

（1）病室应清洁干燥，阳光充足，空气流通，温度适宜，避免阴暗潮湿。注意保暖，随气候变化及时增衣添被。

（2）急性期患者应卧床休息，减少关节活动。肢体疼痛可用软垫保护，采取舒适卧位，以减轻患者的疼痛。

（3）患者睡硬板床为宜，注意经常变换卧位，同时保持关节功能位置，避免受压发生畸形。

（4）病情稳定，疼痛减轻后，应鼓励和协助患者进行肢体活动。关节不利或强直者，应定时做被动活动，然后从被动到主动，由少而多，由弱而强，循序渐进以加强肢体功能锻炼，恢复关节功能。

（5）长期从事水上作业及出入冷库者，要尽量改善工作环境。

（6）辨证起居：行痹者，病室应温暖向阳，避风干燥；痛痹者，病室温度可稍高，阳光充足；着痹者，病室宜温暖而通风干燥，避免阴暗潮湿；风湿热痹者，病室宜凉爽，温度不宜过高。

3. 饮食护理

饮食应以高热量、高蛋白、高维生素、易消化的食物为主，忌生冷、肥甘厚腻之品。

辨证施食：

（1）痹证急性期特别是兼有发热时，饮食应以清淡为主，久病正气亏虚时可适当滋补。

（2）风寒湿痹者，宜食温热食物，忌食生冷之品。

（3）行痹者，以祛风除湿之品为宜，如豆豉、丝瓜、蚕蛹、荆芥粥、葱头粥等，可常饮用药酒，如五加皮酒、国公酒、木瓜酒、蛇酒等。

（4）痛痹者，以温经散寒通络之品为宜，如当归羊肉汤、乌头粥，或加用茴香、桂枝、生姜、花椒等调料。

（5）着痹者，宜食用健脾祛湿之品，如扁豆、茯苓粥、车前饮、赤小豆粥、鳝鱼、鲤鱼等，可常用苡米粥等。

（6）风湿热痹者，宜食用清热祛湿之品，如芹菜、绿豆、马兰头、苋菜、冬瓜、香蕉、苦瓜、菊花茶等，忌辛辣刺激、煎炒、油腻等食品，禁烟酒。

4. 情志护理

不良情绪可导致疼痛加重，故应加强情志护理，关心、体贴、耐心地帮助患者，减轻患者的心理压力，使患者情绪稳定、心境良好、精神放松，树立战胜疾病的信心。痹证病程较长，缠绵难愈，加之还需要一定时间的绝对卧床休息，生活自理困难，患者易出现情绪消沉，忧思抑郁，甚至悲观失望，应积极给予其情志疏导，消除悲观忧伤的情绪，增强信心，积极配合治疗。

5. 用药护理

（1）严格按医嘱给药，并严密观察用药后的反应。

（2）应用生川乌、草乌、附子等有毒性的药物时，应从小剂量开始，逐渐增加，并须先煎乌头 30～60 min 后，再与其他药物合煎。服药方法：取药汁加白蜜稍煎，分两次温服。服药后要加强巡视，观察有无毒性反应，如发现患者唇舌发麻、头晕、心悸、脉迟、呼吸困难、血压下降等症状时则为乌头中毒反应，应立即停药，并报告医生及时抢救。

（3）应用全蝎、蜈蚣等药性峻猛、毒副作用较大的虫类药物，可研末装入胶囊内吞服。

（4）辨证施药：中药汤剂宜饭后温服，行痹者，可用热粥或黄酒为引，以助药力；着痹者，服药后加服薏米粥以除湿和胃。

6. 关节疼痛的对症处理

（1）穴位按摩：行痹和痛痹者，上肢可取肩髃、曲池、尺泽、合谷、外关穴，下肢可取环跳、阳陵泉、足三里、三阴交、膝眼、委中、风市穴进行穴位按摩；着痹者，可加用足三里、商丘等穴位以振奋脾土化湿；风湿热痹见发热者，可按摩曲池、大椎、合谷等穴。

（2）局部温热疗法：痛痹者可采用艾灸、隔姜灸、熏蒸、热敷、热熨、拔火罐、中药离子导入法、药熨法、温泉浴、红外线照射等对症治疗。

（3）中药贴敷：风寒湿痹者，可用生川乌、生半夏、生南星各 15 g，肉桂、樟脑各 10 g，共研细末，每次取适量摊在普通膏药中，敷贴患处，还可贴麝香止痛膏或伤湿止痛膏等；风湿热痹者，可用青敷膏、双柏散、金黄散、四黄散等外敷，以消肿止痛，也可用活地龙 10 余条，加白糖适量捣烂，敷红肿处，以达清热解毒之功。

（1）指导患者避免诱发本病的原因，如季节变化、受寒着凉、涉水冒雨、汗出当风、久居湿地等，注意防寒保暖，改善生活及工作环境，保持室内干燥、阳光充足。

（2）积极防治外感疾病，如感冒、扁桃体炎、牙龈炎等。

（3）指导患者加强体育锻炼，如练八段锦、打太极拳等，以增强体质。加强肢体功能锻炼，防止痹症的发生或迁延复发。

第二十一节　痔、肛漏、肛裂

一、痔

概念定义

痔是直肠末端黏膜下和肛管皮下的静脉丛发生扩大、曲张所形成的柔软的静脉团、或肛管下端皮下血栓形成或增生的结缔组织，俗称痔疮。

本病发病率占肛门直肠疾病的首位，是临床常见病、多发病，多见于成年人。根据发病部位的不同可分为内痔、外痔和混合痔。发生在肛门齿状线以上的为内痔，发生在齿状线以下的为外痔，两者同时发生的为混合痔。

病因病机

痔的病因主要与外感、劳累过度、饮食不节、情志内伤、妊娠多产、大便失调等因素有关。

1. 外　感

外受风、湿、燥、热之邪，灼伤津液，津乏便秘，瘀血浊气阻于魄门，发生痔疾。

2. 劳累过度

劳累过度，久坐久立，负重远行，气血暗耗，血行不畅；或房劳过度，损伤阴精，筋脉交错，经络瘀阻不散，均可发生本病。

3. 饮食不节

饮食过多、过饱或食用肥腻、炙煿、辛辣之品，容易生湿积热，湿热下注肛门，使肛门充血灼痛，引发痔疮。

4. 情志内伤

郁怒、忧伤，久郁化火，脏腑气机失调，生湿生热，湿热下注肛门，则发为痔。

5. 妊娠多产

妇人孕育胎产，产时用力过度均可使气血不畅，魄门阴络纵横，血脉瘀滞或产后血虚津亏，肠燥便结，肛门努挣而发本病。

6. 大便失调

体内素有湿热，日久化燥，肠胃燥结，久则腑气不通，便秘难下；或日久泄泻，气机逆乱，气血不畅，阻于肛门脉络。

常见病症要点

1. 内　痔

1）风热肠燥

症状：大便带血、滴血或喷射状出血，血色鲜红，大便秘结或有肛门瘙痒感，舌红，苔薄黄，脉数。

2）湿热下注

症状：便血色鲜红，量较多，肛内肿物外脱，可自行回纳，肛门灼热，重坠不适，苔黄腻，脉弦速。

3）气滞血瘀

症状：肛内肿物脱出，甚或嵌顿，肛管紧缩，坠胀疼痛，甚则内有血栓形成，肛缘水肿，触痛明显，舌质红，苔白，脉弦细涩。

4）脾虚气陷

症状：肛门松弛，内痔脱出不能自行回纳，需用手还纳，便血色鲜或淡，伴头晕，气短，面色少华，神疲自汗，纳少便溏，舌淡，苔薄白，脉细弱。

2. 外　痔

1）湿热下注

症状：便后肛缘肿物隆起不缩小，坠胀明显，甚则灼热疼痛，便秘溲赤，舌红，苔黄腻，脉滑数。

2）血热瘀结

症状：肛缘肿物突起，其色黯紫，疼痛剧烈难忍，肛门坠胀，伴口渴便秘，舌紫，苔薄黄，脉弦涩。

主要护理问题

1. 疼痛　与湿热下注、气滞血瘀有关。
2. 出血　与热伤肠络有关。
3. 便秘　与饮食不当、排便习惯不当、肠腑传导失司有关。
4. 焦虑　与排便时剧烈疼痛、便血有关。
5. 潜在的并发症：贫血　与便血日久不愈，失血过多有关。

辨证施护

1. 病情观察

（1）了解患者有无排便困难和肛门疼痛，观察疼痛部位、性质、强度、伴随症状和持续时间。

（2）了解患者便血时是大便表面带鲜血或是便后滴血、喷血，便血量的多少，有无黏液。

（3）了解便血发作的次数，是否伴有头晕、乏力等症状。

（4）了解患者排便后有无肿块脱出；能否自行回纳；是否需用手推回。询问患者肛门是否有瘙痒感，是否有肿物嵌顿史。

（5）观察痔核的大小、有无脱出、表面是否糜烂或坏死。

（6）观察患者的生命体征变化。若出血量多且出现面色苍白、脉搏加快、血压下降、头晕、心慌等，及时报告医师，协助处理。

2. 生活起居护理

（1）保持病室的空气新鲜，环境安静整洁，湿温度适宜。

（2）协助患者取舒适体位，避免久坐、久站。

（3）劳逸适度，出血量较多伴有贫血的患者宜卧床休息，减少活动，穿干净、柔软、宽松、透气性好的纯棉内裤，不宜穿化纤内裤。

（4）使用柔软手纸，以免局部摩擦引起疼痛不适，便后用温水坐浴。

（5）保持大便畅通，排便时勿久蹲及努挣。

（6）辨证起居：风热肠燥者，病室宜通风、凉爽；湿热下注者，病室宜凉爽，避免湿热环境；气滞血瘀者，病室宜偏温；脾虚气陷者，室温可稍高，避免劳累，多休息。

3. 饮食护理

建立良好的饮食习惯，饮食要有规律，定时定量，荤素搭配合理。宜多吃蔬菜、水果，多饮开水，少食辛辣、香燥、海腥发物、刺激性食物及肥腻之品，如肥肉、鱼虾、辣椒、酒等。

辨证施食：

（1）风热肠燥者，宜食清热凉血的食品，如绿豆、苦瓜、芹菜等。食疗方可选用槐花饮。

（2）湿热下注者，宜食清热利湿的食物，如赤小豆、丝瓜、藕、薏苡仁等，食疗方可选用赤小豆粥、拌马齿苋、拌鱼腥草等。

（3）气滞血瘀者，宜食理气通络、活血化瘀的食物，如柑橘、萝卜、山楂、玫瑰花等，食疗方可选用玫瑰花茶、红糖金针汤等。

（4）脾虚气陷者，宜食益气养虚的食品，如茯苓、山药、薏苡仁、鸡肉等，食疗方可选用党参无花果炖猪瘦肉。

4. 情志护理

患者因反复便血或疼痛，可产生恐惧、焦虑等情绪，护士应耐心向患者做好解释工作，使其增加对疾病的了解，消除恐惧心理。指导家属多鼓励、安慰患者，增强战胜疾病的信心。对于易怒焦虑的患者，可指导其进行冥想放松，听音乐如《高山流水》《渔舟唱晚》等曲目。

5. 对症处理

（1）疼痛的对症处理。① 中药熏洗：风热肠燥者，可选用芒硝、金银花、连翘等 1~2 味煎煮后，用药液熏洗，每日 1~2 次，每次 20~30 min；湿热下注者，可用中药清热利湿剂熏洗坐浴后，再用消毒纱布涂消痔膏适量，轻轻按揉复位，肛塞消痔锭，以清热消肿、止痛止血；气滞血瘀者，可取白芷、枳壳、青黛、徐长卿各 15 g，乳香、没药、红花、川芎各 20 g，水煎后熏洗患处 20~30 min。② 耳穴埋籽：可选神门、交感、皮质下、直肠等穴，每次选 2~3 穴，每 3~5 日更换 1 次。③ 艾灸：肛周部位行艾灸。脾虚气陷者可灸百会、关元、气海等穴，可用隔姜灸、雀啄灸等，每个穴位灸 15~20 min。

（2）出血的对症处理。① 中药外用：如云南白药、外用肛门栓剂、软膏涂抹患处。② 艾灸：选足三里、中脘、气海、长强等穴行艾灸。

健康教育

（1）起居有常，劳逸适度，经常锻炼身体。忌久坐、久立或久卧，避免坐于过热、过冷之处及潮湿的物体或地面上。

（2）调摄情志，保持心情舒畅，避免不良情绪的干扰。

（3）预防便秘，养成定时排便的习惯。选择正确治疗便秘的方法，不可长期服泻药或长期灌肠。

（4）养成清淡饮食的好习惯，少食辛辣刺激性食物。

（5）保持肛门周围清洁，便纸宜柔软细腻，便后用温水或中药熏洗。勤换内裤，选择宽松的棉质内裤。

（6）经常做提肛运动，有助于瘀血消散，升提中气。方法：深吸气时收缩并提肛门，呼气时将肛门缓慢放松，一收一放为1次；每日晨起及睡前各做20~30次。

二、肛　漏

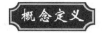

概念定义

　　肛漏是直肠或肛管与肛门周围皮肤相通所形成的瘘管。其特点是以局部反复流脓、疼痛、瘙痒为主要症状。肛漏多是肛痈的后遗症，发病年龄不限，但以20~40岁青壮年居多，男性多于女性。肛漏一般由原发性内口、瘘管和继发性外口三部分组成，也有仅具内口或外口者。内口为原发性，绝大多数在肛管齿线处的肛窦内；外口是继发的，在肛门周围皮肤上，常不止一个，临床上分为化脓性和结核性两类。

病因病机

　　肛漏主要是由肛周脓肿溃后及虚劳久咳、肺肾两虚所致。

1. 肛周脓肿溃后

肛周脓肿溃后，余毒未尽，蕴结不散，血行不畅，疮口不合，日久成漏。

2. 虚劳久嗽，肺肾两虚

虚劳久嗽，肺肾两损，邪乘下位，郁久肉腐成脓，溃后成漏。

常见病症要点

1. 湿热下注

症状：肛周经常流脓液，脓质稠厚，肛门胀痛，局部灼热，肛周有溃口，按之有索状物通向肛内，舌红，苔黄，脉弦或滑。

2. 正虚邪恋

症状：肛周流脓液，质地稀薄，肛门隐隐作痛，外口皮色暗淡，漏口时溃时愈，肛周有溃口，按之质较硬，或有脓液从溃口流出，且多有索状物通向肛内，伴有神疲乏力，舌淡，苔薄，脉濡。

3. 阴液亏损

症状：肛周溃口，外口凹陷，漏道潜行，局部常无硬索状物扪及，脓出稀薄，可伴有潮热盗汗，心烦口干，舌红，少苔，脉细数。

主要护理问题

1. 疼痛　与炎症、肿胀、便秘有关。
2. 焦虑　与病程长，担心预后有关。
3. 发热　与湿热内蕴有关。
4. 潜在并发症：继发感染、假性愈合、肛门失禁。

辨证施护

1. 病情观察

（1）观察肛周瘘口流出脓液的色、质、量、气味。

（2）观察疼痛的部位、性质、程度、持续时间等。

（3）观察肛门瘙痒程度。

（4）观察有无大便失禁现象。

（5）观察有无发热、贫血、消瘦和食欲不振等全身症状。

2. 生活起居护理

（1）保持病室整洁、安静，空气新鲜，光线充足，湿温度适宜。

（2）患者因瘘管不断排出脓液，因此应做好皮肤护理，并要经常换洗、晾晒床单和被褥，保持床单元清洁干燥，防止皮肤发生湿疹、糜烂等并发症。

（3）指导和帮助患者养成良好的生活习惯，定时排便，勿久蹲久坐，便后应坐浴，坐浴时采取半蹲位。

（4）辨证起居：湿热下注者，病室环境宜凉爽通风；正虚邪恋者，病室宜温暖向阳，避风防寒，适时增减衣物，防感冒；阴液亏虚者，病室温度宜低，勿燥热，光线可稍暗。虚热盗汗者应注意及时擦干汗湿的衣被，防止感受风寒外邪。

3. 饮食护理

宜进食清淡、易消化、含纤维素较多的食物，如白菜、芹菜等，忌辛辣刺激、肥甘油腻及海腥发物，如辣椒、烟酒、肥肉、鱼虾蟹等。

辨证施食：

（1）湿热下注者，可食清热利湿之品，如西瓜、黄瓜、冬瓜、赤小豆等，食疗方可选用粟米粥。

（2）正虚邪恋者，宜进补益气扶正之品，如山药、红枣、桂圆等，食疗方可选用人参黄芪炖鸡、大枣滋补粥等。

（3）阴液亏虚者，宜食滋阴生津、清热的食物，如甲鱼、百合、蚌肉等，多食新鲜的蔬菜水果，如芹菜、白菜、梨、猕猴桃等，亦可用麦冬泡水当茶饮以滋阴生津，食疗方可选用百合银耳羹。

4. 情志护理

肛漏多因肛痈溃后久不收口所致，因患病时间长，患者常有烦躁、易怒、对手术及治疗效果存有疑虑、害怕等情绪，护士应耐心向患者做好解释工作，介绍与疾病相关的知识，使其增加对疾病的了解，增强治愈的信心。疼痛不适时，可指导患者多听些舒缓的音乐，观看喜剧类电视节目，或与家人及病友聊天，以分散注意力。

5. 用药护理

（1）大便后遵医嘱用中药熏洗患处。

（2）选择适宜的引流条，如油纱条、药捻等，保持创口引流通畅。

（3）瘘管切开或挂线后改用生肌散纱条或生肌玉红膏纱条换药至收口，换药时操作轻巧，药物涂抹要均匀，避免或减轻疼痛。

6.疼痛的对症处理

（1）穴位按摩：可用两手拇指同时按压双侧行间、束骨、承山、公孙、八髎穴，每个腧穴按压 1 min。

（2）中药熏洗：可选野菊花、蒲公英、苦参、黄柏等，用沸水冲泡，先熏后洗，可用于手术前后缓解症状。亦可用苦参汤加减，煎水稍凉后熏洗，每次 20 ~ 30 min，每日 1 ~ 2 次。

（3）中药外敷：肛漏急性期局部肿痛者，可选用拔毒膏、金黄膏等外敷患处，具有消肿止痛的作用。

（4）耳穴埋籽：可取肛门、直肠、交感、神门、皮质下、三焦等穴，每次选 2 ~ 3 穴，每日按压数次，每 3 ~ 5 日更换 1 次。

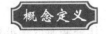

（1）起居有常，按时作息，避免劳累。勿负重、远行，防止过度劳倦。忌久坐、久立或久蹲，坐位时最好选用"O"型软坐垫。

（2）饮食宜清淡、富含维生素之品，忌生冷、辛辣、肥甘、刺激之品，戒烟酒。

（3）保持肛周皮肤清洁、干燥，每晚及便后用温开水坐浴。

（4）积极治疗肛周疾病，发现肛门周围脓肿，宜早期切开排脓，一次性手术治疗可以防止后遗肛漏。

（5）术区结扎线完全脱落后可指导患者行提肛运动。每日晨起及睡前各做 20 ~ 30 次。

三、肛 裂

概念定义

肛裂是齿状线下肛管皮肤纵形全层裂开或形成的缺血性溃疡。临床上以肛门周期性疼痛、出血、便秘为主要特点。本病多见于 20～40 岁青壮年，女性多于男性。肛裂的部位一般在肛门前后正中位，尤以后位多见。位于前正中线的肛裂多见于女性。

病因病机

本病病因主要为血热肠燥、湿热蕴结、血虚肠燥、气滞血瘀等因素导致大便秘结，排便努挣，肛门皮肤裂伤。

1. 血热肠燥

过服温热药物或补品，或高热退后余热不净等，或感受风、火、燥、热邪气，日久燥结于胃肠，煎灼津液，肠道失润，使粪便坚硬干结，难于排出，努挣损伤肛门而出现裂口，裂口因便秘而反复加深，久不愈合形成肛裂。

2. 湿热蕴结

素体肥胖，外感湿热邪气，嗜食醇酒肥甘，以至湿热蕴结胃肠，下注肛门，生痈溃而不愈形成肛裂。

3. 血虚肠燥

老人、产后或血虚患者，血虚肠燥，不能下润大肠而大便秘结，复又临厕努挣而发肛裂。

4. 气滞血瘀

情志不畅，日久肝失疏泄，肝郁克脾，脾之转输失职，大肠通降不利，久则干结，努挣损伤肛门形成肛裂。

常见病症要点

1. 血热肠燥

症状：大便二三日一行，质干硬，便时肛门疼痛，伴随滴血或手纸染血，裂口色红，腹部胀满，溲黄，舌偏红，脉弦数。

2. 阴虚津亏

症状：大便干结，数日一行，便时疼痛，点滴下血，裂口深红，口干咽燥，五心烦热，舌红，苔少或无苔，脉细数。

3. 气滞血瘀

症状：肛门刺痛明显，便时、便后尤甚，肛门紧缩，裂口色紫黯，舌紫黯，脉弦或涩。

主要护理问题

1. 疼痛　与肛周皮肤裂伤有关。
2. 出血　与血热肠燥、阴津亏虚有关。
3. 便秘　与惧怕排便引发疼痛有关。
4. 瘙痒　与肛周分泌物刺激肛周皮肤有关。

辨证施护

1. 病情观察

（1）观察患者排便时疼痛性质、程度及持续时间。

（2）观察患者便血的色与量。

（3）观察患者便秘情况。

（4）观察是否伴有肛门瘙痒。

2. 生活起居护理

（1）保持病室的空气新鲜，温湿度适宜。

（2）病室应安静，作息规律，劳逸适度，保证充足的睡眠。

（3）排便后用软纸擦拭肛门，温水坐浴，可使肛裂溃疡内的粪便残渣洗净，减少异物刺激，减轻肛门疼痛和痉挛。

（4）养成良好的排便习惯，定时排便，便秘时，切忌努挣，遵医嘱给予润下剂或缓泻剂。

（5）辨证起居：血热肠燥者，病室环境宜凉爽通风；阴虚津亏者，病室环境宜凉爽，勿燥热；气滞血瘀者，注意休息，勿久坐。

3. 饮食护理

宜多食富含膳食纤维的食物，如粗粮、蔬菜、水果等，少食辛辣香燥、刺激性及肥甘厚味之品，如辣椒、肥肉、醇酒等；多饮白开水或蜂蜜水，以防大便干燥。

辨证施食：

（1）血热肠燥者，可多食用偏凉性的食物，如冬瓜、海带、芹菜、豆腐等；阴虚津亏者，宜多食含汁液较多的水果如西瓜、梨等，忌食辛辣助热伤津的食物，可用麦冬煎水代茶饮，食疗可选用鸭梨粥。

（2）气滞血瘀者，可食萝卜、山楂等以助行气活血，食疗方可选桃仁粥、山楂红糖汤等，有助于起到活血通经，祛瘀止痛的作用。

4. 情志护理

患者可因疼痛而产生情绪不稳定、烦躁易怒、恐惧、焦虑等情绪，护士应耐心向患者做好解释工作，安慰劝导患者，稳定患者情绪，使其积极配合治疗和护理。裂口疼痛时，可指导患者通过转移注意力的方法来缓解疼痛，如看喜剧类电视节目、聊天、听音乐等。

5. 用药护理

（1）换药时严格执行无菌操作。

（2）换药时须注意观察伤口的愈合情况，观察有无出血点，伤口有无粘连，肛周有无水肿等情况，如发现异常情况，及时报告医生。

（3）润肠通便药适宜在早晨空腹或睡前1小时服用。

（4）辨证施药：血热肠燥者，中药汤剂宜偏凉服；阴虚津亏者，中药汤剂宜稍凉服；气滞血瘀者，中药汤剂偏温热服。

6. 对症处理

（1）疼痛的对症处理。① 穴位按摩：患者取侧卧位，示指、中指、环指自然并拢按压肛周，重点按压会阴穴、长强穴各10秒，再按揉肛周几分钟。② 中药外敷：生肌玉红膏或黄连膏外敷。③ 熏洗法：早期肛裂可用

1：5 000高锰酸钾溶液，于便后坐浴，也可用苦参汤或花椒食盐水坐浴，亦可根据证型选择适宜的中药汤液进行熏洗，每次20~30 min，每日1次；血热肠燥者，可选金银花、黄柏、苦参、当归、丹参、赤芍、延胡索、川楝子水煎液进行熏洗；气滞血瘀者可用丹参煎水熏洗。④耳穴埋籽：可取神门、直肠下端等穴。每次选2~3穴，每日按压数次，每3~5日更换1次。⑤局部外敷镇痛：疼痛剧烈者，可采用5%利多卡因软膏或2%丁卡因软膏，外涂肛裂局部，必要时遵医嘱予以镇痛药。

（2）出血的对症处理。中药外用：云南白药或马应龙痔疮膏等外涂患处。

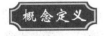

（1）起居有常，劳逸适度，经常锻炼身体，增强抗病能力。久坐、久立的工作人员要适当变换体位或增加运动，以促进血液循环和肠蠕动，减少便秘和肛裂的发生。

（2）调摄情志，保持心情舒畅。

（3）预防并及早治疗便秘，多食含纤维素较多的食物，少食辛辣刺激食物。

（4）保持肛周清洁，便后用温水坐浴，勤换内裤。养成定时排便的习惯。一旦干硬粪便形成后，不要用力努挣，可用温盐水灌肠，或用开塞露润滑通便。

（5）可于临睡前用手自我按摩尾骨尖的长强穴，每次5分钟，可以疏通经络，改善肛门血液循环；亦可常做提肛运动，早晚各做20~30次。

第二十二节　蛇串疮

概念定义

蛇串疮是一种皮肤上出现成簇水疱，呈带状分布，痛如火燎的急性疱疹性皮肤病。因皮损状如蛇行，故名"蛇串疮"；又因常发于腰肋间，故又称"缠腰火丹"；本病在古代文献中还被称为火带疮、蛇丹、蜘蛛疮等。其临床特点是：常突然发病，皮肤上出现红斑、水疱或丘疱疹，集簇成群，排列成带状，沿一侧周围神经分布区出现，局部刺痛或伴核肿大。本病多见于成年人，好发于春秋季节。

凡现代医学的带状疱疹，属本病证的讨论范围，可参考本节辨证施护。

病因病机

蛇串疮的发生多与情志内伤，饮食不节，或感染毒邪等因素有关。

1. 情志内伤

情志内伤，肝郁气滞，郁而化火，流窜于肌肤，阻滞经络，气血不通而发病。

2. 饮食不节

饮食不节，脾失健运，湿邪内生，湿蕴日久，酿生湿热，复感毒邪，湿热与毒邪，阻滞经络，外溢肌肤而发病。

3. 年老体虚

素体年迈，脏腑功能减退，常伴血虚肝旺，湿热毒盛，壅滞经脉，致气血凝滞而疼痛剧烈，病程迁延。

常见病症要点

1. 肝经郁热

症状：皮肤起红斑，色鲜红，或起丘疹、水疱，疱液清亮，疱壁紧张，灼热刺痛，口苦咽干，烦躁易怒，大便干或小便黄，舌质红，苔薄黄或黄厚，脉弦滑数。

2. 脾虚湿蕴

症状：皮损色淡，疱壁松弛，伴疼痛，口不渴，食少腹胀，大便时溏。舌质淡，苔白或白腻。

3. 气滞血瘀

症状：水疱减轻或消退后局部疼痛不止，放射到附近部位，痛不可忍，坐卧不安，重者可持续数月或更长时间，舌质紫，苔白，脉弦细。

主要护理问题

1. 皮肤完整性受损　与湿热蕴积，外溢肌肤有关。
2. 疼痛　与湿热毒蕴，阻滞经络有关。
3. 发热　与肝火内炽，湿热内蕴有关。
4. 潜在并发症：感染　与疱壁破损有关。

辨证施护

1. 病情观察

（1）观察患者皮损的部位，疱疹大小、数目，疱壁紧张度，有无糜烂及合并感染。

（2）观察患者疼痛的部位、性质、程度、持续时间及耐受程度。

（3）观察患者有无面瘫、耳痛、耳聋及外耳道疱疹；有无角膜水疱、溃疡或视力改变；或有无头疼、呕吐、惊厥、运动感觉障碍等并发症。

（4）监测患者的体温、脉象、舌象、饮食、二便、睡眠及核肿大等全身变化。

2. 生活起居护理

（1）保持病室环境清洁舒适，空气流通。

（2）床单、被褥、内衣要选纯棉制品，保持清洁干燥。衣服宽大，以免摩擦引起疼痛。忌用化学洗涤剂洗涤衣物。

（3）注意休息，保证睡眠充足。为防止挤压水疱，指导患者采取健侧卧位。

（4）保持皮损处皮肤清洁干燥，忌用热水烫洗局部皮肤。皮损糜烂渗出时给予湿敷，严格无菌操作。

（5）当疱疹发于头部时，应剪去局部头发，保持创面清洁，预防感染。

（6）当疱疹累及眼部时，应协助患者点眼药，保持眼睛的清洁卫生。避免强光刺激，鼓励患者多做眨眼动作，防止粘连。

（7）指导患者修剪指甲，避免搔抓。

（8）辨证起居：肝经郁热者，病室宜偏凉；脾虚湿蕴者，病室宜干燥。

3. 饮食护理

饮食以清淡、易消化为原则，宜多食新鲜水果和蔬菜，忌食辛辣、刺激性食物，忌鱼腥虾蟹、鸡、羊肉等发物，禁烟、酒。

辨证施食：

（1）肝经郁热证者，宜食清肝胆火之品，如西瓜、苦瓜、绿豆等，用金银花或野菊花水代茶饮。

（2）脾虚湿蕴者，宜食健脾利湿之品，如山药粥、白扁豆、苡仁米，忌食生冷、油腻之品。

（3）气滞血瘀者，宜食行气、活血化瘀之品，如丝瓜汤、白萝卜、陈皮、黑木耳等，忌食甜食等易胀气之品。

4. 情志护理

本病因情志内伤，导致肝气郁结，再加上疼痛影响，患者通常会出现焦虑烦躁、易怒等，因此，护士应该疏导患者，多与患者沟通交流，耐心向患者讲解疾病的有关知识，使之对神经痛有正确的认识，了解疾病的转归和发展过程，消除顾虑和恐惧，使患者保持心情愉快，精神乐观，情绪稳定。护理工作要及时准确，尽力排除各种不良因素的影响，使患者怡情悦志，配合治疗。指导患者通过聊天、听广播等活动，转移注意力，以减轻疼痛。

5. 用药护理

（1）服药期间注意观察药物不良反应，如出现食欲减退、恶心、呕吐、腹痛、便溏者，立即报告医生，并做好记录。

（2）止痛药宜饭后服用。

（3）辨证施药：肝经郁热者中药汤剂宜早晚饭后温服，不宜久服，以免寒凉败胃；脾虚湿蕴者汤剂宜饭前温服，气滞血瘀者汤剂宜饭后温服。

6. 对症处理

（1）疼痛的对症处理。① 耳穴埋籽：取肝区、神门等穴位埋针，留针30 min，每日 1 次，每 5 天为 1 疗程。② 微波治疗：每次 20 min，每日 1次，每 5 天为 1 疗程。③ 穴位按摩：取阿是穴、夹脊穴，肝经郁热者加阳陵泉、行间，脾虚湿蕴者加阴陵泉、内庭，气滞血瘀者加血海、太冲，每次按摩 15 min，每日 2 次。

（2）皮损的对症处理。中药敷贴法：蛇串疮初起用青黛散（青黛、石膏、滑石、黄柏，各研成细末，和匀）或拔毒散（白矾、明雄黄，研末）调茶水外敷，或玉露膏（凡士林、芙蓉叶，调匀成膏）外敷；或外搽双柏散（侧柏叶、黄柏、大黄、薄荷、泽兰，共研细末）、三黄洗剂（大黄、黄柏、黄芩、苦参各等分，共研细末）、清凉乳剂（麻油加饱和石灰水上清液充分搅拌成乳状）或鲜马齿苋、玉簪叶捣烂外敷。水疱破后，用四黄膏（黄连、黄柏、黄芩、大黄、乳香、没药各等量，研成细末）或青黛膏外涂；有坏死者，用九一丹（熟石膏、升丹，研成细末）换药。敷贴散剂 2 次/日，膏剂 1 次/日，直至皮损消失。若水疱不破，可用三棱针或消毒针头抽取疱液，疱壁不宜除去。

健康教育

（1）保持良好的精神状态，忌发怒，情绪开朗，心气平和。

（2）饮食宜清淡，忌辛辣刺激、膏粱厚味食物、忌鱼腥虾蟹等发物，禁烟酒。多食新鲜水果蔬菜，多食清热解毒、行气通络之品。

（3）平时加强体育锻炼，增加机体的抗病能力。

（4）局部遗留神经痛时，给予积极治疗。

第二十三节　面　瘫

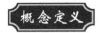 概念定义

　　面瘫俗称口眼歪斜，本病在任何年龄均可发生，但以青壮年为主见，本病发病为单纯性的面颊筋肉迟缓，无半身不遂，神志不清等症状。

病因病机

　　中医认为发病多由肌体正气不足，脉络空虚，卫外不固，风寒或风热乘虚侵袭，以致经气阻滞，经筋失养，经筋功能失调，筋肉纵缓不收而发病。

常见病症要点

　　1. 风寒袭络

　　症状：突然口眼歪斜，眼睑闭合不全，兼见面部有受寒史，舌淡苔薄白。

　　2. 风热袭络

　　症状：突然口眼歪斜，眼睑闭合不全，继发于感冒发热，或咽部感染史，舌红苔黄腻。

　　3. 风痰阻络

　　症状：突然口眼歪斜，眼睑闭合不全，或面部抽搐，颜面麻木作胀，伴舌红苔黄腻。

4. 气虚血瘀

症状：口眼歪斜，眼睑闭合不全，日久不愈，面肌时有抽搐，舌淡紫，苔薄白。

主要护理问题

1. 疼痛　与经气阻滞，经筋失养有关。
2. 焦虑：担心面容的改变　与邪气乘虚侵袭脉络，导致经络痹阻有关。
3. 咀嚼困难　与气血运行不畅，经脉肌肉失于濡养有关。
4. 潜在感染的风险：口腔感染、眼部感染。
5. 潜在并发症：面肌痉挛或萎缩。

辨证施护

1. 病情观察

（1）观察患者口眼歪斜的程度和方向。

（2）观察患侧眼睑闭合的程度。

（3）注意观察面肌痉挛患者抽搐发生的时间、性质、程度等情况。

2. 生活起居护理

（1）病室避免对流风，慎避外邪，注意面部和耳后保暖，热水洗脸，外出佩戴口罩。

（2）患者保持口腔清洁，餐后漱口，遵医嘱予清热解毒类中药汤剂口腔护理，预防感染。

（3）保护眼睛：闭眼、注意休息，保证充足睡眠，减少用眼。外出时戴墨镜，睡觉时用眼罩或盖纱布块等保护措施。遵医嘱给患者患侧眼睛滴眼药水或涂药膏，既可以起到润滑、消炎、营养眼睛的作用，又可以预防眼睛感染。

3. 饮食指导

（1）风寒袭络证：宜食辛温祛风散寒的食品，如大豆、葱白、生姜等。忌食凉性食物及生冷瓜果等食品。

（2）风热袭络证：宜食疏风清热的食品，如丝瓜、冬瓜、黄瓜、赤小豆等。忌辛辣燥热的食品。

（3）风痰阻络证：宜食通阳泄浊的食品，如海参、海蜇、荸荠、白萝卜、百合、桃仁、蘑菇、柚子等。忌食肥甘厚味的食品。

（4）气虚血瘀证：宜食益气活血的食品，如桃仁等。忌食辛香行窜、滋腻补血的食品。

4. 情志护理

关心尊重患者，疏导其紧张情绪，鼓励家属多陪伴患者，建立良好的社会支持关系，共同帮助患者正视疾病。指导患者倾听舒心的音乐或喜悦的相声，抒发情感，排解悲观情绪，达到调理气血阴阳，建立良好的社会支持系统，共同帮助患者正视疾病。鼓励病友间相互交流治疗体会，提高认知，调摄情志，增强信心。

5. 用药护理

中药宜温服，忌生冷、辛辣等食物，中药与西药服用时间间隔半小时以上。

6. 对症处理

（1）口眼歪斜的对症处理。① 指导患者面肌运动，包括：抬眉训练、闭眼训练、耸鼻训练、示齿训练、努嘴训练、鼓腮训练等。② 遵医嘱采用红外线照射患侧面部。③ 遵医嘱采用中药面部湿敷及中药面部熏洗。④ 遵医嘱进行穴位按摩，取患侧太阳、承浆、阳白、鱼腰、承泣、四白、地仓、颊车、印堂、翳风、迎香等穴。

（2）眼睑闭合不全的对症处理。① 眼部护理：注意眼部卫生，擦拭时尽量闭眼，由上眼睑内侧向外下侧轻轻擦拭。② 在睡觉或外出时应佩戴眼罩或有色眼镜，避免强光刺激眼球。③ 遵医嘱给予营养、润滑、抗感染眼药水滴眼或眼膏涂眼，以保护角膜及预防眼部感染。④ 遵医嘱穴位按摩，取患侧太阳、阳白、鱼腰、承泣、四白、印堂等穴。⑤ 遵医嘱穴位注射，取足三里、三阴交等穴。

（3）颜面麻木的对症处理。① 遵医嘱于患侧面部中药湿敷及中药熏洗。② 指导患者面肌运动训练，包括：抬眉训练、闭眼训练、耸鼻训练、示齿训练、努嘴训练、鼓腮训练等。③ 遵医嘱穴位按摩，取患侧太阳、承浆、阳白、鱼腰、承泣、四白、地仓、颊车、印堂、迎香等穴。④ 遵医嘱耳穴贴压，取面颊、肝、口、眼、皮质下等穴以及翳风、迎香等穴。⑤ 遵医嘱穴位贴敷，取患处颊车、地仓、太阳、翳风等穴。

健康教育

积极进行面肌康复训练。

（1）抬眉训练：抬眉动作的完成主要依靠枕额肌额腹的运动。嘱患者上提健侧与患侧的眉目，有助于抬眉运动功能的恢复。用力抬眉，呈惊恐状。每次抬眉 10～20 次，每日 2～3 次。

（2）闭眼训练：闭眼的功能主要依靠眼轮匝肌的运动收缩完成。训练闭眼时，嘱患者开始轻轻地闭眼，两眼同时闭合 10～20 次，如不能完全闭合眼睑，露白时可用示指的指腹沿着眶下缘轻轻地按摩 1 次，然后再用力闭眼 10 次，有助于眼睑闭合功能的恢复。

（3）耸鼻训练：耸鼻运动主要靠上唇肌及压鼻肌的运动收缩来完成。

（4）示齿训练：示齿动作主要靠颧大小肌、提口角肌及笑肌的收缩来完成。嘱患者口角向两侧同时运动，避免只向一侧用力练成一种习惯性的口角偏斜运动。

（5）努嘴训练：努嘴主要靠口轮匝肌收缩来完成。行努嘴训练时，用力收缩口唇并向前努嘴，努嘴时要用力。口轮匝肌恢复后，患者能够鼓腮，刷牙漏水或进食流口水的症状随之消失。训练努嘴时也同时训练了提上唇肌、下唇方肌及颏肌的运动功能。

（6）鼓腮训练：鼓腮训练有助于口轮匝肌及颊肌运动功能的恢复。鼓腮漏气时，用手上下捏住患侧口轮匝肌进行鼓腮训练。患者能够进行鼓腮运动，说明口轮匝肌及颊肌的运动功能可恢复正常，刷牙漏水、流口水及食滞症状消失。此方法有助于防治上唇方肌挛缩。

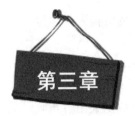

第三章

中医护理技术操作

第一节　悬灸技术

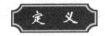

定　义

悬灸是采用点燃的艾条悬于选定的穴位或疼痛部位之上，通过艾的温热和药力作用刺激穴位或疼痛部位，达到温经散寒、扶阳固脱、消瘀散结等防治疾病作用的一种操作方法。

适 应 证

适用于各种慢性虚寒型疾病及寒湿所致的疼痛，如胃脘痛、腰背酸痛、四肢凉痛、月经寒痛等，以及中气不足所致的急性腹痛、吐泻、四肢不温等症状。

禁 忌 证

（1）凡属实热证或阴虚发热者，不宜施灸。
（2）颜面部、大血管处、孕妇腹部及腰骶部不宜施灸。

（1）体质虚弱、空腹、极度疲劳及恐灸者慎灸。

（2）选取正确穴位，避免过多暴露患者，操作中注意保护患者隐私。

（3）施灸部位，宜先上后下，先灸头顶、胸背，后灸腹部、四肢。

（4）保持室内空气流通，避免因室内蓄积中药燃烧气味，而导致患者呼吸困难及缺氧，冬季注意保暖。

（5）操作过程中密切观察患者反应，避免灼伤皮肤，如有强烈不适，立即停止操作。

（6）操作结束时注意观察患者施灸部位皮肤情况，如有轻微红痛，属正常现象，做好解释，避免患者焦虑。如灸后出现小水疱，直径小于 5 mm 者无需特殊处理，可自行吸收；若水疱直径大于 5 mm，可用无菌注射器抽取疱液，涂抹碘伏待干，防止感染。

（7）艾条燃烧程度以有明显艾烟又无明火为宜，温度以使患者感到温热但无灼痛为宜。

（8）取穴采用同身寸方式比量法，以患者拇指指关节宽度为1寸；患者示指与中指并拢，以中指中节（第二节）横纹处为准，两指横量为 1.5 寸；患者示指、中指、无名指三指并拢，以中指第一节横纹处为准，三指横量为2寸；患者示指、中指、无名指、小指并拢，以中指中节横纹处为准，四指横量为3寸。

悬灸法操作流程及质量考核标准见表3-1。

表3-1　悬灸法操作流程及质量考核标准

项目及分值	操作方法	考核点及分值	评分细则	扣分
操作准备（15分）	护士：衣帽整洁，着装规范，洗手，戴口罩	操作者（3分）	着装不规范扣0.5~1分	
			未洗手扣2分，洗手法不规范扣0.5~1分	
			未戴口罩扣1分	
	用物准备：治疗盘、艾条、艾灸盒、打火机、酒精灯、弯盘、小口瓶、必要时备浴巾、屏风等	用物（2分）	用物不齐或不符合要求酌情扣0.5~2分	

项目及分值	操作方法	考核点及分值	评分细则	扣分
操作准备（15分）	（1）核对患者信息及治疗部位，检查用物 （2）评估患者：包括临床症状、过敏史、施灸部位皮肤情况、有无禁忌证、心理状况、合作程度等 （3）向患者解释操作目的，讲解操作过程中注意事项，取得患者配合 （4）评估环境：环境整洁，光线充足，无氧源，利于操作	评估（10分）	未核对患者信息扣2分	
			未评估患者扣3分 评估不全面扣1~3分	
			未解释扣2分，解释不全扣0.5~1分	
			未评估环境扣3分 评估不全面扣0.5~1分	
操作步骤（70分）	（1）携用物至床旁，查对医嘱，再次核对患者信息、施灸穴位等，检查用物 （2）再次解释 （3）取得患者、家属配合	查对安全解释（10分）	未核对扣3分 核对不全面扣0.5~2分	
			未解释扣1分	
			未讲解注意事项扣3分	
			未取得患者配合扣3分	
	（4）关门，拉围帘，协助患者取舒适体位 （5）根据施灸穴位暴露施灸部位，注意保暖	人文关怀（10分）	未关门、拉围帘扣1~2分	
			未取舒适体位扣2分	
			未暴露施灸部位扣3分，过多暴露扣1~3分	
			未注意保暖扣3分	
	（6）定穴：正确定位相应穴位，按压该穴位并询问患者是否有酸胀等得气感 （7）洗手，再次核对患者信息 （8）检查艾条质量、有效期等 （9）点燃艾条一端，调试至合适燃烧程度。 （10）将点燃的一端插入艾灸盒中，对准施灸穴位进行施灸 （11）询问患者感受，根据患者感受调整艾条与患者皮肤的距离	施灸（50分）	选穴错误扣5分	
			取穴手法不对扣3分	
			未按压穴位扣2分	
			未询问患者扣2分	
			未洗手扣2分 洗手不规范扣0.5~1分	
			未核对患者扣3分 核对不全面扣1~2分	
			未检查艾条质量、有效期扣1~2分	

228

项目及分值	操作方法	考核点及分值	评分细则	扣分
操作步骤（70分）	（12）及时弹去艾灰至弯盘内，观察患者皮肤情况 （13）施灸完毕，将艾条插入小口瓶，完全熄灭艾火 （14）检查施灸部位皮肤有无灼伤 （15）协助患者穿衣，取舒适体位 （16）整理床单元，拉围帘、开门，处置用物 （17）洗手，核对患者信息并签名		艾灸燃烧程度不够扣3分	
			艾条未对准穴位扣3分	
			施灸过程未询问患者感受扣3分	
			未根据患者感受调整距离扣2分	
			艾条灰掉至患者皮肤扣1分	
			未熄灭艾火扣1分	
			未检查皮肤扣3分	
			皮肤灼伤扣6分	
			未协助穿衣扣2分	
			未取舒适体位扣2分	
			未整理床单元扣2分	
			未拉围帘、开门扣0.5~2分	
			未洗手扣2分 洗手不规范扣0.5~1分	
			未核对患者扣3分 核对不全面扣1~2分	
			未签名扣2分	
			用物处置不规范扣0.5~2分	
整体评价（15分）	（1）熟悉操作步骤，操作流畅 （2）熟悉操作目的及注意事项 （3）床单元清洁无艾灰，无破损	效果评价（15分）	操作欠流畅扣1~3分	
			不知晓操作目的扣3分	
			不知晓注意事项扣3分 知晓不全扣0.5~2分	
			床单元有明显艾灰扣0.5~1分	
			床单元烧坏扣3分	
			无院感意识扣1~2分	

第二节 中药灌肠技术

定　义

中药灌肠技术是将中药药液从患者肛门灌入直肠或结肠，使药液保留在肠道内，通过肠黏膜的吸收达到清热解毒、软坚散结、泻浊排毒、活血化瘀等作用的一种操作方法。

适 应 证

中药灌肠具有清热解毒、软坚散结、活血化瘀、散寒除湿、行气止痛等功效。主要适用于慢性肾衰、慢性疾病所致的腹痛、腹泻、便秘、发热、带下等症状。

禁 忌 证

妊娠、不明确的急腹症、消化道出血、肠癌、严重心血管病均禁用。

注意事项

（1）操作前应进行评估，评估患者肛周皮肤有无红肿、破溃；有无药物过敏史；应了解患者肠道病变的部位，以便掌握灌肠时的卧位和肛管插入的深度；询问患者近期有无实施肛门、直肠、结肠等手术，有无大便失禁等情况。嘱患者排空二便。

（2）操作时注意保护患者隐私，做好保暖工作；灌肠药液的温度应在 39 ~ 41 ℃，温度过低可使肠蠕动加强，腹痛加剧；温度过高则引起肠黏膜烫伤或肠管扩张，产生强烈的便意，致使药液在肠道内保留时间短，吸收少，效果差。

（3）操作前应将药液摇匀，防止灌肠袋内药液沉淀较多，使其操作中发生堵塞，药液滴入不畅。

（4）操作时指导患者抬高臀部 10 cm，插入肛管时应手法轻柔，以免擦伤黏膜。肛管插入肛门 10～15 cm。采用直肠滴注法时，药液液面距肛门不超过 30 cm，滴速 60～80 滴/min，每次灌注量不超过 200 mL。

（5）灌肠速度不能太快，否则影响药液在肠道内保留时间；灌肠药液应保留 30 min，如患者不能保留，可采用头低足高位。

（6）慢性痢疾病变多在直肠和乙状结肠，宜采取左侧卧位，肛管插入深度 15～20 cm 为宜；溃疡性结肠炎病变多在乙状结肠或降结肠，肛管插入深度 18～25 cm；阿米巴痢疾病变多在回盲部，应取右侧卧位。

（7）如在晚间睡前灌肠，灌肠后应不再下床活动。药液灌注完毕后，协助患者取舒适卧位，并尽量保留药液 1 h 以上，以提高疗效。

（8）灌肠时患者如有腹胀或便意时，应嘱患者作深呼吸，以减轻不适。

（9）灌肠过程中随时注意观察患者的病情变化，如发现脉速、面色苍白、出冷汗、剧烈腹痛、心慌气急时，应立即停止灌肠并及时与医生联系，采取急救措施。

（10）中药保留灌肠后，应准确记录患者排便情况；若患者大便次数增加，需注意对肛周皮肤的观察及保护，必要时可局部涂抹油剂或膏剂。

中药灌肠技术操作流程及质量考核标准见表 3-2。

表 3-2　中药灌肠技术操作流程及质量考核标准

项目及分值	操作方法	考核点及分值	评分细则（标准）	扣分
操作准备（15分）	护士：着装规范，洗手，戴口罩	准备（3分）	着装不规范扣 0.5～1 分	
			未洗手扣 2 分，不规范扣 1 分	
	用物：治疗盘、一次性使用无菌灌肠器、弯盘、石蜡油、医用棉签、量杯（1 000 mL）、水温计、灌肠液（中药便通汤 200 mL，温度为 39～41 ℃）、一次性护理垫、手套、便盆、纸巾	用物（4分）	用物不齐或不符合要求扣 0.5～4 分	

项目及分值	操作方法	考核点及分值	评分细则（标准）	扣分
操作准备（15分）	评估：核对患者信息，检查用物，评估患者病情、意识、合作程度及肛周黏膜，伤口有无出血情况 解释：操作目的和注意事项 环境：光线充足，室温适宜	评估（8分）	未核对患者信息扣2分	
			未评估患者扣3分，评估不全扣1~3分	
			未解释扣2分，解释不全扣0.5~1分	
			未评估环境扣1分，评估不全扣0.5~1分	
操作步骤（70分）	（1）携用物至患者床旁，再次核对患者信息、用药 （2）关闭门窗，围帘遮挡患者	查对（4分）	未查对患者信息扣2分，查对不规范扣1分	
			未关闭门窗、围帘遮挡扣2分	
	（3）协助患者取左侧卧位，双膝屈曲，使臀部移至床沿，将裤子脱至膝部，只暴露臀部 （4）将一次性护理垫铺患者臀下，置软枕以抬高臀部10 cm （5）置弯盘于臀边 （6）将便通汤剂倾倒入灌肠袋内并摇匀 （7）将灌肠器挂于输液架上，液面距肛门不超过30 cm （8）戴手套，润滑肛管前端15 cm （9）打开灌肠器开关，排出管内气体，关闭灌肠器开关	灌肠（33分）	未协助患者取合适体位扣3分	
			暴露患者过多扣2分	
			未垫护理垫扣2分	
			未置弯盘扣2分	
			操作前未摇匀药液扣2分	
			液体悬挂高度不合适扣2分	
			未戴手套扣2分	
			未润滑肛管前端扣2分	
			未排除肛管内气体扣2分	
			排液过多扣2分	

项目及分值	操作方法	考核点及分值	评分细则（标准）	扣分
操作步骤（70分）	（10）左手持纸巾分开臀部，暴露肛门，嘱患者深呼吸，右手持肛管轻轻插入肛门，深度约 10~15 cm，左手固定肛管，右手打开开关，调节滴入速度 60~80 滴/min，使液体缓慢流入（如溶液流入受阻，可移动或挤压肛管，检查有无粪块阻塞）。如有便意，嘱其做深呼吸，同时适当调低灌肠器，减慢流速 （11）观察液面下降情况和患者反应，并询问患者感受	灌肠（33分）	插入深度不合适扣3分	
			动作粗暴扣3分	
			未固定肛管扣2分	
			未调节滴入速度或调节滴速错误扣3分	
			入液受阻或患者有便意未处理各扣3分	
			未询问、观察患者反应扣3分	
	（12）灌肠液流尽时关闭开关，左手持纸巾轻轻按压肛门，右手将肛管缓缓拔出，将肛管及灌肠器取下 （13）擦净肛门及周围皮肤，观察伤口有无出血，取出护理垫及弯盘，脱手套，协助患者舒适卧位，抬高臀部	拔管（15分）	拔管前未关开关扣3分	
			污染床单扣2分	
			未取下灌肠器扣2分	
			未擦净肛门及周围皮肤扣2分	
			未观察患者伤口情况扣2分	
			未取出护理垫扣2分	
			未撤去弯盘扣2分	
			未脱去手套扣2分	
	（14）协助患者穿裤，嘱患者左侧屈膝卧位并抬高臀部 10 min，保留 30 min 后再排便，备好纸巾 （15）整理床单元，用物处置 （16）洗手，核对患者信息并签字	整理（18分）	未协助患者穿裤扣1分	
			未协助患者取合适体位扣1分	
			未指导患者注意事项扣4分	
			未整理床单元扣1分	
			未洗手扣2分，不规范扣1分	
			未核对、签字扣3~5分	
			用物未分类处置扣2分	

项目及分值	操作方法	考核点及分值	评分细则（标准）	扣分
整体评价（15分）	（1）熟悉操作程序，有计划性 （2）有爱伤观念 （3）掌握相关理论知识 （4）整体质量	效果评价（15分）	操作不流畅扣2分	
			未体现爱伤观念扣2分	
			回答错误扣5分，回答不全酌情扣1~2分	
			院感意识欠佳扣1~2分	
			整体质量酌情扣1~4分	

得分：

第三节　中药热熨敷技术

中药热熨敷是将中药加热后装入布袋，在人体局部或一定穴位上移动，利用温热之力使药性通过体表透入经络、血脉，从而达到温经通络、行气活血、散寒止痛、祛瘀消肿等作用的一种操作方法。

适应证

中药热熨敷适用于风湿痹症引起的关节冷痛、酸胀、沉重、麻木；跌打损伤等引起的局部瘀血、肿痛；扭伤引起的腰背不适、行动不便；脾胃虚寒所致的胃脘疼痛、腹冷泄泻、呕吐等症状。

禁忌证

（1）身体大血管处、皮肤损伤早期、溃疡、炎症、水疱等禁用。

（2）腹部包块性质不明，孕妇腹部，腰骶部，局部无知觉处或反应迟钝者禁用。

（3）麻醉未清醒者禁用。

注意事项

（1）操作前注意评估患者既往史、过敏史；评估患者体质及热熨部位皮肤情况以及对疼痛的耐受程度。

（2）药熨过程中要及时观察病情变化，若患者感到疼痛或出现水疱时，应立即停止操作，报告医生，并配合处理。

（3）药熨温度适宜，一般为 50~60 ℃，不宜超过 70 ℃，尤其对老年人、婴幼儿实施药熨治疗时，温度不宜过高，避免灼伤。

（4）过滤袋做到一人一用，做好院感防护。有传染病的患者应使用单独的用具，并单独严格消毒。

（5）推熨力量要均匀，开始时用力要轻，速度可稍快，随着药袋温度降低，力量可增大，同时速度减慢。

（6）药袋温度降低后，可更换药袋。操作过程约 15~30 min，每日 1~2 次，中药可连续使用 1 周。

中药热熨敷技术操作流程及质量考核标准见表 3-3。

表 3-3　中药药熨敷技术操作流程及质量考核标准

项目及分值	操作方法	考核点及分值	评价标准	扣分
操作准备（15分）	护士：着装规范、洗手、戴口罩	操作者（3分）	着装不规范扣1分	
			未洗手扣2分，洗手不规范扣1分	
	用物：中药调配剂、凡士林、棉签、中药布袋、大毛巾，必要时准备屏风、治疗盘、微波炉、一次性过滤袋、纱布	用物（4分）	用物不齐或不符合要求扣2~4分	

项目及分值	操作方法	考核点及分值	评价标准	扣分
操作准备（15分）	评估：查对患者信息、用药，检查用物，评估患者神志、患处及周围皮肤，配合程度，询问患者有无过敏病史 解释：操作目的及注意事项 环境：室温适宜，有遮挡物，适宜操作	评估（8分）	未查对信息扣2分，查对不全扣0.5～1分	
			未评估患者扣3分，评估不全扣0.5～2分	
			未解释扣2分，解释不全口0.5～1分	
			未评估环境扣1分，评估不全扣0.5～1分	
操作步骤（70分）	（1）携带用物至治疗床旁 （2）再次核对患者信息、用药、治疗部位 （3）将适量中药调配剂放入布袋内 （4）将布袋放入微波炉中加热 （5）加热完毕后将布袋放入一次性过滤袋中	药物加热（20分）	未查对信息扣2分，查对不全扣1分	
			中药剂量过多或过少者扣5分	
			药袋未加热扣10分，过热或过凉扣3～5分	
			未用一次性过滤袋包裹扣3分	
	（6）指导家属及周围人员回避，关闭门窗，拉上围帘 （7）协助患者取合适、舒适卧位，暴露患处 （8）注意保暖，洗手 （9）根据患者症状定位 （10）于患处均匀涂抹少量凡士林 （11）取出药袋，用手心感受药袋温度 （12）将药袋放到患处或相应的穴位处，用力均匀，来回推熨或回旋运转，开始时用力要轻，而速度稍快；随着药袋温度的降低，用力增强，同时速度减慢。药袋温度降低时，可更换药袋 （13）操作过程中注意观察局部皮肤的颜色情况，同时询问患者对温度的反应，预防烫伤	治疗（30分）	未拉围帘、关门窗各扣1分	
			未协助患者取合适体位扣2分	
			未暴露患处扣2分，暴露患者过多扣1分	
			未注意保护隐私扣2分	
			未洗手扣2分，洗手不规范扣1分	
			未感受药袋温度扣5分	
			推熨频率过快或过慢扣5分	
			未询问患者感受扣5分	
			未观察患处皮肤情况扣3分	

项目及分值	操作方法	考核点及分值	评价标准	扣分
操作步骤（70分）	（14）用纱布擦拭治疗处皮肤，协助患者整理床单元，拉开围帘，打开门窗 （15）洗手，再次核对患者信息并签字	整理记录（20分）	未观察患处皮肤扣3分	
			未询问患者感受扣4分	
			未擦拭皮肤扣3分	
			未整理床单元扣1分	
			未开门窗、拉围帘各扣1分	
			未洗手扣2分，不规范扣1分	
			未核对、签字扣3~5分	
整体评价（15分）	（1）熟悉操作程序，有计划性 （2）有爱伤观念 （3）对操作相关相关理论知识掌握 （4）整体质量	整体质量（15分）	操作不流畅扣1~3分	
			未体现爱伤观念扣3分	
			回答错误扣5分，回答不全酌情扣1~5分	
			整体质量酌情扣1~4分	

得分：

第四节　中药熏蒸技术

中药熏蒸技术是借用中药热力及药理作用熏蒸患处，达到疏通腠理、祛风除湿、温经通络、活血化瘀作用的一种操作方法。

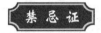

适 应 证

适用于风湿免疫疾病、骨伤、妇科、外科、肛肠科及皮肤科等各科疾病引起的疼痛、炎症、水肿、瘙痒等症状。

禁 忌 证

心脏病、严重高血压病禁用。妇女妊娠和月经期间慎用。肢体动脉闭塞性疾病、糖尿病足、肢体干性坏疽者，熏蒸时药液温度不可超过 38 ℃。

注意事项

（1）熏蒸时间一般约为 20～30 min，熏洗药温不宜过热，温度适宜，以防烫伤。

（2）熏蒸前患者可饮用淡盐水或温开水 200 mL，避免出汗过多引起脱水。餐前餐后 30 min 内不宜熏蒸。

（3）包扎部位熏蒸时，应去除敷料。

（4）熏蒸过程中密切观察患者有无胸闷、心慌等症状，注意避风，冬季注意保暖，熏蒸完毕应及时擦干药液和汗液，暴露部位加盖衣被。

（5）熏蒸完毕后，更换消毒敷料。所用物品需清洁消毒，用具一人一份一消毒，避免交叉感染。

（6）熏蒸完毕，注意保暖，避免直接吹风。

中药熏蒸技术操作流程及质量考核标准见表 3-4。

表 3-4　中药熏蒸技术操作流程及质量考核标准

项目及 分值	操作方法	考核点 及分值	评价标准	扣分
操作 标准 （15分）	护士：着装规范、洗手、戴口罩	准备 （3分）	着装不规范扣0.5~1分	
			未洗手扣2分，不规范扣1分	
	用物：治疗盘、药液、熏洗盆、熏洗椅、水温计、手套、浴巾、小毛巾2张，必要时备屏风及换药用品等 要求：用物符合要求，备用状态	用物 （4分）	用物齐或不符合要求0.5~4分	
	评估：查对患者信息，检查用物，评估患者病情、营养状况、局部皮肤情况、心理状况、对温度的耐受程度，根据熏洗部位不同询问女性患者是否处于孕期、经期 解释：操作目的、注意事项、配合方法 环境：光线充足，适宜操作	评估 （8分）	未核对患者信息扣2分，核对不规范扣1分	
			未评估患者扣3分，评估不全扣1~2分	
			未解释扣2分，解释不全扣0.5~1分	
			未评估环境扣1分，评估不全扣0.5分	
操作 步骤 （70分）	（1）携用物至床旁，讲解熏蒸的作用，取得配合，嘱患者排空二便 （2）再次核对患者信息及用药 （3）协助患者取合适体位，关闭门窗、围帘遮挡	查对 安全 舒适 （10分）	未对清醒病员解释取得配合扣3分	
			未查对扣3分，查对不规范扣1~2分	
			未协助患者取合适体位扣2分	
			未关门窗或围帘遮挡各扣1分	
	（4）再次核对信息、熏蒸部位、时间、药物 （5）若有伤口敷料者，协助患者揭去敷料 （6）取合适体位，暴露熏蒸部位，注意保护患者隐私及暴露部位保暖	熏洗 （50分）	未给予患者正确体位扣5分	
			未检查用物及药液温度扣5分	
			未保护隐私扣5分	
			药液量不合适各扣5分	

项目及分值	操作方法	考核点及分值	评价标准	扣分
操作步骤（70分）	（7）将适量药液倒入容器内，药液温度控制在 43～46 ℃，对准熏蒸部位，熏蒸 10 min （8）用浴巾或治疗巾盖住熏蒸部位及容器，使药液蒸汽熏蒸患处，待温度降至 38～40 ℃ 时，将患处浸泡在药液中 （9）治疗期间注意询问患者有无不适，观察局部皮肤情况 （10）治疗结束，协助患者清洁局部皮肤，注意保暖，避免直接吹风	熏洗（50分）	熏洗时间不准确扣 5～10 分	
			未检查病员情况扣 5 分	
			熏蒸方法不正确扣 5～10 分	
			未清洁局部皮肤扣 2 分，未注意予患者保暖扣 3 分	
	（11）清洁皮肤，协助患者着衣，取舒适体位 （12）整理床单位，开窗、拉开围帘 （13）用物处置 （14）洗手，核对患者信息并签字	终末处理（10分）	未协助取舒适体位扣 1 分	
			未整理床单位扣 1 分	
			未开窗、拉开围帘各扣 1 分	
			用物处置不当扣 1 分	
			未洗手扣 2 分，洗手不规范扣 1 分	
			未核对、签字扣 1～3 分	
整体评价（15分）	（1）熟悉操作程序，有计划性 （2）有爱伤观念 （3）掌握相关理论知识 （4）整体质量 （5）操作时间在 10 min 以内	效果评价（15分）	操作不流畅扣 2 分	
			未体现爱伤观念扣 2 分	
			回答错误扣 3 分，回答不全酌情扣 1～2 分	
			院感意识欠佳扣 1～2 分	
			整体质量酌情扣 1～4 分	
			超过时间扣 2 分	
得分：				

第五节　中药湿热敷技术

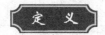

定　义

中药湿热敷技术是将中药煎汤或以其他溶媒浸泡，根据治疗需要选择常温或加热，将中药浸泡的敷料敷于患处，通过疏通气机、调节气血、平衡阴阳，达到疏通腠理、清热解毒、消肿止痛作用的一种操作方法。

适应证

适用于软组织损伤、骨折愈合后肢体功能障碍，肩、颈、腰腿痛，膝关节痛，类风湿性关节炎，强直性脊柱炎等。

禁忌证

疮疡脓肿迅速扩散者不宜湿敷；外伤后患处有伤口、皮肤急性传染病等忌用中药湿热敷技术。

注意事项

（1）湿敷时间通常为 20~30 min。

（2）患者湿热敷中如皮肤感觉不适，过热、瘙痒等，应及时告知护士。

（3）中药可致皮肤着色，数日后可自行消退。

（4）湿热敷应现配现用，注意药液温度，防止烫伤。

（5）治疗过程中密切观察局部皮肤情况，如出现苍白、红斑、水泡、痒痛或破溃等症状时，应立即停止治疗，报告医生，配合处理。

（6）注意保护患者隐私并保暖。

中药湿热敷技术操作流程及质量考核标准见表3-5。

表 3-5　中药湿热敷技术操作流程及质量考核标准

项目及分值	操作方法	考核点及分值	评价标准	扣分
操作标准（15分）	护士：着装规范、洗手、戴口罩	准备（3分）	着装不规范扣0.5~1分	
			未洗手扣2分，不规范扣1分	
	用物：治疗盘（治疗巾）、药液（38~43℃）及容器、敷布、镊子、弯盘、中单、纱布等　要求：用物符合要求，备用状态	用物（4分）	用物不齐或不符合要求0.5~4分	
	评估：查对患者信息，检查用物，评估患者病情、当前主要症状、临床表现、既往史、心理状况、过敏史、湿敷部位皮肤状况　解释：操作目的、注意事项、配合方法　环境：光线充足，温度合适，适宜操作	评估（8分）	未核对患者信息扣2分，核对不规范扣1分	
			未评估患者扣3分，评估不全扣1~2分	
			未解释扣2分，解释不全扣0.5~1分	
			未评估环境扣1分，评估不全扣0.5分	
操作步骤（70分）	（1）携用物至床旁，解释湿敷的作用，治疗过程中局部可能出现红斑、痒痛、水疱等及处理办法。取得配合　（2）再次核对患者信息及用药　（3）协助患者取合适体位，关闭门窗，围帘遮挡	查对安全舒适（10分）	未对清醒病员解释取得配合扣3分	
			未查对扣3分，查对不规范扣1~2分	
			未协助患者取合适体位扣2分	
			未关门窗或围帘遮挡各扣1分	
	（4）再次核对患者信息，确定湿敷部位　（5）协助患者取合理体位，暴露湿热部位，注意保护患者隐私及保暖　（6）将药液倒入容器内，置敷布于药液中浸湿，拧干后敷于患处　（7）针对患处进行敷药，部位正确　（8）治疗期间观察患者局部皮肤情况，及时询问患者感受	湿敷（40分）	未正确定位扣5分	
			未检查用物、药液温度扣5分	
			敷料大小不适宜扣5分，手法不准确扣5分	
			药液打湿衣物扣5分	
			湿敷部位不准确扣5分	
			未检查局部皮肤扣5分	

项目及分值	操作方法	考核点及分值	评价标准	扣分
操作步骤（70分）	（9）保证敷布的湿度及温度，可频频淋药液于敷布上 （10）完毕清洁局部皮肤，取舒适体位		未询问患者感受扣3分	
			未清洁局部皮肤扣2分	
	（11）协助患者着衣，取舒适体位 （12）整理床单位，开窗，拉开围帘 （13）用物处置 （14）洗手，核对患者信息及签字	终末处理（20分）	未协助取舒适体位扣2分	
			未整理床单位扣2分	
			未开窗、拉开围帘各扣2分	
			用物处置不当扣1~4分	
			未洗手扣4分，洗手不规范扣2分	
			未核对、签字扣3~6分	
整体评价（15分）	（1）熟悉操作程序，有计划性 （2）有爱伤观念 （3）掌握相关理论知识 （4）整体质量 （5）操作时间在10 min以内	效果评价（15分）	操作不流畅扣2分	
			未体现爱伤观念扣2分	
			回答错误扣3分，回答不全酌情扣1~2分	
			院感意识欠佳扣1~2分	
			整体质量酌情扣1~4分	
			超过时间扣2分	

得分：

第六节　经穴推拿技术

　　经穴推拿技术是以按法、点法、推法、叩击法等手法作用于经络腧穴，具有减轻疼痛、调节胃肠功能、温经通络等作用的一种操作方法。

适应证

适用于各种急慢性疾病所致的痛症，如头痛、肩颈痛、腰腿痛、痛经以及失眠、便秘等症状。

禁忌证

肿瘤或感染患者、女性经期腰腹部慎用，妊娠期腰腹部禁用经穴推拿技术；各种出血性疾患、腰骶部以及皮肤破损处、瘢痕等部位，亦忌用此法。

注意事项

（1）操作前应修剪指甲，以防损伤患者皮肤。

（2）操作时用力要均匀、柔和、有力、持久，禁用猛力。

（3）若进行腰腹部按摩时，嘱患者先排空小便。

（4）推拿时及推拿后身体局部可能出现酸痛的感觉，如有不适及时告知护士。

（5）推拿前后身体局部注意保暖，可喝温开水。

（6）使用叩击法时，有严重心血管疾病禁用、心脏搭桥患者慎用。

常见疾病推拿部位和穴位

（1）头面部：取上印堂、太阳、头维、攒竹、上睛明、鱼腰、丝竹空、四白等穴。

（2）颈项部：取风池、风府、肩井、天柱、大椎等穴。

（3）胸腹部：取天突、膻中、中脘、下脘、气海、关元、天枢等穴。

（4）腰背部：取肺俞、肾俞、心俞、膈俞、华佗夹脊、大肠俞、命门、腰阳关等穴。

（5）肩部及上肢部：取肩髃、肩贞、手三里、天宗、曲池、极泉、小海、内关、合谷等穴。

（6）臀及下肢部：取环跳、居髎、风市、委中、昆仑、足三里、阳陵泉、梁丘、血海、膝眼等穴。

常用的推拿手法

1. 点　法

用指端或屈曲的指间关节部着力于施术部位，持续地进行点压，称为点法。此法包括有拇指端点法、屈拇指点法和屈示指点法等，临床以拇指端点法常用。

（1）拇指端点法：手握空拳，拇指伸直并紧靠于示指中节，以拇指端着力于施术部位或穴位上。前臂与拇指主动发力，进行持续点压。亦可采用拇指按法的手法形态，用拇指端进行持续点压。

（2）屈拇指点法：屈拇指，以拇指指间关节桡侧着力于施术部位或穴位，拇指端抵于示指中节桡侧缘以助力。前臂与拇指主动施力，进行持续点压。

（3）屈示指点法：屈示指，其他手指相握，以示指第一指间关节突起部着力于施术部位或穴位上，拇指末节尺侧缘紧压示指指甲部以助力。前臂与示指主动施力，进行持续点压。

2. 揉　法

以一定力按压在施术部位，带动皮下组织做环形运动的手法。

（1）拇指揉法：以拇指罗纹面着力按压在施术部位，带动皮下组织做环形运动的手法。以拇指罗纹面置于施术部位上，余四指置于其相对或合适的位置以助力，腕关节微屈或伸直，拇指主动做环形运动，带动皮肤和皮下组织，每分钟操作 120～160 次。

（2）中指揉法：以中指罗纹面着力按压在施术部位，带动皮下组织做环形运动的手法。中指指间关节伸直，掌指关节微屈，以中指罗纹面着力于施术部位上，前臂做主动运动，通过腕关节使中指罗纹面在施术部位上做轻柔灵活的小幅度的环形运动，带动皮肤和皮下组织，每分钟操作 120～160 次。为加强揉动的力量，可以示指罗纹面搭于中指远侧指间关节背侧进行操作，也可用无名指罗纹面搭于中指远侧指尖关节背侧进行操作。

（3）掌根揉法：以手掌掌面掌根部位着力按压在施术部位，带动皮下组织做环形运动的手法。肘关节微屈，腕关节放松并略背伸，手指自然弯曲，以掌根部附着于施术部位上，前臂做主动运动，带动腕掌做小幅度的环形运动，使掌根部在施术部位上环形运动，带动皮肤和皮下组织，每分钟操作 120～160 次。

3. 叩击法

用手特定部位，或用特制的器械，在治疗部位反复拍打叩击的一类手法，称为叩击类手法。各种叩击法操作时，用力应果断、快速，击打后将操作手立即抬起，叩击的时间要短暂。叩击时，手腕既要保持一定的姿势，又要放松，以一种有控制的弹性力进行叩击，使手法既有一定的力度，又感觉缓和舒适，切忌用暴力打击，以免造成不必要的损伤。

在临床治疗的实际运用中，上述这些基本操作方法可以单独或复合运用，也可以选用属于经穴推拿技术的其他手法，比如按法、点法、弹拨法、叩击法、拿法、掐法等，视具体情而定。

经穴推拿技术操作流程及质量考核标准见表 3-6。

表 3-6　经穴推拿技术操作流程及质量考核标准

项目及分值	操作方法	考核点及分值	评价标准	扣分
操作标准（15分）	护士：着装规范、洗手、戴口罩	准备（3分）	着装不规范扣 0.5～1 分	
			未洗手扣 2 分，不规范扣 1 分	
	用物：治疗盘、治疗巾、大毛巾、按摩介质、纱布，必要时备屏风要求：用物符合要求，备用状态	用物（4分）	用物不齐或不符合要求 0.5～4 分	

项目及分值	操作方法	考核点及分值	评价标准	扣分
操作标准（15分）	评估:查对患者信息,检查用物,评估患者病情,询问有无出血性疾病,询问女性患者是否处于经期、孕期,询问心理状况、对疼痛的耐受程度 解释:操作目的、注意事项、配合方法 环境:光线充足,适宜操作	评估（8分）	未核对患者信息扣2分,核对不规范扣1分	
			未评估患者扣3分,评估不全扣1~2分	
			未解释扣2分,解释不全扣0.5~1分	
			未评估环境扣1分,评估不全扣0.5分	
操作步骤（70分）	（1）携用物至床旁,向患者解释按摩的作用（缓解疾病的临床症状、保健强身等）,说明按摩时局部会出现酸胀的感觉,取得配合 （2）再次核对患者信息及治疗部位 （3）协助患者取合适体位,关闭门窗,围帘遮挡	查对安全舒适（10分）	未对清醒病员解释取得配合扣3分	
			未查对扣3分,查对不规范扣1~2分	
			未协助患者取合适体位扣2分	
			未关门窗或围帘遮挡各扣1分	
	（4）核对腧穴部位及推拿手法及强度 （5）采用同身寸法定穴 （6）根据手法要求和腧穴部位的不同,正确应用 （7）操作时压力、频率摆动幅度均匀,动作灵活,禁用猛力 （8）推拿时间合理（每个穴位施术1~2 min）,以局部穴位透热为度 （9）随时询问患者对手法的治疗的反应,及时调整手法	穴位按摩（50分）	未核对部位、手法各扣5分	
			未正确定位扣5分	
			手法不准确扣5分	
			频率、力度不合适各扣5分	
			推拿方向不准确扣5~10分	
			未检查局部皮肤扣5分	
			未询问患者感受扣3分	
			未清洁局部皮肤扣2分	

项目及分值	操作方法	考核点及分值	评价标准	扣分
操作步骤（70分）	（10）协助患者着衣，取舒适体位 （11）整理床单位，开窗、拉开围帘 （12）用物处置 （13）洗手，核对患者信息及签字	终末处理（10分）	未协助取舒适体位扣1分	
			未整理床单位扣1分	
			未开窗、拉开围帘各扣1分	
			用物处置不当扣1分	
			未洗手扣2分，洗手不规范扣1分	
			未核对、签字扣2~4分	
整体评价（15分）	（1）熟悉操作程序，有计划性 （2）有爱伤观念 （3）掌握相关理论知识 （4）整体质量 （5）操作时间在10 min以内	效果评价（15分）	操作不流畅扣2分	
			未体现爱伤观念扣2分	
			回答错误扣3分，回答不全酌情扣1~2分	
			院感意识欠佳扣1~2分	
			整体质量酌情扣1~4分	
			超过时间扣2分	
得分：				

第七节　耳穴贴压技术

　　耳穴贴压法是采用王不留行籽、莱菔子等丸状物贴压于耳郭上的穴位或反应点，通过其疏通经络，调整脏腑气血功能，促进机体的阴阳平衡，达到防治疾病，改善症状的一种操作法。

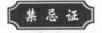

适应证

适用于减轻各种疾病及术后所致的疼痛、失眠、焦虑、眩晕、便秘、腹泻等症状。

禁忌证

耳部炎症、冻伤的部位，以及习惯性流产史的孕妇禁用。

注意事项

（1）耳穴贴压应注意防水，以免脱落；如耳穴贴压脱落后，应及时通知护士。

（2）对过度饥饿、疲劳、精神高度紧张、年老体弱的患者以及孕妇按压宜轻，急性疼痛性病症宜重手法强刺激。

（3）耳穴贴压产生的局部感觉：酸、麻、胀、痛，患者如有不适及时告知护士。

（4）耳穴贴压每次选择一侧耳穴，双侧耳穴轮流使用。每日自行按压3~5次，每次每穴按压20~30 s。夏季易出汗，留置时间1~3天，冬季留置3~7天。

（5）观察患者耳部皮肤情况，留置期间应防止胶布脱落或污染；对普通胶布过敏者改用脱敏胶布。

常用按压手法

1. 对压法

用示指和拇指的指腹置于患者耳郭的正面和背面，相对按压，至出现热、麻、胀、痛等感觉，示指和拇指可边压边左右移动，或做圆形移动，一旦找到敏感点，则持续对压 20～30 s。对内脏痉挛性疼痛、躯体疼痛有较好的镇痛作用。

2. 直压法

用指尖垂直按压耳穴，至患者产生胀痛感，持续按压 20～30 s，间隔少许时间，重复按压，每次按压 3～5 min。

3. 点压法

用指尖一压一松地按压耳穴，每次间隔 0.5 s。本法以患者感到胀而略沉重刺痛为宜，用力不宜过重。一般每次每穴可按压 27 下，具体可视病情而定。

耳穴贴压技术操作流程及质量考核标准见表 3-7。

表 3-7　耳穴贴压操作流程及质量考核标准

项目及分值	操作方法	考核点及分值	评价标准	扣分
操作标准（15分）	护士：着装规范、洗手、戴口罩	准备（3分）	着装不规范扣 0.5～1 分	
			未洗手扣 2 分，不规范扣 1 分	
	用物：治疗盘、耳穴探测仪（棒）、75%酒精、棉签（棉球）、镊子、耳贴、弯盘、治疗盘、洗手液（缺一项扣 1 分）	用物（4分）	用物不齐或不符合要求 0.5～4 分	
	评估：查对患者信息，评估患者诊断、过敏史、耳郭处的皮肤情况、心理状况、对疼痛的耐受程度 解释：操作目的、注意事项、配合方法 环境：光线充足，适宜操作	评估（8分）	未核对患者信息扣 2 分，核对不规范扣 1 分	
			未评估患者扣 3 分，评估不全扣 1～2 分	
			未解释扣 2 分，解释不全扣 0.5～1 分	
			未评估环境扣 1 分，评估不全扣 0.5 分	

项目及分值	操作方法	考核点及分值	评价标准	扣分
操作步骤（70分）	（1）携用物至床旁，向患者解释贴耳穴的目的（疏通经络，调节肺腑之气，达到改善视力、祛斑、改善睡眠等目的），取得配合 （2）再次核对患者信息及治疗部位 （3）协助患者取合适体位，关闭门窗，围帘遮挡	查对安全舒适（10分）	未对清醒病员解释取得配合扣3分	
			未查对扣3分，查对不规范扣1～2分	
			未协助患者取合适体位扣2分	
			未关门窗或围帘遮挡各扣1分	
	（4）协助患者取舒适体位，暴露耳郭。检查局部皮肤 （5）检查用物，再次查对 （6）操作者一手拇指和示指持患者耳轮上方，另一手持探棒由上而下在选区内找压痛敏感点，询问患者有无"得气感" （7）用75%酒精自上而下、由内向外、从前到后消毒耳部皮肤 （8）镊子夹取敷贴于选好耳穴的部位处 （9）贴压部位正确，贴压方法正确、按压手法正确，询问患者感受 （10）观察患者有无痒痛等过敏症状，针对病情进行健康教育 （11）去贴方法正确 （12）胶布痕迹的处理	埋取豆（50分）	未取位扣5分	
			未检查用物扣5分	
			探查穴位手法不对扣5～10分	
			消毒方式不对扣5分	
			镊子取耳贴方法不准确扣2～5分	
			未检查局部皮肤扣5分	
			耳贴压物未对准穴位扣5分	
			贴好耳贴后未适度按压耳穴扣3分	
			未询问患者是否有酸、麻、胀、痛等感觉扣5分	
			未观察有无过敏症状扣2分	
			未对患者病情行健康指导扣2分	
			去贴方法不正确扣3～5分	
			未清洁局部皮肤扣2分	

项目及分值	操作方法	考核点及分值	评价标准	扣分
操作步骤（70分）	（13）协助患者取舒适体位 （14）整理床单位，开窗、拉开围帘 （15）用物处置 （16）洗手，核对患者信息及签字	终末处理（20分）	未协助取舒适体位扣2分	
			未整理床单位扣2分	
			未开窗、拉开围帘各扣1分	
			用物处置不当扣2分	
			未洗手扣2分，未健康教育扣2分	
			未核对、签字扣3~6分	
整体评价（15分）	（1）熟悉操作程序，有计划性 （2）有爱伤观念 （3）掌握相关理论知识 （4）整体质量 （5）操作时间在10 min以内	效果评价（15）	操作不流畅扣2分	
			未体现爱伤观念扣2分	
			回答错误扣3分，回答不全酌情扣1~2分	
			院感意识欠佳扣1~2分	
			整体质量酌情扣1~4分	
			超过时间扣2分	
得分：				

第八节　中药涂药技术

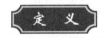

中药涂药技术是将制成水剂、酊剂、油剂、膏剂等剂型，涂抹于患处或涂抹于纱布外敷于患处，达到祛风除湿、解毒消肿、止痒镇痛的一种操作方法。

适应证

适用于跌打损伤、烫伤、烧伤、疖痈、静脉炎等。

禁忌证

婴幼儿颜面部禁用，过敏体质者及妊娠患者慎用。

注意事项

（1）涂药前需清洁局部皮肤。

（2）涂药不宜过厚、过多，以防毛孔闭塞。中药制剂涂抹厚度以 2～3 mm 为宜，涂抹范围超出患处 1～2 cm 为宜。

（3）涂药后密切观察涂药局部皮肤，如有丘疹、瘙痒、水泡或局部肿胀等过敏现象，应立即停用，并将药物擦洗干净后报告医生，配合处理。

（4）告知患者涂药后如出现痛、痒、胀等不适，应及时告知护士，勿擅自触碰或抓挠局部皮肤。

（5）涂药后若敷料脱落或包扎松紧不适宜，应及时告知护士。

（6）患处若有敷料，不可强行撕脱，可用生理盐水棉球沾湿敷料后再揭，并擦去药迹。

（7）向患者说明涂药后可能出现药物颜色、油渍等污染衣物的情况；中药可导致皮肤着色，数日后可自行消退。

各类剂型用法

（1）混悬液先摇匀后再用棉签涂抹。

（2）水、酊剂类药物用镊子夹棉球蘸取药物涂擦干，湿度适宜，以不滴水为度，涂药均匀。

（3）膏状类药物用棉签或涂药板取药涂擦，涂药厚薄均匀，以 2 ~ 3 mm 为宜。

（4）霜剂应用手掌或手指反复擦抹患处，使之渗入肌肤。

（5）对初起有脓头或成脓阶段的肿疡，脓头部位不宜涂药；

（6）乳痈涂药时，在敷料上剪一缺口，使乳头露出，利于乳汁的排空。

中药涂药技术操作流程及质量考核标准见表3-8。

表3-8　中药涂药操作流程及质量考核标准

项目及分值	操作方法	考核点及分值	评价标准	扣分
操作标准（15分）	护士：着装规范、洗手、戴口罩	准备（3分）	着装不规范扣 0.5 ~ 1 分	
			未洗手扣 2 分，不规范扣 1 分	
	用物：治疗盘、弯盘、药物、生理盐水、棉签、镊子、棉球、纱布、胶布、绷带、手套、治疗巾（胶中单）、换药碗、治疗牌、洗手液 要求：用物符合要求，备用状态	用物（4分）	用物不齐或不符合要求0.5 ~ 4分	
	评估：查对患者信息，检查用物，评估患者主要临床表现、既往史及药物过敏史，患者体质及涂药部位的皮肤情况，对疼痛的耐受程度、心理状况 解释：操作目的、注意事项、配合方法 环境：光线充足，适宜操作	评估（8分）	未核对患者信息扣 2 分，核对不规范扣 1 分	
			未评估患者扣 3 分，评估不全扣 1 ~ 2 分	
			未解释扣 2 分，解释不全扣 0.5 ~ 1 分	
			未评估环境扣 1 分，评估不全扣 0.5 分	
操作步骤（70分）	（1）携用物至床旁，向患者解释涂药的作用及不良反应 （2）核对患者信息、用药、治疗部位 （3）协助患者取合适体位，暴露涂药部位，关闭门窗，围帘遮挡 （4）在治疗部位下垫治疗巾	查对安全舒适（50分）	未对清醒病员解释取得配合扣3分	
			未查对扣3 ~ 5分，查对不规范扣1 ~ 2分	
			未协助患者取合适体位扣2分	
			未关门窗或围帘遮挡各扣 1 分	

项目及分值	操作方法	考核点及分值	评价标准	扣分
操作步骤（70分）	（5）用0.9%生理盐水清洁皮肤 （6）待干后，涂药于患处，范围超过患处1~2 cm为宜 （7）治疗期间注意观察患者局部皮肤情况，及时询问患者感受	查对安全舒适（50分）	一次性换药碗开包手法不对扣5分	
			倾倒生理盐水手法不准确扣5分	
			生理盐水开瓶标志不正确扣5分	
			生理盐水棉球湿度不当扣2分	
			皮肤未待干即进行涂药扣1分	
			不同剂型药物用法不正确扣5分	
			涂药的范围及厚度不正确扣5分	
			涂药后敷料选择不正确扣3分	
			治疗期间未观察患者局部皮肤及询问患者感受扣3~5分	
	（8）协助患者着衣，取舒适体位 （9）整理床单位，开窗、拉开围帘 （10）用物处置 （11）洗手，核对患者信息并签字	终末处理（20分）	未协助取舒适体位扣4分	
			未整理床单位扣2分	
			未开窗、拉开围帘各扣2分	
			用物处置不当扣1~4分	
			未洗手扣4分，洗手不规范扣2分	
			未核对、签字扣3~5分	
整体评价（15分）	（1）熟悉操作程序，有计划性 （2）有爱伤观念 （3）掌握相关理论知识 （4）整体质量 （5）操作时间在10 min以内	效果评价（15分）	操作不流畅扣2分	
			未体现爱伤观念扣2分	
			回答错误扣3分，回答不全酌情扣1~2分	
			院感意识欠佳扣1~2分	
			整体质量酌情扣1~4分	
			超过时间扣2分	

得分：

第九节　刮痧技术

刮痧技术是在中医经络腧穴理论指导下，应用边缘钝滑的器具如牛角类、砭石类等刮板或匙，蘸上刮痧油、水或润滑剂等介质，在体表一定部位反复刮动，使局部出现瘀斑，通过其疏通腠理，驱邪外出；疏通经络，通调营卫，和谐脏腑功能，达到祛除疾病作用的一种中医外治技术。

适用于外感性疾病所致的不适，如高热头痛、恶心呕吐、腹泻腹痛等；各类骨关节病引起的疼痛，如腰腿痛、肩关节疼痛等症状。

严重心血管疾病、肝肾功能不全、出血倾向疾病、感染性疾病、极度虚弱、皮肤疖痈包块、皮肤过敏者不宜进行刮痧术；空腹及饱食后不宜进行；急性扭挫伤、皮肤出现肿胀破溃者不宜进行；刮痧不配合者，如醉酒、精神分裂症、抽搐者不宜进行；孕妇的腹部、腰骶部不宜进行刮痧技术。

（1）刮痧顺序一般为先头面后手足，先腰背后胸腹，先上肢后下肢，先内侧后外侧，逐步按顺序刮痧。

（2）刮痧部位的皮肤会有轻微疼痛、灼热感，患者刮痧过程中如有不适，应及时告知护士。

（3）刮痧过程若出现头晕、目眩、心慌、出冷汗、面色苍白、恶心欲吐，甚至神昏扑倒等晕刮现象，应立即停止刮痧，取平卧位，立即通知医生，配合处理。

（4）刮痧部位出现红紫色痧点或瘀斑为正常表现，数日可消退。

（5）操作中用力要均匀，勿损伤皮肤。

（6）刮痧结束后最好饮用一杯温开水，不宜即刻食用生冷食物，出痧后 30 min 内不宜洗冷水澡。

（7）冬季应避免感受风寒，夏季避免风扇、空调直吹刮痧部位。

常用刮痧手法

1. 轻刮法

刮痧板接触皮肤下压刮拭的力量小，被刮者无疼痛及其他不适感。轻刮后皮肤仅出现微红，无瘀斑。本法宜用于老年体弱者、疼痛敏感部位及虚证的患者。

2. 重刮法

刮痧板接触皮肤下压刮拭的力量较大，以患者能承受为度。本法宜用于腰背部脊柱两侧、下肢软组织较丰富处、青壮年体质较强及实证、热证、痛症患者。

3. 快刮法

刮拭的频率在每分钟 30 次以上。此法宜用于体质强壮者，主要用于刮拭背部、四肢，以及辨证属于急性、外感病证的患者。

4. 慢刮法

刮拭的频率在每分钟 30 次以内。本法主要用于刮拭头面部、胸部、下肢内侧等部位，以及辨证属于内科、体虚的慢性病患者。

5. 直线刮法

直线刮法又称直板刮法，是指用刮痧板在人体体表进行有一定长度的直线刮拭。本法宜用于身体比较平坦的部位，如背部、胸腹部、四肢部位。

6. 弧线刮法

刮拭方向呈弧线形，刮拭后体表出现弧线形的痧痕，操作时刮痧方向多循肌肉走行或根据骨骼结构特点而定。本法宜用于胸背部肋间隙、肩关节和膝关节周围等部位。

7. 摩擦法

将刮痧板与皮肤直接紧贴，或隔衣布进行有规律的旋转移动，或直线式往返移动，使皮肤产生热感。此法适宜用于麻木发亮或绵绵隐痛的部位，如肩胛内侧、腰部和腹部；也可用于刮痧前，使患者放松。

8. 梳刮法

使用刮痧板或刮痧梳从前额发际处，即双侧太阳穴处向后发际处做有规律的单向刮拭，如梳头状。此法适宜用于头痛、头晕、疲劳、失眠和精神紧张等病证。

9. 点压法（点穴法）

用刮痧板的边角直接点压穴位，力量逐渐加重，以患者能承受为度，保持数秒后快速抬起，重复操作 5～10 次。此法适用于肌肉丰满处的穴位，或刮痧力量不能深达，或不宜直接刮拭的骨关节凹陷部位，如环跳、委中、犊鼻、水沟和背部脊柱棘突之间等。

10. 按揉法

刮痧板在穴位处做点压按揉，点压后做往返或顺逆旋转。操作时刮痧板应紧贴皮肤不滑动，每分钟按揉 50～100 次。此法适宜用于太阳、曲池、足三里、内关、太冲、涌泉、三阴交等穴位

11. 角刮法

使用角形刮痧板或让刮痧板的棱角接触皮肤，与体表成 45°，自上而下或由里向外刮拭。此法适用于四肢关节脊柱两侧、骨骼之间和肩关节周围，如风池、内关、合谷、中府等穴位。

12. 边刮法

用刮痧板的长条棱边进行刮拭。此法适宜用于面积较大部位，如腹部、背部和下肢等。

刮痧技术操作流程及质量考核标准见表3-9。

表3-9　刮痧操作流程及质量评价标准

项目及分值	操作方法	考核点及分值	评价标准	扣分
操作标准（15分）	护士：着装规范、洗手、戴口罩	准备（3分）	着装不规范扣0.5~1分	
			未洗手扣2分，不规范扣1分	
	用物：治疗盘、治疗巾、刮具、弯盘、治疗碗（清水或刮痧油或石蜡油）、纱布、浴巾（必要时准备）要求：用物符合要求，备用状态	用物（4分）	用物不齐或不符合要求0.5~4分	
	评估：查对患者信息，检查用物（刮痧板有无破损），评估患者病情、有无凝血障碍、营养状况、刮痧处的皮肤情况、心理状况、对疼痛的耐受程度	评估（8分）	未核对患者信息扣2分，核对不规范扣1分	
			未评估患者扣3分，评估不全扣1~2分	
	解释：操作目的、注意事项、配合方法		未解释扣2分，解释不全扣0.5~1分	
	环境：光线充足，适宜操作		未评估环境扣1分，评估不全扣0.5分	
操作步骤（70分）	（1）携用物至床旁，向患者解释刮痧目的（疏通腠理，祛除外邪等），取得配合 （2）再次核对患者信息及治疗部位 （3）协助患者取合适体位，暴露治疗部位，关闭门窗，围帘遮挡	查对安全舒适（10分）	未对清醒病员解释取得配合扣2分	
			未查对扣3分，查对不规范扣1~2分	
			未协助患者取合适体位扣1分	
			治疗部位不正确扣3分	
			未关门窗或围帘遮挡各扣1分	
	（4）根据患者症状定位 （5）用刮痧板蘸取适量介质涂抹于刮痧部位 （6）单手握板，将刮痧板放置掌心，用拇指和示指、中指夹住刮痧板，无名指与小指紧贴刮痧板边角，从三个角度固定刮痧板	刮痧（40分）	治疗部位不正确扣5分	
			干刮扣5分	
			未检查刮具扣5分	
			手握板法不准确扣5分	

项目及分值	操作方法	考核点及分值	评价标准	扣分
操作步骤（70分）	（7）刮痧时利用指力和腕力调整刮痧角度，使刮痧板与皮肤之间约为 45°，以肘关节为轴心，前臂做有规律的移动 （8）刮痧时用力均匀，由轻到重，以患者能耐受为度，循单一方向，不要来回刮 （9）治疗期间注意检查局部皮肤变化，询问患者有无不适，调整手法力度 （10）刮至皮肤出现红紫为度，或出现粒状、丘疹状斑点（对于一些不易出痧的患者不可强求出痧），一般每个部位刮 20～30 次，局部刮痧一般 5～10 min （11）刮毕清洁局部皮肤		频率、力度不合适各扣 5 分	
			刮治方向不准确扣 5 分	
			未检查局部皮肤扣 5 分	
			未询问患者感受扣 3 分	
			刮痧时间过长或过短扣 5 分	
			未清洁局部皮肤扣 2 分	
	（12）协助患者着衣，取舒适体位 （13）整理床单位，开窗、拉开围帘 （14）用物处置 （15）洗手，核对患者信息并签字	终末处理（20分）	未协助取舒适体位扣 2 分	
			未整理床单位扣 2 分	
			未开窗、拉开围帘各扣 2 分	
			用物处置不当扣 2 分	
			未洗手扣 4 分，洗手不规范扣 2 分	
			未查对、签字各扣 5 分	
整体评价（15分）	（1）熟悉操作程序，有计划性 （2）有爱伤观念 （3）掌握相关理论知识 （4）整体质量 （5）操作时间在 10 min 以内	效果评价（15分）	操作不流畅扣 2 分	
			未体现爱伤观念扣 2 分	
			回答错误扣 3 分，回答不全酌情扣 1～2 分	
			院感意识欠佳扣 1～2 分	
			整体质量酌情扣 1～4 分	
			超过时间扣 2 分	
得分：				

第十节 拔罐技术

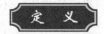
定　义

拔罐技术是以罐为工具，利用燃烧、抽吸、蒸汽等方法形成罐内负压，使罐吸附于腧穴或相应体表部位，使局部皮肤充血或瘀血，达到温经通络、祛风散寒、消肿止痛、吸毒排脓等防治疾病作用的中医外治技术，主要包括留罐法、闪罐法及走罐法。

适应证

适应于头痛、腰背痛、颈肩痛、失眠及风寒型感冒所致咳嗽等症状；疮疡、毒蛇咬伤的急救排毒等。

禁忌证

高热、抽搐及凝血机制障碍者禁用；呼吸衰竭、中毒心脏病、严重消瘦者不宜拔罐；皮肤溃疡、水肿及大血管处禁用；孕妇腹部、腰骶部均不宜拔罐。

注意事项

（1）拔罐时应采取合理体位，选择肌肉较厚的部位；骨胳凹凸不平和毛发较多处不宜拔；面部、儿童、年老体弱者拔罐的吸附力不宜过大。

（2）留罐时间一般为 10 ~ 15 min，应考虑个体差异，儿童酌情递减。

（3）由于罐内空气负压吸引的作用，局部皮肤会出现与罐口相当大小的紫红色瘀斑，此为正常表现，数日方可消除。

（4）拔罐中如出现小于 5 mm 小水泡不必处理，若大于 5 mm 可用无菌注射器抽吸并用碘伏消毒。

（5）起罐时，左手轻按罐具，向左倾斜，右手示指或拇指按住罐口右侧皮肤，使罐口与皮肤之间形成空隙，空气进入罐内，顺势将罐取下。不可硬行上提或旋转提拔。

（6）拔罐和留罐中应注意观察患者的反应，患者如有不适感，应立即起罐；严重不适者可让患者平卧，保暖并饮热水或糖水，还可以揉内关、合谷、太阳、足三里等穴。

（7）治疗中嘱患者保持体位相对固定，保证罐口光滑无破损，操作中防止点燃后乙醇下滴烫伤皮肤；点燃乙醇棉球后，切勿较长时间停留于罐口及罐内，以免将火罐烧热烫伤皮肤。拔罐过程中注意防火。

（8）拔罐后可饮一杯温开水，夏季拔罐部位忌风扇或空调直吹。

常用拔罐手法

1. 闪　罐

闪罐是以闪火法或抽气法使罐吸附于皮肤后，立即拔起，反复吸拔多次，直至皮肤潮红发热的拔罐方法。以皮肤潮红、充血或瘀血为度。闪罐操作应手法纯熟，动作轻、快、准；至少选择 3 个口径相同的火罐轮换使用，以免罐口烧热烫伤皮肤。此法适用于感冒、皮肤麻木、面部病症、中风后遗症或虚弱病症。

2. 走　罐

走罐又称推罐，是指先在罐口或吸拔部位上涂一层润滑剂，将罐吸拔于皮肤上，再以手握住罐底，稍倾斜罐体，前后推拉，或做环形旋转运动，如此反复数次，至皮肤潮红、深红或起痧点为止。走罐选用口径较大、罐壁较厚且光滑的玻璃罐；施术部位应面积宽大、肌肉丰厚，如胸背、腰部、腹部、大腿等。此法适用于急性热病或深部组织气血瘀滞之疼痛、外感风寒神经痛、风湿痹痛及较大范围疼痛等。

3. 留　罐

留罐又称坐罐，即火罐吸拔在应拔部位后留置 10～15 min，适用于临床大部分病症。儿童拔罐力量不宜过大，时间不宜过长；在肌肉薄弱处或吸拔力较强时，则留罐时间不宜过长。

4. 煮　罐

一般使用竹罐，将竹罐倒置在沸水或药液中，煮沸 1～2 min，用镊子夹住罐底，提出后用毛巾吸去表面水分，趁热按在皮肤上半分钟左右，令其吸牢。

5. 抽气罐法

用抽气罐置于选定部位上，抽出空气，使其产生负压而吸于体表。

拔罐技术操作流程及质量考核标准见表 3-10。

表 3-10　拔罐技术操作流程及质量考核标准

项目及分值	操作方法	考核点及分值	评价标准	扣分
操作标准（15分）	护士：着装规范、洗手、戴口罩	准备（3分）	着装不规范扣 0.5～1 分	
			未洗手扣 2 分，不规范扣 1 分	
	用物：治疗盘（治疗巾）、火罐数个、血管钳、95%酒精、棉球、火柴（或打火机），小口瓶、弯盘　要求：用物符合要求，备用状态	用物（4分）	用物不齐或不符合要求 0.5～4 分	
	评估：查对患者信息，检查用物（检查罐口是否光滑，罐体是否有裂痕），评估患者病情、有无凝血障碍、营养状况、拔罐处的皮肤情况、心理状况、对疼痛的耐受程度，嘱患者排空二便　解释：操作目的、注意事项、配合方法　环境：光线充足，适宜操作	评估（8分）	未核对患者信息扣 2 分，核对不规范扣 1 分	
			未评估患者扣 2 分，评估不全扣 1～2 分	
			未检查用物扣 2 分	
			未解释扣 1 分，解释不全扣 0.5 分	
			未评估环境扣 1 分，评估不全扣 0.5 分	

项目及分值	操作方法	考核点及分值	评价标准	扣分
操作步骤（70分）	（1）携用物至床旁，向患者讲解拔火罐的作用（温经通络、祛风散寒、消肿止痛等），治疗过程中局部可能出现水疱及处理方法。向患者说明局部皮肤会出现紫红色瘀斑，数日后自然消失，取得其配合 （2）核对患者信息及治疗部位 （3）协助患者取合适体位，暴露治疗部位，注意保暖，关闭门窗、围帘遮挡	查对安全舒适（10分）	未对清醒病员解释取得配合扣2分	
			未查对扣3分，查对不规范扣1~2分	
			未协助患者取合适体位扣2分	
			暴露部位不足或过多扣2分	
			未关门窗或围帘遮挡各扣1分	
	（4）根据患者症状定位 （5）点燃酒精灯 （6）一手持罐，另一手持止血钳夹95%酒精棉球点燃 （7）将点燃的酒精棉球深入罐内中下端，绕1~2周迅速抽出 （8）使罐内形成负压后迅速扣至治疗部位，待罐稳定后方可离手，防止火罐脱落 （9）将酒精棉球迅速地投入小口瓶，安全熄火（包括酒精灯） （10）随时检查局部皮肤及病情变化，询问患者有无不适，随时检查火罐吸附情况，如疼痛、过紧应及时起罐 （11）留罐时间10 min，询问患者的感受 （12）完毕清洁局部皮肤手法合理	拔罐（40分）	治疗部位不正确扣5分	
			点罐手法不准确扣5分	
			罐未吸附皮肤或脱落各扣5分	
			未熄火扣5~10分	
			未检查局部皮肤扣5分	
			未询问患者感受扣3分	
			留罐时间不正确扣5分	
			起罐方法不正确扣5分	
			未清洁局部皮肤扣2分	
			起罐后未检查皮肤情况扣2分	
	（13）协助患者着衣，取舒适体位 （14）整理床单位，开窗、拉开围帘 （15）用物处置 （16）洗手，核对患者信息及签字 （17）健康指导	终末处理（20分）	未协助取舒适体位扣2分	
			未整理床单位扣2分	
			未开窗、拉开围帘扣2分	
			用物处置不当扣2分	
			未核对及签字各扣4分	
			未洗手扣4分，洗手不规范扣2分	

项目及分值	操作方法	考核点及分值	评价标准	扣分
整体评价（15分）	（1）熟悉操作程序，有计划性 （2）有爱伤观念 （3）掌握相关理论知识 （4）整体质量 （5）操作时间在 10 min 以内	效果评价（15分）	操作不流畅扣 2 分	
			未体现爱伤观念扣 2 分	
			回答错误扣 3 分，回答不全酌情扣 1~2 分	
			院感意识欠佳扣 1~2 分	
			整体质量酌情扣 1~4 分	
			超过时间扣 2 分	

得分：

第十一节　穴位贴敷技术

定　义

穴位敷贴技术是将药物制成一定剂型，敷贴到人体穴位，通过刺激穴位，激发经气，达到通经活络、清热解毒、活血化瘀、消肿止痛、行气消痞、扶正强身作用的一种操作方法。

适 应 证

适用于恶性肿瘤、各种疮疡及跌打损伤等疾病引起的疼痛；消化系统疾病引起的腹胀、腹泻、便秘；呼吸系统疾病引起的咳喘等病症。

眼部、乳头、会阴部，局部有创伤、溃疡者等禁用；女性妊娠期禁用；对药物或敷料成分过敏者禁用；体弱者、幼儿、严重心脏病患者、精神病患者、对穴位贴敷疗法有恐惧心理者以及面部、近心脏部和大血管附近的穴位慎用，若根据病情需要采用穴位贴敷疗法时应密切观察用药后反应。

注意事项

（1）药物应均匀涂抹于绵纸中央，厚薄一般以 0.2～0.5 cm 为宜，覆盖敷料大小适宜。

（2）敷贴部位应交替使用，不宜单个部位连续敷贴。

（3）治疗中出现皮肤微红为正常现象，若出现皮肤瘙痒、丘疹、水泡等应及时暂停敷贴，并予以处理。

（4）穴位敷贴时间一般为 6～8 h，可根据病情、年龄、药物、季节调整时间，小儿酌减。

（5）治疗中出现敷料松动或脱落应及时予以处理。

（6）局部贴药后可出现药物颜色、油渍等污染衣物。对于残留在皮肤上的药物不宜采用肥皂或刺激性物品擦洗。

（7）除拔毒膏外，患处有红肿及溃烂时不宜敷贴药物，以免发生化脓性感染。

（8）穴位贴敷时应尽量减少出汗，以使药物充分与皮肤接触。穴位贴敷部位在 10 h 内一般不宜洗冷水或过热水。治疗期间忌寒凉、过咸的食物，禁烟酒，忌海味、辛辣及牛羊肉等食物。

穴位贴敷技术操作流程及质量考核标准见表 3-11。

表 3-11　穴位贴敷操作流程及质量评价标准

项目及分值	操作方法	考核点及分值	评价标准	扣分
操作标准（15分）	护士：着装规范、洗手、戴口罩	准备（3分）	着装不规范扣 0.5～1分	
			未洗手扣 2分，不规范扣 1分	
	用物：治疗盘（治疗巾）、75%酒精、消毒液、棉签、中药敷贴数张 要求：用物符合要求，备用状态	用物（2分）	用物不齐或不符合要求 0.5～2分	
操作标准（15分）	评估：查对患者信息，检查用物，评估患者病情、药物过敏史、既往史、穴位贴敷处的皮肤情况、心理状况、对疼痛的耐受程度	评估（10分）	未核对患者信息扣 2分，核对不规范扣 1分	
			未评估患者扣 3分，评估不全扣 1～2分	
	解释：操作目的、注意事项、配合方法		未解释扣 2分，解释不全扣 0.5～1分	
	环境：光线充足，适宜操作		未评估环境扣 1分，未检查用物扣 2分	
操作步骤（70分）	（1）携用物至床旁，向患者讲解穴位贴敷的作用（疏通经脉、行气活血、调节脏腑等），治疗过程中局部可能出现水疱、红疹等不良反应及处理方法 （2）核对患者信息、用药、治疗部位 （3）协助患者取合适体位，暴露穴位贴敷部位，保暖，关闭门窗，围帘遮挡	查对安全舒适（10分）	未对清醒病员解释取得配合扣 3分	
			未查对扣 3分，查对不规范扣 1～2分	
			未协助患者取合适体位扣 2分	
			未关门窗或围帘遮挡各扣 1分	
	（4）根据患者症状定位 （5）用 0.9%生理盐水擦拭治疗部位，观察局部皮肤情况 （6）根据敷药面积，取大小合适的敷贴，用压舌板将所需药物均匀平摊于敷贴上，厚薄适中，以 0.2～0.5 cm 为宜	穴位贴敷（40分）	未正确定位扣 5分	
			未清洁皮肤扣 5分	
			膏药厚度不准确扣 5分	
			膏药大小不准确扣 5分	
			膏药移位或脱落扣 3分	

项目及分值	操作方法	考核点及分值	评价标准	扣分
操作步骤（70分）	（7）治疗期间观察患者有无痒痛等过敏症状，询问患者有无不适 （8）治疗结束后，协助患者揭取敷贴，动作轻柔 （9）使用0.9%生理盐水擦拭敷贴部位，观察局部皮肤情况	穴位贴敷（40分）	摊制膏药方法不准确扣3分	
			敷贴位置不准确扣5~10分	
			未观察患者情况及询问患者感受扣3~5分	
			治疗后未清洁皮肤扣5分	
	（10）协助患者着衣，取舒适体位 （11）整理床单位，开窗、拉开围帘 （12）用物处置 （13）洗手，核对患者信息并签字 （14）健康指导	终末处理（20分）	未协助取舒适体位扣4分	
			未整理床单位扣2分	
			未开窗、拉开围帘各扣2分	
			用物处置不当扣1~4分	
			未洗手扣4分，洗手不规范扣2分	
			未查对及签字扣3~5分	
整体评价（15分）	（1）熟悉操作程序，有计划性 （2）有爱伤观念 （3）掌握相关理论知识 （4）整体质量 （5）操作时间在10 min以内	效果评价（15）	操作不流畅扣2分	
			未体现爱伤观念扣2分	
			回答错误扣3分，回答不全酌情扣1~2分	
			院感意识欠佳扣1~2分	
			整体质量酌情扣1~4分	
			超过时间扣2分	

得分：

第十二节 中药泡洗技术

中药泡洗技术是借助泡洗时洗液的温热之力及药物本身的功效,浸洗全身或局部皮肤,达到活血、消肿、止痛、祛瘀生新等作用的一种操作方法。

适 应 证

适用于外感发热、失眠、便秘、皮肤感染及中风恢复期的手足肿胀等症状。

禁 忌 证

心肺功能障碍、出血性疾病患者禁用。糖尿病、心脑血管病患者及妇女月经期间慎用。

注意事项

(1)餐前餐后 30 min 内不宜进行全身泡浴。

(2)全身泡洗时水位应在膈肌以下,药液温度保持在 40 ℃ 左右,以微微出汗为宜,如出现心慌等不适症状,及时告知护士。全身泡洗时间 30 min 为宜,泡洗过程中,应饮用温开水 300～500 mL,小儿及老年人酌减,以补充体液及增加血容量以利于代谢废物的排出。有严重心脏及肝肾功能疾病患者饮水不宜超过 150 mL。

(3)局部泡洗药液温度保持在 40 ℃ 左右,浸泡 30 min 为宜。

(4)泡洗过程中注意预防烫伤,其中糖尿病足、足部皲裂患者的泡洗温度应适当降低。

中药泡洗技术操作流程及质量考核标准见表 3-12。

表 3-12　中药泡洗技术操作流程及质量考核标准

项目及分值	操作方法	考核点及分值	评价标准	扣分
操作标准（15分）	护士：着装规范、洗手、戴口罩	准备（3分）	着装不规范扣 0.5～1 分	
			未洗手扣 2 分，不规范扣 1 分	
	用物：治疗盘（治疗巾）、药液及泡洗装置、一次性药浴袋、水温计、毛巾、病员服　要求：用物符合要求，备用状态	用物（2分）	用物不齐或不符合要求 0.5～2 分	
	评估：查对患者信息，检查用物，评估患者病情、药物过敏史、既往史、泡洗处皮肤情况、心理状况　解释：操作目的、注意事项、配合方法，嘱患者排空二便　环境：光线充足，适宜操作	评估（10分）	未核对患者信息扣 2 分，核对不规范扣 1 分	
			未评估患者扣 3 分，评估不全扣 1～2 分	
			未解释扣 2 分，解释不全扣 0.5～1 分	
			未评估环境扣 1 分，未检查用物扣 2 分	
操作步骤（70分）	（1）携用物至床旁，向患者讲解中药泡洗的作用（活血、消肿止痛、祛瘀生新等）（2）核对患者信息、用药、泡洗部位（3）协助患者取合适体位，暴露泡洗部位，保暖，关闭门窗，围帘遮挡	查对安全舒适（10分）	未对清醒病员解释取得配合扣 3 分	
			未查对扣 3 分，查对不规范扣 1～2 分	
			未协助患者取合适体位扣 2 分	
			未关门窗或围帘遮挡各扣 1 分	
	（4）将一次性药浴袋套入泡洗装置内（5）将药液倒入容器内，药液温度保持 40 ℃ 左右，遵医嘱进行全身或局部泡洗，泡洗时间 30 min（6）治疗期间注意观察室温、药液温度是否合适，注意询问患者治疗感受（7）泡洗过程指导患者饮用温开水 300～500 mL，以补充体液及增加血容量以利于代谢废物的排出	中药泡洗（60分）	泡洗部位不正确扣 5 分	
			未使用一次性药浴袋扣 5 分	
			泡洗时间不正确扣 5 分	
			泡洗药液温度不正确扣 5 分	
			治疗期间未查看室温及药液温度扣 3 分	

项目及分值	操作方法	考核点及分值	评价标准	扣分
操作步骤（70分）	（8）泡洗结束后，协助患者清洁擦拭泡洗部位 （9）协助患者着衣，取舒适体位 （10）整理床单位，开窗、拉开围帘 （11）用物处置 （12）洗手，核对患者信息并签字 （13）健康指导	中药泡洗（60分）	未观察患者情况及询问患者感受扣3～5分	
			治疗期间未指导患者饮水扣3分	
			治疗后未协助患者擦拭皮肤，取舒适卧位扣2～4分	
			未整理床单位扣2分	
			未开窗、拉开围帘各扣2分	
			用物处置不当扣1～4分	
			未洗手扣4分，洗手不规范扣2分	
			未查对及签字扣3～5分	
整体评价（15分）	（1）熟悉操作程序，有计划性 （2）有爱伤观念 （3）掌握相关理论知识 （4）整体质量 （5）操作时间在10 min以内	效果评价（15）	操作不流畅扣2分	
			未体现爱伤观念扣2分	
			回答错误扣3分，回答不全酌情扣1～2分	
			院感意识欠佳扣1～2分	
			整体质量酌情扣1～4分	
			超过时间扣2分	
得分：				

参考文献

[1] 徐桂华，张先庚. 中医临床护理学[M]. 2 版. 北京：人民卫生出版社，2017.

[2] 于睿，姚新. 中医养生与食疗[M]. 2 版. 北京：人民卫生出版社，2017.

[3] 孙秋华. 中医护理学[M]. 4 版. 北京：人民卫生出版社，2017.

[4] 陈佩仪. 中医护理学基础[M]. 2 版. 北京：人民卫生出版社，2017.

[5] 刘明军. 针灸推拿与护理[M]. 2 版. 北京：人民卫生出版社，2017.

[6] 何建成. 中医学基础[M]. 2 版. 北京：人民卫生出版社，2016.

[7] 中华中医药学会. 中医护理常规 技术操作规程[M]. 北京：中国中医药出版社，2006.

[8] 潘贵超，唐玲，杜娜. 中医护理技术规范指南[M]. 北京：科学出版社，2018.

[9] 国家中医药管理局. 13 个病种中医护理方案[M]. 北京：中国中医药出版社，2013.

[10] 国家中医药管理局. 20 个病种中医护理方案[M]. 北京：中国中医药出版社，2014.

[11] 国家中医药管理局. 19 个病种中医护理方案[M]. 北京：中国中医药出版社，2015.

[12] 张素秋，孟昕，李莉. 常见病中医护理常规[M]. 北京：人民军医出版社，2012.

[13]　孙秋华. 中医护理学概要[M]. 北京：北京大学医学出版社，2015.

[14]　陈蔚文. 中药学[M]. 2 版. 北京：人民卫生出版社，2012.

[15]　张伯礼，吴勉华. 中医内科学[M]. 4 版. 北京：中国中医药出版社，2017.

[16]　吕立江，邰先桃. 中医养生保健学[M]. 北京：中国中医药出版社，2015.

[17]　王瑞辉，冯晓东. 中医康复学[M]. 2 版. 北京：中国中医药出版社，2017.

[18]　中国中医药管理局. 护理人员中医技术使用手册[M]. 北京：中国中医药出版社，2015.